Joe Wicks

Der 15-Minuten-Body-Coach

GOLDMANN
Lesen erleben

JOE WICKS

DER 15 MINUTEN BODY COACH

- 15-Min.-Mahlzeiten
- 15-Min.-Workouts

Schnell schlank und gesund

Aus dem Englischen von Imke Brodersen

GOLDMANN

Alle Ratschläge in diesem Buch wurden vom Autor und vom Verlag sorgfältig erwogen und geprüft. Eine Garantie kann dennoch nicht übernommen werden. Eine Haftung des Autors beziehungsweise des Verlags und seiner Beauftragten für Personen-, Sach- und Vermögensschäden ist daher ausgeschlossen.

Der Verlag weist ausdrücklich darauf hin, dass im Text enthaltene externe Links vom Verlag nur bis zum Zeitpunkt der Buchveröffentlichung eingesehen werden konnten. Auf spätere Veränderungen hat der Verlag keinerlei Einfluss. Eine Haftung des Verlags für externe Links ist stets ausgeschlossen.

Der Autor dankt den Teilnehmern von „My Lean Winners" und „Lean in 15 Heroes" für die Genehmigung, die Bilder auf den Seiten 10–11, 230–235, 244–245 und 250–251 zu veröffentlichen.

MIX
Aus verantwortungsvollen Quellen
FSC® C005833

Verlagsgruppe Random House FSC® N001967

Dieses Buch ist auch als E-Book erhältlich.

1. Auflage
Deutsche Erstausgabe Oktober 2016
Wilhelm Goldmann Verlag, München,
in der Verlagsgruppe Random House GmbH

Neumarkter Straße 28, 81673 München

Originaltitel: *Lean in 15*
Originalverlag: Bluebird, an imprint of Pan Macmillan, London
Umschlaggestaltung: Uno Werbeagentur, München, nach einem Entwurf von Pan Macmillan
Umschlagfotos: ©Maja Smend
Fotos: Maja Smend (alle Foodfotos und Fotos auf S. 6, 31, 35, 127, 203), Glen Burrows (Fitnessfotos und Fotos auf S. 12/13, 26/27, 36/37, 110/111, 182/183, 210/211, 224/225, 236, 250)
Satz: Satzwerk Huber, Germering
Druck und Bindung: Těšínská tiskárna, a.s., Český Těšín
KW · Herstellung: CF
Printed in Czech Republic
ISBN 978-3-442-17658-8
www.goldmann-verlag.de

Besuchen Sie den Goldmann Verlag im Netz

INHALT

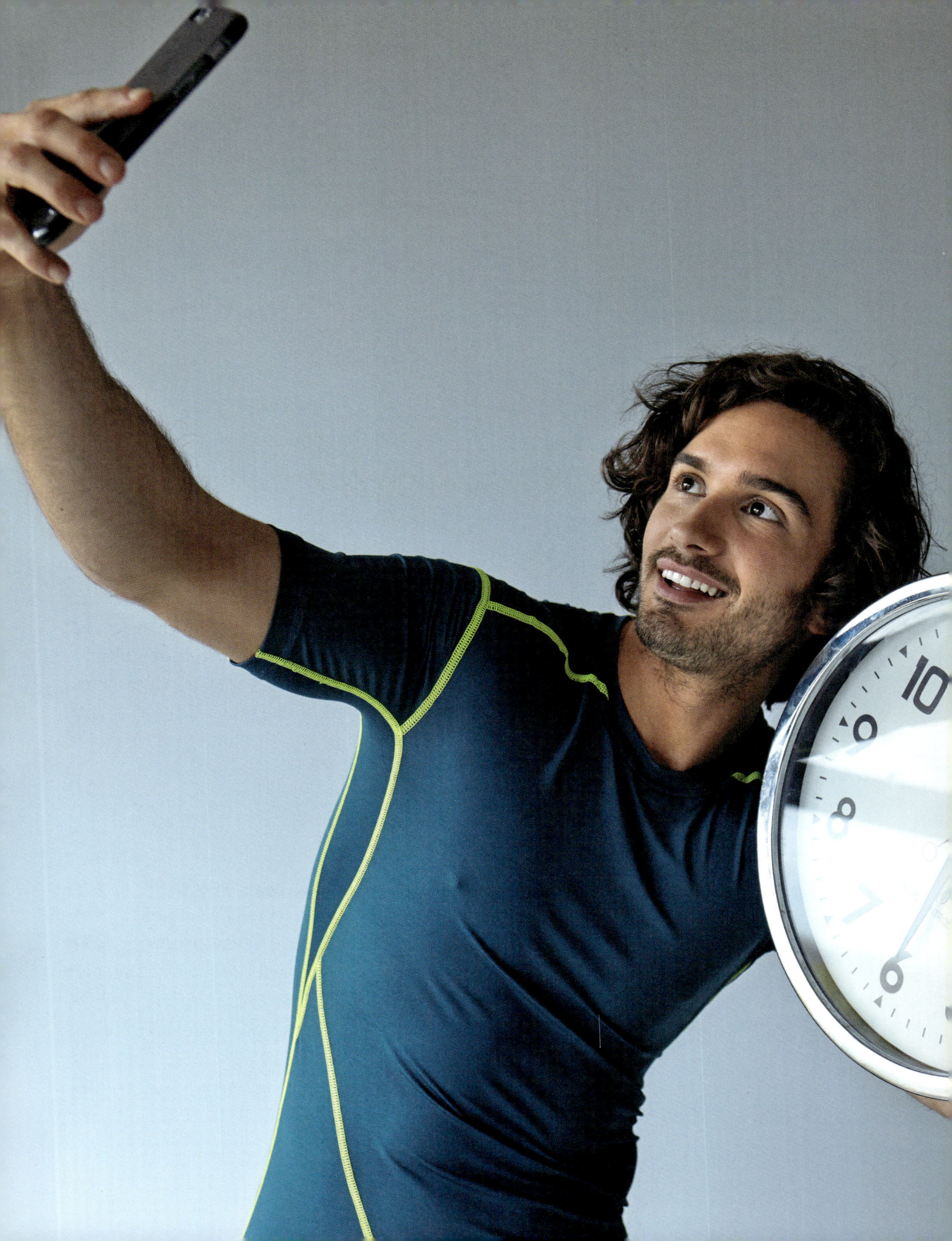

ÜBER MICH

Als ich Anfang 2014 mein erstes #Leanin15-Video auf Instagram stellte, hätte ich nie gedacht, dass daraus einmal dieses Buch werden könnte. Ich hatte einfach nur in der Küche herumgespielt, weil ich andere mit ein paar einfachen Rezepten beim Abnehmen unterstützen wollte.

Alle Mahlzeiten waren in 15 Minuten fertig, und die Videos waren nur 15 Sekunden lang – die Geburtsstunde meines Hashtags #Leanin15. Kein Mensch sah sich die Videos an, und meine Nachbarn hielten mich für verrückt, wenn sie hörten, wie ich Lobeshymnen auf Brokkoli vor mich hin trällerte oder enthusiastisch rief: „Bosh, that's Lean in 15."

„Für mich war jede Mahlzeit die Chance, ein neues Rezept zu teilen."

Einige Freunde rieten mir von dieser Spinnerei ab – ich solle mich lieber auf meine Karriere als Personal Trainer und meine Boot Camps konzentrieren. Immerhin war ich damit seit fünf Jahren sehr zufrieden. Aber ich hatte Spaß an meiner Idee und machte einfach weiter, häufig mit bis zu drei Videos pro Tag. Es war ziemlich aufwändig, beim Kochen immer wieder zu unterbrechen, um jeden Schritt zu filmen, doch für mich war jede Mahlzeit die Chance, ein neues Rezept zu teilen. Das motivierte mich.

Erstaunlicherweise fühlten sich schon nach wenigen Monaten Hunderttausende auf der ganzen Welt von meinem Konzept angesprochen, kochten meine Rezepte nach und teilten sie online. Das enorme Echo lag sicher daran, dass meine Gerichte so schnell und einfach zubereitet wurden – und dass ich beim Kochen sichtlich Spaß hatte.

In Sachen Kochen bin ich absoluter Autodidakt. Darum schätze ich ein unkompliziertes Vorgehen und verwende Lebensmittel, die es in jedem Supermarkt gibt. Das bedeutet, dass meine 15-Minuten-Mahlzeiten wirklich jedem offenstehen und gerade für Leute geeignet sind, die viel um die Ohren haben.

Zudem setzt mein Ansatz auf kleine, alltägliche Veränderungen, ohne strikte Vorgaben. Ich poste häufig Fotos von meinen Mahlzeiten in Restaurants oder kleinen Leckereien. Zum Beispiel liebe ich Moelleux au chocolat (Schokoküchlein mit flüssigem Kern) – schuldig im Sinne der Anklage!

„Mein Ansatz setzt auf kleine, alltägliche Veränderungen, ohne strikte Vorgaben.“

Ich glaube, die Leute mögen mich, weil ich mich nicht ständig perfekt ernähre und das auch nie von mir behaupte. Früher war meine Ernährung eine einzige Katastrophe. Ich habe immer hart trainiert, doch Ernährung war für mich eher nebensächlich. Wie die meisten aktiven Menschen war ich eher kochfaul und habe mich gern mit Zeitmangel herausgeredet. Also gab es meist Frühstückscerealien, ein Sandwich auf die Hand und Fertigmahlzeiten. Die anschließende Schlappheit hielt ich für normal. In den Pausen zwischen meinen Trainingssessions trank ich Limonade und stärkte mich mit Schokoriegeln. Mein Körper veränderte sich kaum, und ich wurde nie richtig schlank. Irgendwann wurde mir klar, dass gegen eine falsche Ernährung auch noch so viel Training nichts hilft.

Erst als ich mich nach dem Studium intensiv mit dem Thema Ernährung beschäftigte, wurde mir bewusst, dass unverfälschte Nahrung großen Einfluss auf das Energieniveau hat und zu körperlichen Veränderungen beiträgt. Je mehr ich begriff, desto gezielter konnte ich meinen Körper verändern. Dank meines neuen Wissens stieg mein Verständnis für Ernährung, und ich konnte endlich schlank werden und bleiben. Irgendwann teilte ich meine Erkenntnisse dann auch meinen Klienten mit, deren Körper ebenfalls bemerkenswert prompt reagierte. Dank ihrer schnellen Erfolge war ich als Trainer bald komplett ausgebucht. Doch trotz zwei paralleler Boot Camps konnte ich maximal 100 Menschen pro Woche betreuen. Das reichte mir nicht. Ich wollte mehr

Menschen dazu verhelfen, ihr Ziel zu erreichen. Darum steckte ich mehr Energie in meine Social Media-Kanäle. Über Twitter, Facebook, YouTube und Instagram konnte ich mit meinen Videorezepten, Workouts und Blogbeiträgen Tausende gleichzeitig erreichen. Und während meine Anhängerschaft wuchs, wurden mir allmählich die schockierenden Zustände in der Diätindustrie bewusst. Tagtäglich kamen Zuschriften von allen möglichen Leuten, die über einseitige Kalorienspardiäten klagten, und bald zeichnete sich ab, wie viel falsche Informationen die Menschen erhielten – und was sie alles bereitwillig auf sich nahmen, um schlanker zu werden. Zwei Stunden Sport pro Tag bei unter 1000 Kilokalorien waren keine Seltenheit. Ich fand es erschütternd, dass Menschen so lebten, immer auf der Suche nach der geheimen Formel und ohne je die ersehnten Erfolge zu erzielen. Ganz besonders Unglückliche steckten in Diäten gefangen, mit denen sie nie so rank und schlank werden konnten, wie sie es sich wünschten. Ich glaube, dass solche Blitzdiäten erheblich zu Essstörungen und gestörter Körperwahrnehmung beitragen, die heute so verbreitet sind. Die Menschen sind davon überzeugt, dass man Fett nur loswird, wenn man die Kalorienzufuhr so drastisch einschränkt, dass ein massives Energiedefizit entsteht. Diese Vorgehensweise setzt jedoch nur den Jo-Jo-Effekt in Gang, und die Leute kämpfen dauerhaft mit ihrem Gewicht. Das ist ungesund und sollte nicht als normal gelten.

> „MEIN ZIEL WAR EIN NACHHALTIGES KONZEPT."

Eines Tages beschloss ich während meiner Joggingrunde, etwas dagegen zu unternehmen. Ich wollte ein Onlinekonzept für Ernährung und Körpertraining entwickeln, um den Leuten das richtige Wissen beizubringen und sie von ihren schädlichen, ungesunden Diäten zu erlösen. Mein Ziel war ein nachhaltiges Konzept mit leckeren Mahlzeiten, dank derer die Leute mehr essen durften, um dann effektiver (und deutlich kürzer!) zu trainieren und Fett zu verbrennen.

Der individuelle Energiebedarf ist sehr unterschiedlich. Darauf geht mein Ernährungskonzept in besonderer Weise ein, denn es lässt sich individuell zuschneiden und bleibt dabei flexibel. So stelle ich sicher, dass das gewünschte Ergebnis zustande kommt und sich auch halten lässt. Nach monatelanger Planung entstand mein 90-Tage-Kurs zur Traumfigur „Shift, Shape and Sustain" (SSS), den ich über die sozialen Medien bewarb. Bald trudelten „Vorher-Nachher-Bilder" mit schriftli-

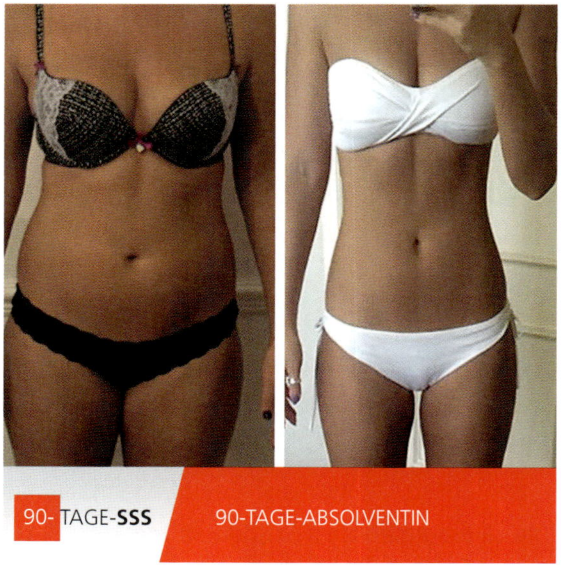

chen Erfolgsberichten ein. Damals hatte ich keine Ahnung, was für eine Lawine ich losgetreten hatte – ich staune bis heute über den Erfolg! Dank der entstehenden Online-Community hatte ich Tausende miteinander in Verbindung gebracht, die alle dasselbe Ziel hatten. Angesichts von immer mehr Online-Klienten musste ich schließlich die Boot Camps zurückschrauben und irgendwann alle Klienten, die mich als Personal Trainer wollten, an einen Freund verweisen. Inzwischen lief mein Geschäft komplett online und eroberte die Welt.

Ursprünglich schrieben sich vor allem Engländer und Schotten ein, doch dann kamen Menschen aus der ganzen Welt hinzu. In Australien, Schweden, Singapur und Dubai hörten die Leute von meinem Konzept und meldeten sich zum 90-Tage-Kurs an. Anfangs musste ich nur wöchentlich ein paar E-Mails beantworten und einige Pläne rausschicken, doch ehe ich mich versah, hatte ich jeden Monat mehrere tausend Anmeldungen und benötigte ein ganzes Team, um diese Klienten auf ihrem Weg angemessen zu unterstützen.

Ich liebe meine gegenwärtige Arbeit, und obwohl ich noch keinem dieser Online-Klienten persönlich begegnet bin, bin ich sehr stolz auf sie und fühle mich jeden Tag von ihnen inspiriert. Dank der Weitergabe von aktuellem Ernährungswissen konnte ich diese Menschen in die

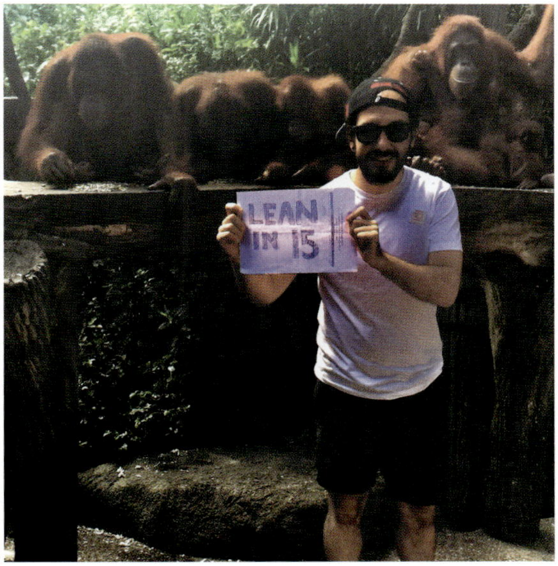

„Nun will ich noch mehr Menschen helfen."

Lage versetzen, ihre Ziele auf gesunde, angenehme Weise und in Eigenverantwortung zu erreichen.

Als Body Coach will ich nun noch mehr Menschen helfen. Dabei weiß ich sehr gut, dass mein Online-Erfolg keineswegs über Nacht kam. Er ist allmählich gewachsen und entspringt ausschließlich harter Arbeit. Es erfordert viel Vertrauen, einem Menschen zu glauben, den man nie persönlich kennen gelernt hat. Dieses Vertrauen habe ich mir mit vielen hundert Stunden Interaktion, Videos und Tweets erarbeitet. Obwohl anfangs kein Mensch zuhörte, habe ich weiter geteilt und Wissen herausgegeben. Irgendwann haben andere aufgehorcht.

So viel zu mir und meinem bisherigen Werdegang. Ich bin sehr glücklich, dass ich mein Wissen und meine Rezepte nun auch in Buchform weitergeben kann. Ich hoffe, Sie haben Spaß beim Lesen und wollen danach auch selber kochen, das Kommando übernehmen und sich den Körper erobern, den Sie sich schon immer gewünscht haben.

Joe Wicks

– THE BODY COACH

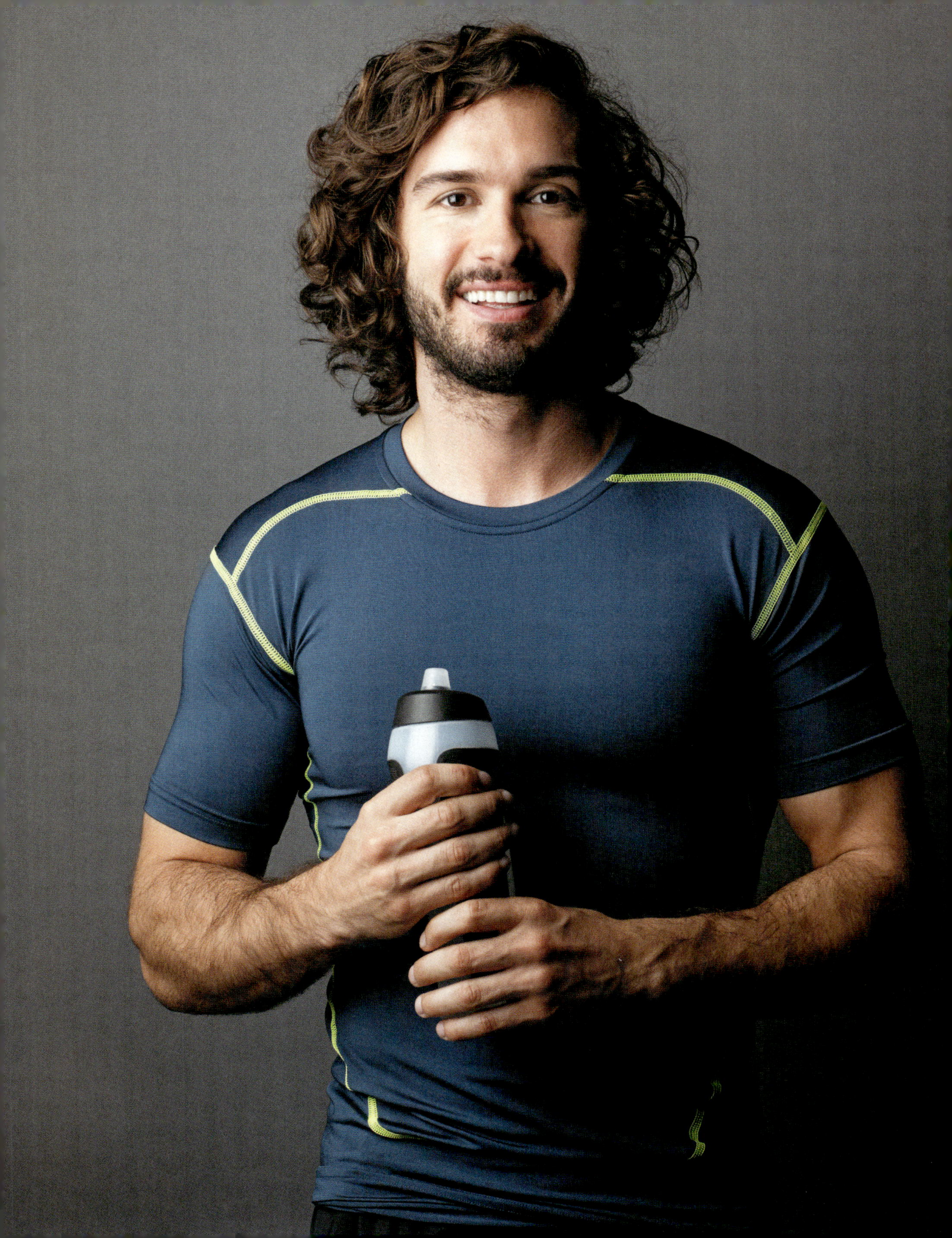

1

DER 15-MINUTE PLAN

DIÄTEN HELFEN NICHT!

„DER ERFOLG HÄNGT DAVON AB, OB DAS KONZEPT SPASS MACHT UND NACHHALTIG ANGELEGT IST.“

Das Dumme an Diäten ist: Sie helfen nicht. Jedenfalls nicht langfristig. Anfangs nimmt man vielleicht ab, besonders wenn die Kalorienzufuhr massiv zurückgeschraubt wird, aber es besteht eine hohe Wahrscheinlichkeit, dass man danach bald zu den alten Essgewohnheiten zurückkehrt und die verlorenen Pfunde wieder zulegt. Aus tausendfacher Erfahrung als Coach weiß ich, dass der Erfolg davon abhängt, ob das Konzept Spaß macht und nachhaltig angelegt ist. Der Ernährungsplan muss unkompliziert und stressfrei sein, denn das Leben ist auch ohne Diät stressig genug, und wir können einfach nicht jeden Tag stundenlang in der Küche stehen.

Darum beruht mein Ansatz auf der 15-Minuten-Formel. Eine Viertelstunde können auch vielbeschäftigte Menschen für sich selbst freihalten, um zu kochen und schlank zu bleiben. Bei mir geht es nicht um eine klassische Diät, sondern um eine Lebensweise, die Ihren Körper und Ihre Ernährung für immer verwandeln wird. Nachdem ich Ihnen erklärt habe, wie man den Körper angemessen versorgt, werden Sie nie wieder Kalorien zählen müssen.

Die meisten Rezepte in diesem Buch sind in weniger als 15 Minuten fertig. Vieles lässt sich gut aufheben, so dass man gleich die doppelte Menge für den nächsten Tag oder die nächste Woche zubereiten kann.

Einige wenige Gerichte benötigen etwas länger, überschreiten also mein selbst gesetztes Limit. Weil sie so gut schmecken, lohnt sich der Mehraufwand, und ich wollte sie niemandem vorenthalten. Je mehr Sie um die Ohren haben, desto wichtiger ist gute Planung. Wenn ich Ihnen dazu rate, das Kommando zu übernehmen, ist das zugleich meine Erfolgsgarantie. Wie das geht, verrate ich in Kapitel 2 „Organisation ist alles".

Keine Wunderkuren

Bitte ignorieren Sie alle Werbebotschaften, mit denen man Ihnen geheime Kräuterrezepturen, flüssige Ersatzmahlzeiten oder Saftdiäten andrehen will. Das ist keine Lösung. In Wahrheit sind genau solche Diäten das Problem, weil sie den Grundprinzipien der Ernährung und des menschlichen Stoffwechsels zuwiderlaufen. Hinzu kommt, dass solche Diäten auf Wiederholung abzielen, denn die Hersteller wissen ganz genau, dass das verlorene Gewicht schnell wieder an den Hüften klebt und die Kunden dann wiederkommen. Ich helfe Ihnen, diesen Teufelskreis ein für alle Mal zu durchbrechen.

Tatsache ist: Für einen schlanken Körper gibt es keine Zauberkur. Er ist das Ergebnis von Zeit, Entschlossenheit, regelmäßigem Training und der richtigen Ernährung. Die gute Nachricht lautet: Bei meinen 15-Minuten-Mahlzeiten werden keine Nahrungsgruppen verteufelt, und Sie müssen auch nicht hungern, ganz im Gegenteil. Ich möchte Ihnen Mut zum Umdenken machen. Ab jetzt läuft alles anders. Ich möchte, dass Sie *mehr* essen, und ich zeige Ihnen, was Ihr Körper wirklich braucht, um Fett zu verbrennen und schlanke Muskelmasse aufzubauen. Denn je mehr Muskeln man hat, desto effizienter funktioniert der Stoffwechsel. Und das bedeutet, dass man sogar noch mehr essen darf. Zwei Fliegen mit einer Klappe – perfekt!

„Ich möchte, dass Sie mehr essen, und ich zeige Ihnen, was Ihr Körper wirklich braucht."

Ich sage auch ein paar Worte zur Wichtigkeit von Fetten, Proteinen und Kohlenhydraten, damit Sie verstehen, was der Körper zu welchem Zeitpunkt benötigt. Meine Philosophie lässt sich ganz einfach in den Alltag integrieren.

Ihr Körper ist einzigartig

„Hören Sie auf Ihren Körper. Niemand soll hungern!“

Die Portionsgrößen der verschiedenen Rezepte sind nicht individuell auf Sie zugeschnitten. Ohne genauere Angaben zu aktuellem Gewicht, Aktivitätsniveau, Altersgruppe und Ähnlichem ist das auch gar nicht möglich. Der individuelle Energiebedarf ist sehr unterschiedlich, so dass Sie die Portionsgrößen insbesondere entsprechend Ihrer Aktivität erhöhen oder vermindern müssen. Wer intensiv trainiert und zusätzlich auch im Beruf körperlich aktiv ist, braucht mehr zu essen als jemand, der acht Stunden am Schreibtisch sitzt und wenig Sport treibt.

Das ist gar nicht besonders kompliziert. Ob Sie genug Energie haben oder nicht, werden Sie bald spüren, also hören Sie auf Ihren Körper. Niemand soll hungern! Ich kann unmöglich jedem Leser und jeder Leserin die passende Portionsgröße zuteilen, doch die strukturierte Ernährungsweise, die ich in diesem Buch vorstelle – was man wann essen sollte –, trägt sehr gut zum Fettabbau bei. Sie entspricht Zyklus 1 meines mittlerweile zehntausendfach bewährten 90-Tage-Programms *Shift, Shape and Sustain*. In der Phase *Shift* wird unerwünschtes Fett aktiviert, indem wir den Körper durch geschickte Kombination von Ernährung und Sport auf ständige Fettverbrennung umschalten. (Für die Sportkomponente habe ich auch ein paar HIIT-Workouts für zu Hause eingefügt, siehe Seite 214.)

Die drei Makronährstoffe

Als Makronährstoffe gelten unsere Hauptenergiequellen – Fette, Proteine und Kohlenhydrate. Alle drei sind unerlässlich für einen gesunden, starken und schlanken Körper. Die in diesem Buch dargestellte Ernährungsform klammert keinen dieser Nährstoffe rigoros aus, sondern beliefert den Körper mit den richtigen Mengen zum passenden Zeitpunkt, damit er optimal darauf reagieren kann.

Bei geringer Beanspruchung wie Fernsehen, dem Gang zum nächsten Laden oder auch Schlafen verlässt sich der Körper am liebsten auf den Treibstoff Fett. Bei intensiver Aktivität sind gespeicherte Kohlenhydrate die bevorzugte Energiequelle. Ich verrate Ihnen, wie

Sie dieses Wissen zu Ihrem Vorteil nutzen können, damit der Körper stets auf die Energiequelle zugreift, die dem aktuellen Bedarf entspricht.

Die Fettfrage

Fette wurden lange zu Unrecht so sehr verteufelt, dass heute die Meinung vorherrscht, dass Fett immer schlecht ist und fett macht. So konnte sich ein ganzer Industriezweig herausbilden, der uns mit fettarmen Varianten normaler Lebensmittel versorgt. Wer abnehmen möchte, spart meist zuallererst am Fett. Aber Fett ist nicht gleich Fett. Auf manche Fette – zum Beispiel Transfette in bestimmten stark verarbeiteten Lebensmitteln – sollte man lieber verzichten. Andere hingegen – wie die Omega-3-Fettsäuren aus fettem Fisch, die zur Eindämmung der Entzündungsbereitschaft beitragen – sind für den Körper lebenswichtig. Sie werden als essentielle Fettsäuren bezeichnet, weil der Körper sie nicht selbst herstellen kann, sondern über die Nahrung aufnehmen muss. Auch bei der Vitaminaufnahme spielen Fette eine zentrale Rolle: Die Vitamine A, D, E und K sind fettlöslich. Ohne das Vorliegen von Fett kann der Körper sie nicht resorbieren.

Wer sich einen Energieschub wünscht, denkt oft zuerst an Kohlenhydrate, dabei liefern Fette im Vergleich deutlich mehr Energie als andere Makronährstoffe. Ein Gramm Fett versorgt den Körper mit neun Kilokalorien Energie, während Proteine und Kohlenhydrate nur vier Kilokalorien pro Gramm liefern. Damit ist Fett eine fantastische Energiequelle, die zudem den Blutzucker stabil hält. Da die Fettverdauung längere Zeit in Anspruch nimmt, macht Fett auch länger satt und bewahrt so vor dem Naschen zwischendurch.

Warum sind Fette so wichtig?

Fette haben im Körper diverse wichtige Aufgaben, darunter:

- Energie bereitstellen
- die Aufnahme fettlöslicher Vitamine ermöglichen
- Organe, Nerven und Gewebe schützen

> „Eine Handvoll Nüsse oder eine halbe Avocado sind eine perfekte Zwischenmahlzeit.“

- Beteiligung an der Regulierung der Körpertemperatur
- Jede Zellmembran im Körper benötigt Fett zu ihrem Schutz, und auch für die Bildung neuer gesunder Zellen ist Fett erforderlich
- Fette sind an der Erzeugung wichtiger Hormone beteiligt
- Fette halten Haare, Haut und Nägel gesund

Welche Fettarten gibt es?

Es gibt drei Arten Fett, und zwar

- gesättigte Fette: tierische Fette, Butter, Eier, Käse, Kokosöl,
- einfach ungesättigte Fette: Nüsse, Avocados, Olivenöl (extra vergine), Erdnussöl, Sesamöl,
- mehrfach ungesättigte Fette: Sonnenblumenöl, Walnussöl, Leinöl und fetter Fisch wie Lachs oder Makrele.

Der schlechte Ruf der gesättigten Fette beruht auf Daten der 1950er Jahre. Damals kam eine Studie zu dem Ergebnis, dass der Verzehr gesättigter Fette die Menge des schädlichen Cholesterins im Blut ansteigen ließe und dass dies zu Ablagerungen in den Herzkranzgefäßen führe. Im Rückblick war diese Studie stark fehlerhaft und berücksichtigte nicht, dass es auch Länder gibt, in denen Menschen sehr viele gesättigte Fette aufnehmen, aber trotzdem kaum Herzkrankheiten entwickeln. Leider hat die daraus abgeleitete Hypothese zu „herzgesunder Ernährung“ offizielle Gesundheitsempfehlungen beeinflusst und so den Boom für fettarme Produkte begründet. Man ermunterte die Menschen, statt Fett lieber mehr Kohlenhydrate wie Getreideflocken, Reis und Nudeln zu essen. Dennoch sind die Todesfälle durch starkes Übergewicht, Diabetes und Herzkrankheiten seither unablässig angestiegen.

Neuere Forschungsarbeiten legen ironischerweise nahe, dass gesättigte Fette aus Butter, Milch, Sahne, Eiern und Kokosöl ganz im Gegenteil das gute Cholesterin im Blut erhöhen und dem Herzen guttun. Es gibt also keinen Grund, um solche Lebensmittel einen Bogen zu machen. Das heißt natürlich nicht, dass man am besten gleich mal eine dicke Portion Käse futtern sollte. Schließlich liefert Fett viele Kalorien, so dass man besser alles in Maßen und entsprechend dem persönlichen Energiebedarf zu sich nimmt.

Einfach ungesättigte Fette

Einfach ungesättigte Fette, die zum Beispiel in nativem Olivenöl, Avocados und Nüssen stecken, können das erwünschte HDL-Cholesterin erhöhen. Das ist einer der Gründe, weshalb eine Handvoll Nüsse oder eine halbe Avocado eine perfekte Zwischenmahlzeit sind. Im Gegensatz zu zuckerhaltigen Müsliriegeln oder Schokolade bleibt dabei auch der Blutzucker stabil, und man hat weitaus länger einen stabilen Energiepegel.

Mehrfach ungesättigte Fette

Mehrfach ungesättigte Fette stecken in fettem Fisch (wie Lachs oder Makrele) und sind eine gute Quelle für Omega-3-Fettsäuren. Diese Fettsäuren gelten als entzündungshemmend, womit sie das Verletzungsrisiko und das Risiko für chronische Erkrankungen mindern. Ich bin kein großer Freund von Fisch und habe in den ersten 25 Jahren meines Lebens keinen angerührt. Inzwischen habe ich mich vorsichtig an Fisch herangetastet, weil ich weiß, wie wichtig er für die Gesundheit ist. Ein frisches Stück Wildlachs lässt sich auch durch noch so viele Fischölkapseln nicht ersetzen. Darum sollte jeder mindestens zwei Mal pro Woche Fisch essen.

„BEREITEN SIE ALLE MAHLZEITEN KOMPLETT SELBST ZU UND VERZICHTEN SIE WEITESTGEHEND AUF FERTIGKOST."

Ungesunde Fette

Die gehärteten, hydrogenisierten Fette, die wir nicht essen sollten, verstecken sich nicht nur in Süßigkeiten, Backwaren und Fastfood, sondern auch in vielen fettarmen Diätprodukten. Fettarme Fertigmahlzeiten können beispielsweise wenig gesättigte Fette enthalten, sind dafür aber häufig zugunsten einer längeren Haltbarkeit mit hydrogenisierten Transfetten überladen. Ich rate dazu, alle Mahlzeiten komplett selbst zuzubereiten und auf Fertigkost weitestgehend zu verzichten.

Welches Fett taugt zum Kochen?

Sie werden feststellen, dass ich beim Kochen meist Kokosöl oder Butter verwende. Das liegt daran, dass diese gesättigten Fette beim Erhitzen stabiler bleiben. Stark verarbeitete, mehrfach ungesättigte pflanzliche Öle und Margarine verlieren beim Erhitzen ihre Stabilität. Das heißt, sie oxidieren leicht, dabei entstehen freie Radikale, und die wollen wir dem Körper nicht zumuten. Wenn freie Radikale Fettmoleküle angreifen, entwickeln diese Moleküle ähnliche Eigenschaften wie Transfette. Dadurch steigt der Anteil des unerwünschten LDL-Cholesterins, und das gute HDL-Cholesterin geht im Vergleich dazu zurück – ein doppelter Nachteil, der dem Herzen gar nicht guttut.

Was ist mit den Proteinen?

Jede 15-Minuten-Mahlzeit beruht auf Proteinen, sowohl an Sporttagen als auch an den Ruhetagen. Proteine sind unverzichtbar für:

- den Erhalt der Struktur und die Kraft von Zellen und Gewebe
- die Stoffwechselregulierung
- die Hormonproduktion
- Reparatur und Wachstum von Muskelgewebe
- die Stärkung des Immunsystems

Welche Proteine braucht man?

Der Körper zerlegt Proteine in Aminosäuren. Viele meiner Rezepte enthalten tierische Proteinquellen wie Eier, Fisch, Huhn oder Rindfleisch. Sie gelten als vollständige Proteine, weil sie alle essentiellen Aminosäuren liefern, die unser Körper benötigt. Vegetarier können natürlich auf Tofu oder Quorn zurückgreifen, müssen aber deutlich größere Mengen davon zu sich nehmen, um ihren Proteinbedarf im nötigen Umfang zu decken.

Proteinpulver

Ich sage gern, echtes Essen, kein Staub! Ergänzungsmittel können eine gute Ernährung allenfalls ergänzen, sind aber kein Ersatz für echte Lebensmittel. Dennoch verwende ich in einigen Rezepten Proteinpulver, zum Beispiel bei den über Nacht eingeweichten Haferflocken. Molkeprotein (Whey) ist ein ausgezeichnetes Ergänzungsmittel nach dem Workout, weil es den Muskeln blitzschnell zur Verfügung steht, so dass die Aminosäuren gleich anfangen können, Muskelfasern zu reparieren und neu aufzubauen. Wer eine milchfreie Alternative wünscht (Wheypulver wird aus Molke gewonnen), kann vegetarisches Proteinpulver auf Hanf- oder Erbsenbasis probieren.

> „ECHTES ESSEN, KEIN STAUB!“

Zum Thema Kohlenhydrate

Zu Kohlenhydraten herrscht große Verwirrung – welche Kohlenhydrate sind gut, welche schlecht, wann kann man sie essen und wann nicht? Das alles möchte ich ansprechen und Ihnen zeigen, was für eine großartige Energiequelle Kohlenhydrate sein können.

Dass Kohlenhydrate, die man nach 18 Uhr verzehrt, dick machen, haben Sie bestimmt schon mal gehört. Ist aber absoluter Humbug! Kohlenhydrate machen nicht dick. Dick werden wir erst, wenn wir mehr Energie zu uns nehmen, als der Körper benötigt. Wer also jeden Tag die richtige Menge Kohlenhydrate isst, wird nicht dick, sondern kann vielmehr intensiver trainieren und mehr Muskeln aufbauen. Und das macht schlanker.

Wozu brauchen wir Kohlenhydrate?

- ★ Kohlenhydrate sind bei starker Beanspruchung die Hauptenergiequelle für die Muskeln.

- ★ Sie unterstützen die gesunde Funktion von zentralem Nervensystem, Nieren und Muskeln.
- ★ Kohlenhydrate liefern auch Fasern, die für einen gesunden Darm und eine gute Verdauung wichtig sind.
- ★ Sie sind unerlässlich für die gesunde Hirnfunktion.

Die Weißmehl-Polizei

Viele Menschen haben eine regelrechte Phobie vor Weißbrot, Nudeln und weißem Reis und verbannen alles weiße Getreide aus ihrem Leben. Ich nenne sie die „Weißmehl-Polizei". Sie glauben fest daran, dass man keine weißen Kohlenhydrate essen darf, wenn man Fett verbrennen will, und greifen daher nur bei Vollkornprodukten zu. Lassen Sie sich vor weißen Kohlenhydraten bitte keine Angst einreden.

Vollkorngetreide hat zwar tatsächlich eine geringere glykämische Last (GL), das heißt, es lässt den Blutzucker nicht so rasch ansteigen wie weiße Kohlenhydrate. Nach dem Training giert der Körper jedoch nach Lebensmitteln mit hoher GL. Je höher die GL, desto stärker steigt der Blutzucker, was die Bauchspeicheldrüse zur Insulinausschüttung anregt. Nach einem Workout ist diese Insulinreaktion jedoch erwünscht, weil sie die Nährstoffe aus dem Kohlenhydrateschub prompter in die Muskeln schleust. Wenn man beispielsweise Zucker (hohe GL) mit Haferflocken (niedrige GL) kombiniert, fällt die glykämische Last insgesamt und damit auch der Blutzuckeranstieg moderater aus.

Alles in allem: Wer Vollkornreis mag, soll ruhig Vollkornreis essen. Wenn Sie jedoch Lust auf eine Portion weißen Reis oder ein Stück Kuchen haben, dann ist der richtige Zeitpunkt dafür gleich nach dem Training.

Wie soll ich essen?

Am besten führen wir dem Körper dann Energie zu, wenn er sie braucht. Das bedeutet, dass wir an Sporttagen anders essen als an Ruhetagen.

Wir achten darauf, dass der Körper jeweils die Energiequelle erhält, die dem aktuellen Energiebedarf entspricht. Das bedeutet Kohlenhydrate nach dem Sport und Fette als Dauertreibstoff für den Rest des Tages, über Nacht und an Ruhetagen.

Die Rezepte in diesem Buch sind in drei Abschnitte aufgeteilt:

1. Rezepte mit weniger Kohlenhydraten: Reich an gesunden Fetten und Proteinen (Kapitel 3).
2. Post-Workout-Rezepte mit mehr Kohlenhydraten: Reich an Proteinen und Kohlenhydraten (Kapitel 4).
3. Süße und herzhafte Snacks und Zwischenmahlzeiten (Kapitel 5).

An einem Sporttag gibt es zwei Rezepte mit weniger Kohlenhydraten, ein Post-Workout-Rezept und zwei Snacks.

An einem Ruhetag gibt es drei Rezepte mit weniger Kohlenhydraten und zwei Snacks.

„An Sporttagen essen wir anders als an Ruhetagen."

Warum soll ich so essen?

Meine Post-Workout-Gerichte füllen die Kohlenhydratspeicher schnell wieder auf und unterstützen den Fettabbau sehr effektiv. Der Körper speichert Kohlenhydrate in Form von Glykogen in der Leber und in den Muskeln. Diese Speicher sind nach dem Workout geleert und müssen prompt neu aufgefüllt werden. Wenn man Kohlenhydrate zu sich nimmt, werden diese in Zuckermoleküle zerlegt. Dadurch steigt der Blutzuckergehalt an, was die Bauchspeicheldrüse auffordert, Insulin auszuschütten. Das ist zu diesem Zeitpunkt erwünscht, denn das Insulin führt den Muskeln zusammen mit dem Zucker auch andere Nährstoffe zu, so dass der Körper sofort mit Reparatur- und Aufbauarbeiten beginnen kann.

Solange man jedoch nicht intensiv trainiert, benötigt der Körper in erster Linie Fett als Treibstoff. Deshalb schrauben wir die Kohlenhydratzufuhr an Ruhetagen zurück und erhöhen stattdessen die Fettzufuhr. Anfangs fällt einem die Umstellung gar nicht so leicht. Man kann den Eindruck haben, zu wenig Energie zu haben, doch das stimmt nicht. Wir stellen dem Körper die nötige Energie lediglich in anderer Form zur Verfügung. Daran gewöhnt man sich schnell, also bleiben Sie konsequent dabei und denken Sie daran: Sie essen sich gerade schlank.

Welche Gerichte soll ich auswählen?

Der Trainingsplan ist flexibel, und alle Gerichte sind untereinander austauschbar. Je nachdem, wann Sie trainieren wollen, kann es also Proteinpfannkuchen zum Frühstück oder zum Abendessen geben. In meinem Konzept muss man sich seine Kohlenhydrate während des Workouts „verdienen" – hinterher gibt es immer ein kohlenhydratreiches Essen, egal wie spät es wird.

Wenn Sie etwas nachkochen möchten, aber eine bestimmte Zutat nicht mögen – zum Beispiel Zwiebeln oder Paprika –, können Sie diese einfach gegen ein ähnliches Produkt austauschen. Das gilt natürlich auch für die Proteine. Wer kein Rinderhack mag, darf gern Putenhackfleisch verwenden.

Ich habe auch ein paar Süßspeisen in die Rezepte aufgenommen. So etwas gibt es jedoch nur ein oder zwei Mal pro Woche und grundsätzlich nur nach einem Workout.

Alkohol und Fettabbau

Ich bin gegenüber meinen Klienten immer ehrlich und realistisch, was Alkohol angeht. Ich verlange von niemandem, komplett auf Alkohol zu verzichten, denn das ist eine sehr persönliche Entscheidung. Allerdings weise ich darauf hin, dass man umso schlanker wird, je weniger Alkohol man zu sich nimmt. Alkohol bremst den Fettabbau, denn er unterbricht den normalen Stoffwechsel, auch die Fettverbrennung.

Alkohol hemmt jedoch nicht nur die Fettverbrennung, sondern trägt auch erheblich zur Kalorienaufnahme bei. Man nimmt mit dem Alkohol unbemerkt oft viel mehr Kalorien zu sich, als man denkt, und das schlägt sich am nächsten Tag natürlich beim Training und bei der Ernährung nieder. Mit einem Kater trainiert es sich nicht so gut, und häufig isst man auch das Falsche. (Ich persönlich schlinge in solchen Fällen alles in mich hinein, was ich sehe, am liebsten massenweise Speiseeis.)

Das persönliche Gleichgewicht muss also jeder selbst finden. Wer ernsthaft schlank werden und seinen Körper verändern möchte, muss wohl oder übel eine Weile auf Alkohol verzichten. Er könnte durchaus der Faktor sein, der Sie von der ersehnten Traumfigur trennt.

„ALKOHOL BREMST DEN FETTABBAU.“

Wasserversorgung

Die meisten Leute unterschätzen die Bedeutung der Wasserversorgung für den Fettabbau. Fast zwei Drittel des menschlichen Körpers bestehen aus Wasser, und dieses Wasser hat alle möglichen Aufgaben, von der Ausscheidung von Abbauprodukten über das Schmieren der Gelenke bis hin zur Regulierung der Körpertemperatur. Es unterstützt auch den Stoffwechsel, so dass Wassertrinken unerlässlich ist, um die Fettverbrennung anzukurbeln. Ich empfehle normalerweise eine Trinkmenge von zwei bis vier Litern Wasser pro Tag. Das klingt vielleicht viel, wirkt aber innerlich und äußerlich Wunder. Wer ungern reines Wasser trinkt, kann dem Geschmack mit frischer Minze, Zitrone oder Limettenscheiben auf die Sprünge helfen.

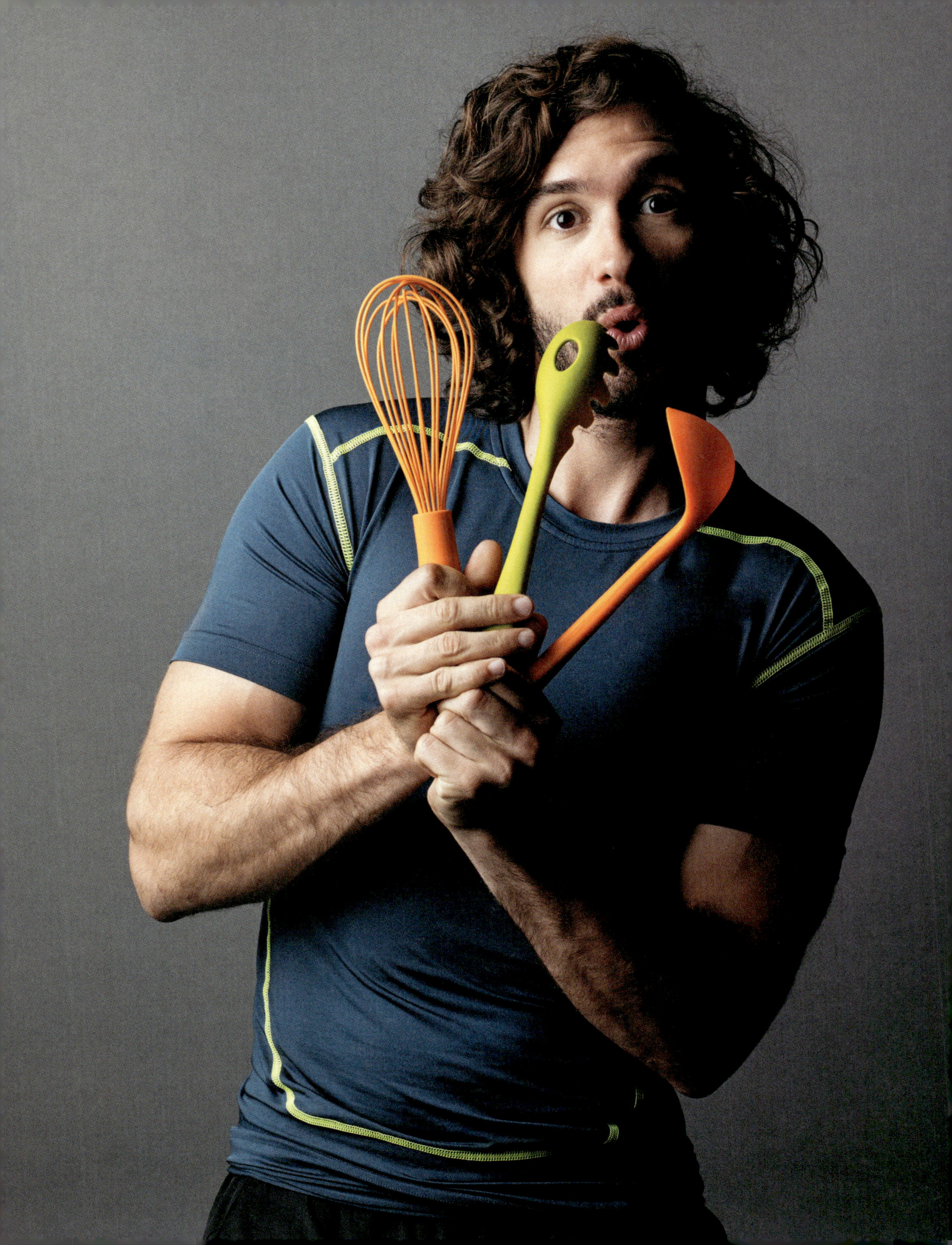

2

ORGANISATION IST ALLES

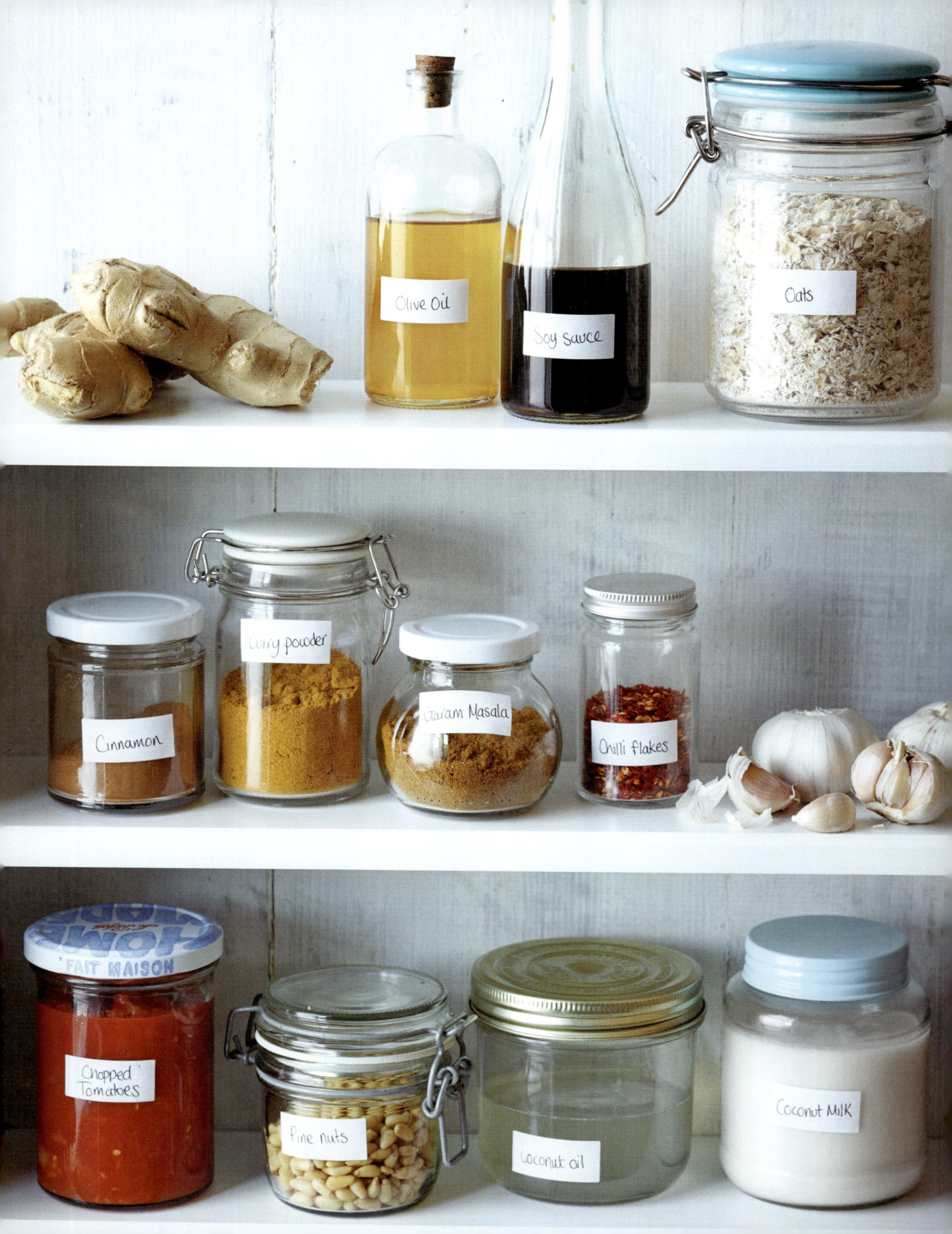
Olive Oil
Soy sauce
Oats
Curry powder
Cinnamon
Garam Masala
Chilli flakes
FAIT MAISON
Chopped Tomatoes
Pine nuts
Coconut oil
Coconut Milk

LOS GEHT'S!

„Schluss mit kalorienarm, kalorienfrei oder fettarm."

Inzwischen verstehen Sie hoffentlich, wofür die Makronährstoffe gut sind, und wie man damit den Energiebedarf so deckt, dass man ohne Hungern schlank wird. Schluss mit kalorienarm, kalorienfrei oder fettarm! Ab heute gibt es jede Menge schmackhafte Lebensmittel, Energie rund um die Uhr und eine echte Chance, die Figur zu erreichen, von der Sie schon ewig träumen.

SCHRITT 1: GUT GEPLANT IST HALB GEWONNEN

Planen Sie Ihre Mahlzeiten und Workouts für die kommende Woche. Das ist der erste Schritt zum Erfolg. Am Ende befolgt man den Plan meist nicht hundertprozentig, weil unweigerlich immer wieder mal etwas dazwischenkommt, auf das wir keinen Einfluss haben. So ist das Leben. Trotzdem sollte man sich täglich eigene Ziele setzen. Wenn Sie nur drei Workouts pro Woche schaffen, sollten die auf dem Plan stehen. Bleiben Sie realistisch und wählen Sie erreichbare Ziele. Jeder kleine Erfolg erhöht die Motivation, dabeizubleiben.

Schreiben Sie eine Tabelle für Ihre Workouts und Gerichte wie in meinem Beispiel auf Seite 240. So können Sie Zeitfenster für die Workouts frei halten und eine Einkaufsliste erstellen, damit beim Kochen alles zur Hand ist.

„Ich bereite meine Mahlzeiten nur einen bis zwei Tage im Voraus vor und stelle sie in den Kühlschrank.“

SCHRITT 2: DAS KOMMANDO ÜBERNEHMEN

Sobald die Grundplanung steht, geht es ans vorausschauende Einkaufen und kluge Zeiteinteilung. Das bedeutet auch, am Wochenende mal ein paar Stunden in der Küche zu werkeln, damit unter der Woche alle Zeichen auf Erfolg stehen. Anfangs sieht das aus wie ein Riesenberg, aber Sie werden bald schneller, gehen besser organisiert vor und gewöhnen sich daran. Es ist ein tolles Gefühl, genau zu wissen, was man dem eigenen Körper zuführt, und es erspart einem, unterwegs Fertigprodukte kaufen zu müssen, weil sich der Hunger meldet. Wenn ich morgens aus dem Haus gehe, weiß ich bereits, was es zum Mittagessen gibt, und auch das Abendessen ist im Nu fertig. Nach einem langen Arbeitstag oder einer letzten Trainingseinheit spaziere ich durch die Tür, wärme mein Essen auf und kann dem Körper schnell neue Energie schenken.

Je mehr man im Leben und im Beruf um die Ohren hat, desto frühzeitiger sollte man seine Mahlzeiten vorbereiten. Manche Menschen kochen gleich für die ganze Woche vor und frieren ihre Gerichte ein. Ich selbst mag es lieber frisch, so dass ich meine Mahlzeiten nur einen bis zwei Tage im Voraus zubereite und in den Kühlschrank stelle. Dann kann ich sie entweder kalt essen oder in der Mikrowelle oder im Backofen aufwärmen. Richtig oder falsch gibt es dabei nicht – Hauptsache, Sie essen stressfrei und so, wie es zu Ihrem Leben passt. Nur so bleiben Sie auch dabei und können neue Gewohnheiten entwickeln.

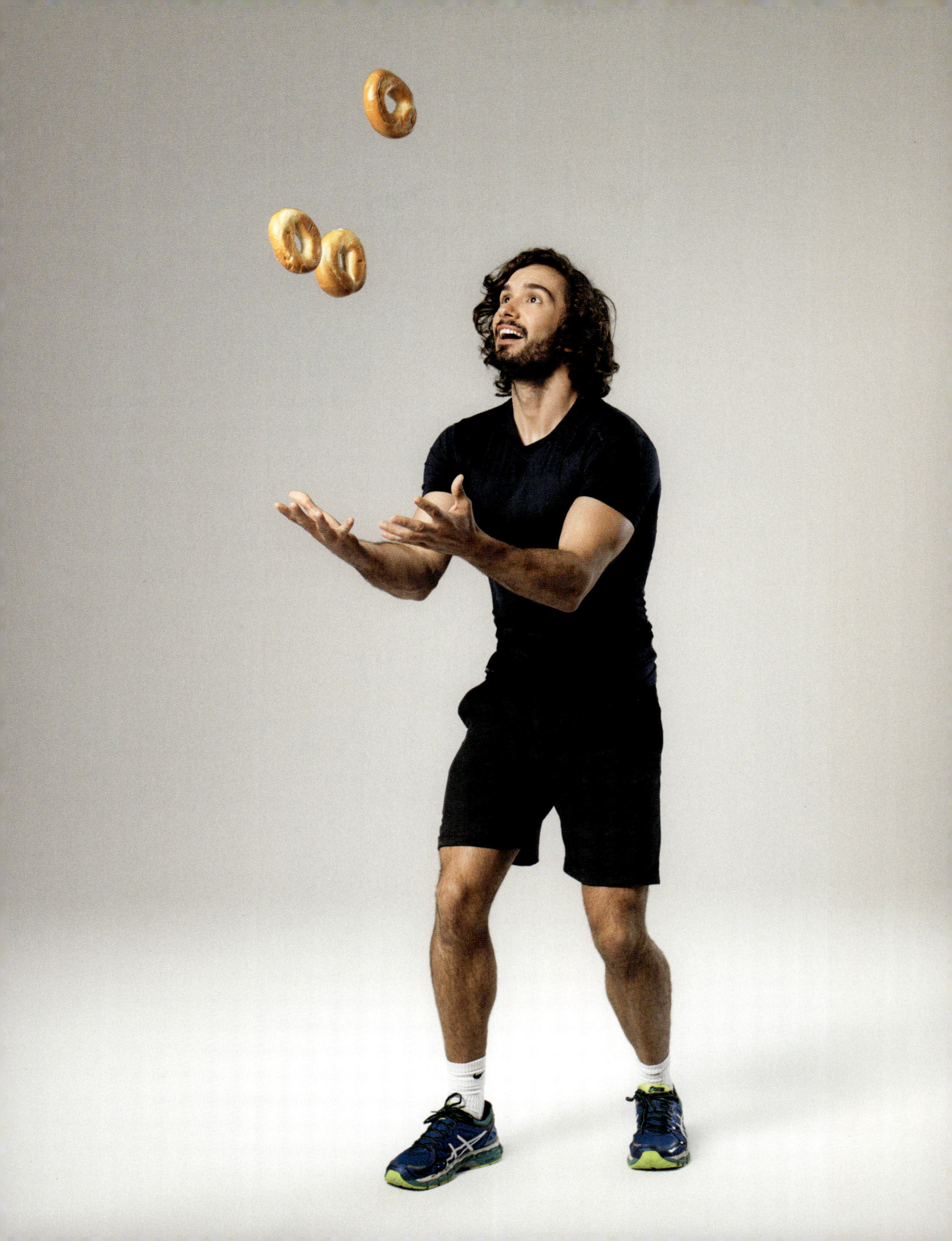

SCHRITT 3:
OPERATION NACHSCHUB

Sie haben das Kommando übernommen? Damit alles glatt läuft, brauchen Sie ein bisschen Profiwerkzeug und einige Zutaten, um Ihre Pläne umzusetzen:

1. Eine **Küchenwaage** zum Abwiegen der Zutaten und um die Portionsgröße im Blick zu behalten.
2. **Frischhaltedosen**, um alle vorbereiteten Gerichte für die kommende Woche fix und fertig aufzubewahren.
3. Einen guten **Wok** und eine **Pfanne.** Nichts ist schlimmer als ein schlechter Wok, also investieren Sie hier lieber etwas mehr.
4. Einige **Grundzutaten**, die immer zur Hand sein sollten, weil sie so regelmäßig benötigt werden.
5. Eine wiederverwendbare **Wasserflasche,** damit Sie jederzeit gut hydriert sind und wissen, wie viel Wasser Sie am Tag trinken.

GRUNDZUTATEN: IMMER ZUR HAND

Garam Masala
Currypulver
frische Ingwerwurzel
gemahlener Zimt
Knoblauch
Chiliflocken
Pinienkerne
Tomaten in der Dose
Haferflocken
helle Sojasauce
Olivenöl
Kokosöl
Kokosmilch

WEG MIT DER „SPASSBREMSE"!

Die Badezimmerwaage ist im wahrsten Sinn des Wortes eine Spaßbremse – jeden Morgen steigt man drauf und registriert bedrückt, dass die Zahl sich nicht wie gewünscht verändert hat. Darunter leidet häufig die Motivation, und plötzlich stopft man alles Mögliche in sich hinein oder gibt ganz auf. Machen Sie sich keine Gedanken mehr um Zahlen!

Die Zahl auf der Waage ist in Bezug auf Gesundheit und Fitness der schlechteste Anhaltspunkt überhaupt. Also weg mit der Spaßbremse! Auf den Müll damit! Denn die Waage wird niemals registrieren, was für Ihren Körper, Ihre Gesundheit und Ihr Wohlbefinden am wichtigsten ist, nämlich wie intensiv Sie trainieren und wie gut Sie essen.

Was die Spaßbremse NICHT registriert:

Körperliche Fitness
Individuelle Energie
Körperkraft
Veränderungen des Körperfettanteils
Stolz auf das Erreichte
Selbstvertrauen
Glück

„MACHEN SIE SICH KEINE GEDANKEN MEHR UM ZAHLEN."

Zum Messen der persönlichen Fortschritte sind Fotos vom eigenen Körper die beste Motivation. Ich rate Ihnen, immer am Ende des Monats Fotos zu machen. Daran lassen sich die wahren Erfolge ablesen, und Sie bleiben motiviert, selbst wenn das Spiegelbild sich längere Zeit nicht zu verändern scheint.

AUF ZUM SCHLANKEN KÖRPER!

Sobald die Planung für die Mahlzeiten und die Workouts steht, können Sie sich aktiv auf den Weg zu einem fitteren, stärkeren, schlankeren Körper machen. Denken Sie aber immer daran: Fettabbau ist kein Wettrennen, sondern eine Reise. Bleiben Sie geduldig und konsequent.

„FETTABBAU IST KEIN WETTRENNEN, SONDERN EINE REISE."

FORTSCHRITTE GEMEINSAM FEIERN

Wer mehr Rezepte sucht oder eigene Ideen und Fortschritte weitergeben möchte, kann seine Bilder mit dem Hashtag #Leanin15 auf Twitter, Instagramm und Facebook @thebodycoach teilen.

Mehr HIIT-Workouts gibt es auf meinem YouTube-Kanal TheBodyCoachTV.

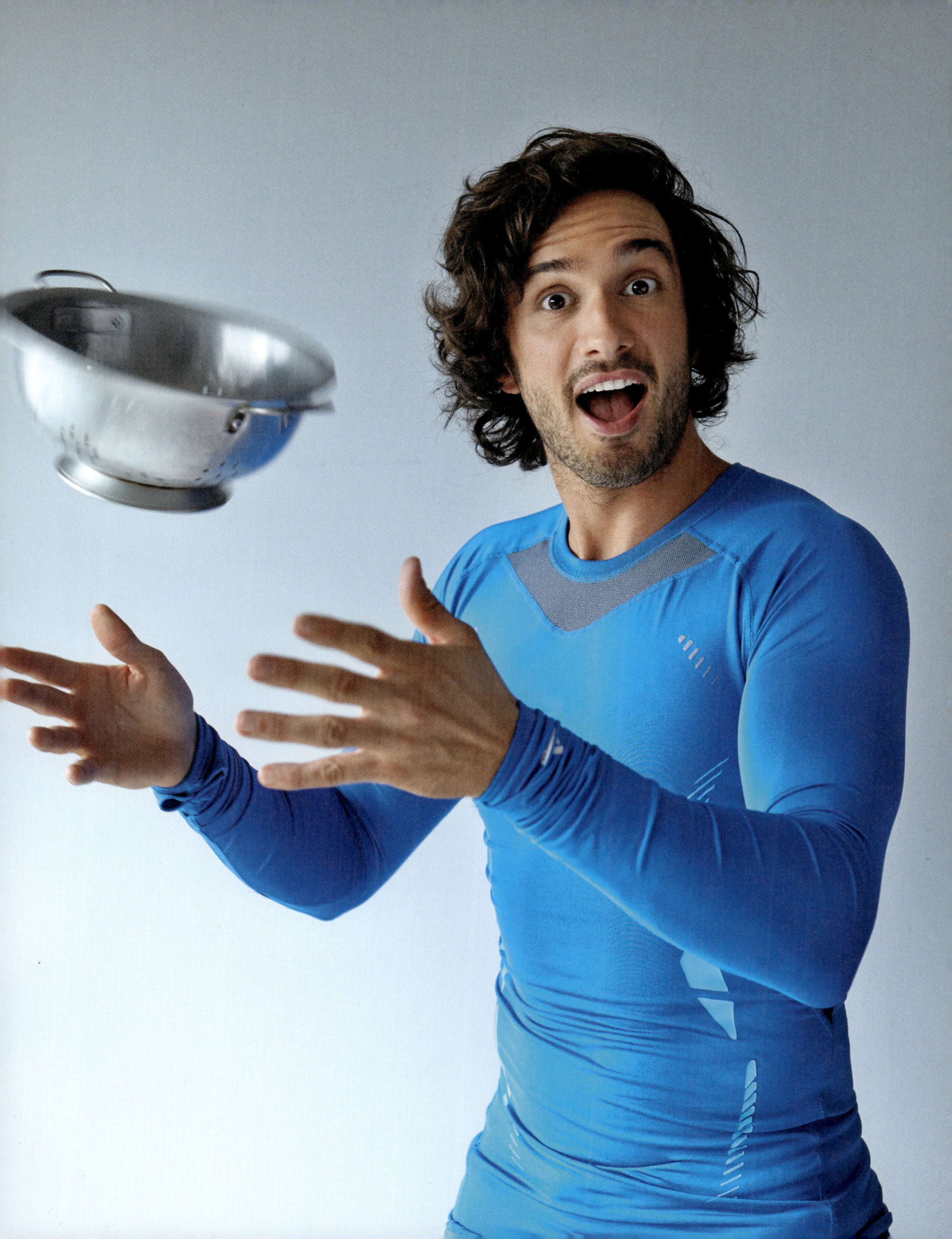

3

REZEPTE MIT WENIGER KOHLENHYDRATEN

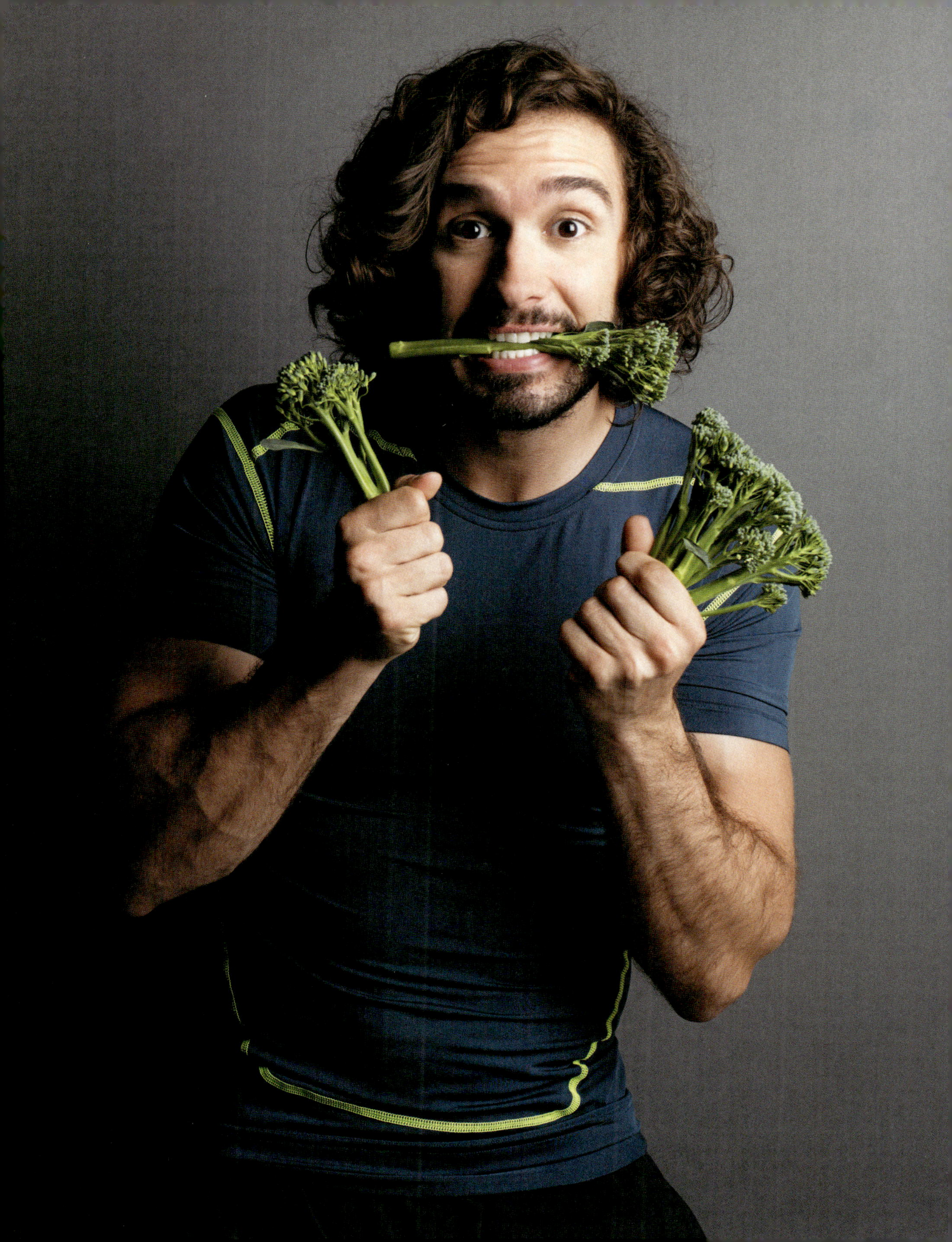

MANGO-MANDEL-SMOOTHIE

1 Portion

ZUTATEN

- 125 g frische Mango, in Scheiben
- 2 EL Mandel- oder Cashewbutter
- 1 Handvoll Eiswürfel
- 1 Handvoll Himbeeren
- 2 EL griechischer Joghurt, Vollfettstufe
- 1 Messlöffel (30 g) Proteinpulver Vanille oder Erdbeer
- 100 ml Mandelmilch

Dieser fruchtige Smoothie ist das perfekte Frühstück für Eilige. Dank gesunder Fette und einem Löffel Proteinpulver ist er viel gesünder als jede Portion Frühstückscerealien. Trotzdem sollte man nicht jeden Morgen einen Smoothie trinken. Wie ich gern sage: Echte Lebensmittel sind einfach besser als „Staub".

ZUBEREITUNG

Alle Zutaten in den Mixer geben und pürieren.

★ TOP-TIPP

Achtung! Bei Nüssen sollte man nicht übertreiben. Sie beliefern uns zwar mit vielen Proteinen, Ballaststoffen und essentiellen Fetten, sind aber auch Kalorienbomben. Eine Tüte mit 200 Gramm ist schneller leer, als man gucken kann, doch jedes Gramm Fett enthält nun einmal neun Kalorien. Größere Portionen Nüsse sind also für den Fettabbau nicht hilfreich. Bleiben Sie bei Snackportionen von 25 bis 30 Gramm. Und wechseln Sie regelmäßig die Sorte, weil der Vitamingehalt sich unterscheidet. Ich persönlich greife am liebsten zu Mandeln, Walnüssen und Cashewkernen.

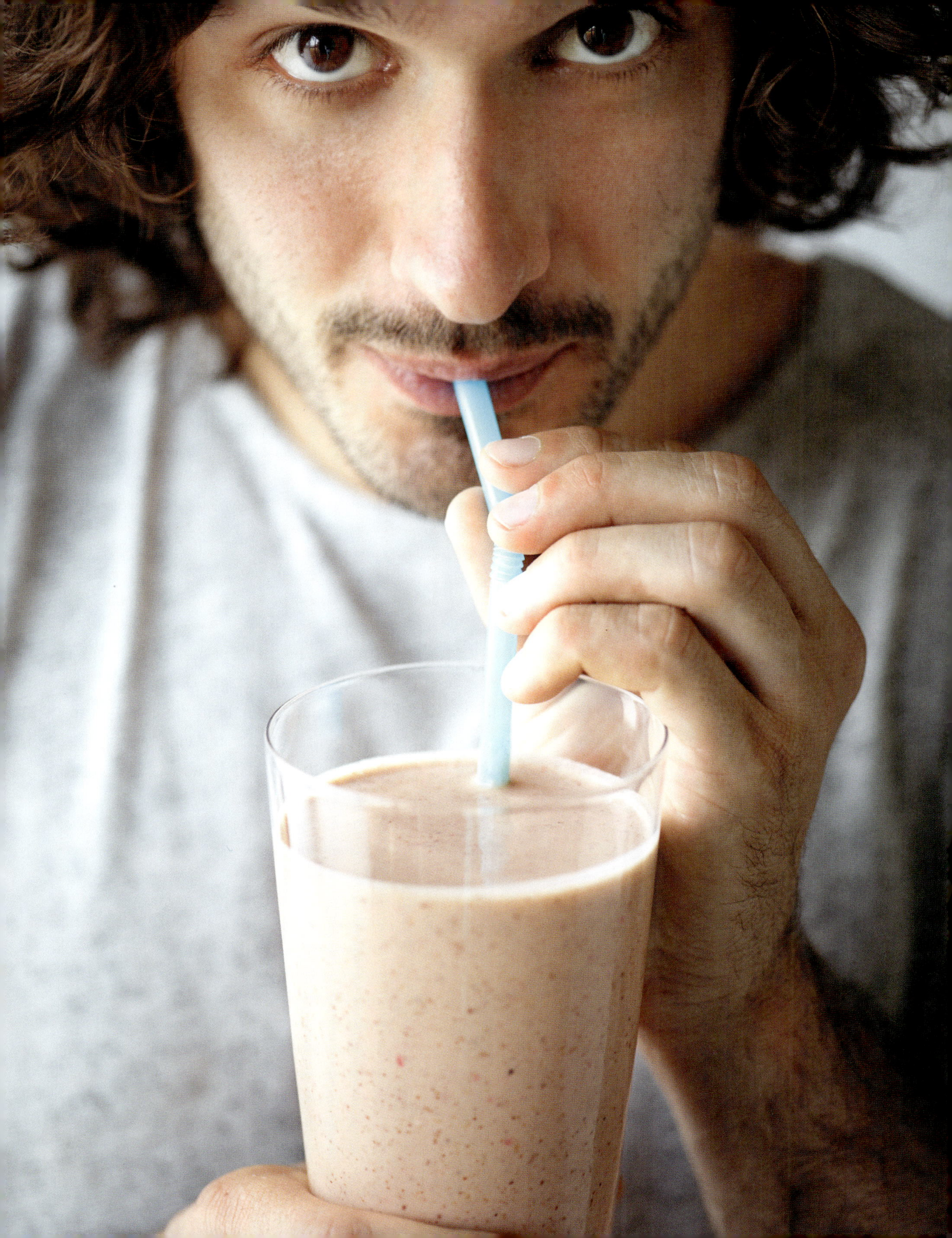

FETTFUTTER-SMOOTHIE

1 Portion

Noch ein feiner, kohlenhydratarmer Smoothie auf die Schnelle. Mandelmilch und Avocado stellen gesundes Fett als Treibstoff bereit. Wer mehr Proteine möchte, kann noch einen Löffel Proteinpulver nach Wahl hinzufügen. Die verwendete Avocado sollte schön reif und weich sein.

ZUTATEN

Saft von 2 Limetten
200 ml Mandelmilch
1 Handvoll Brombeeren
1 Handvoll Heidelbeeren
1/2 Avocado, grob gehackt
3 EL griechischer Joghurt, Vollfettstufe
1 EL Honig

ZUBEREITUNG

Alles in den Mixer geben und pürieren.

★ TOP-TIPP

Die Avocado ist so gesund, dass sie meine Superheldin in Sachen Ernährung ist. Sie enthält einfach ungesättigte Ölsäure, die Studien zufolge den Spiegel des schädlichen LDL-Cholesterins absenkt und das günstigere HDL-Cholesterin ansteigen lässt. Damit ist die dralle Kleine tatsächlich gut fürs Herz.

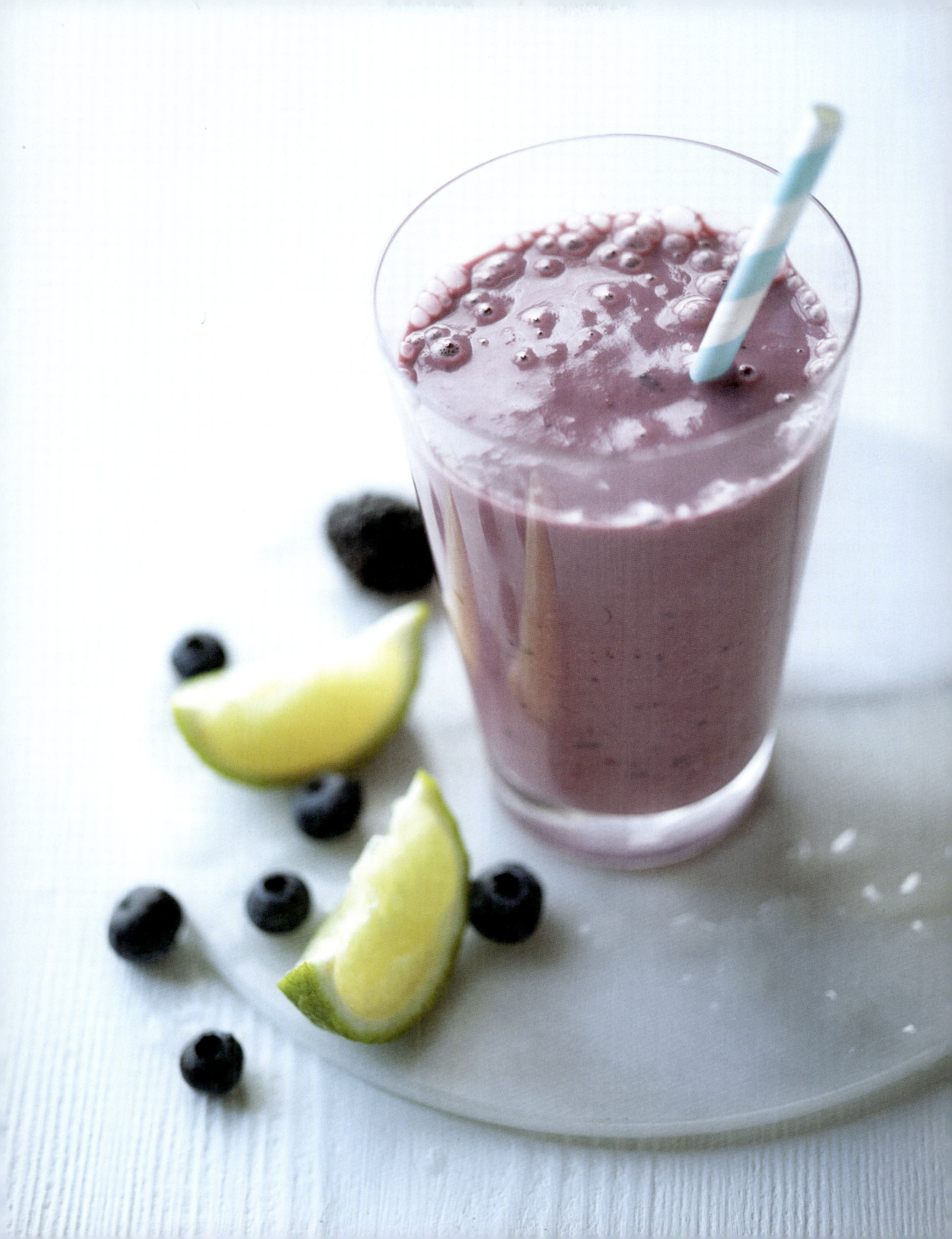

KOHLENHYDRATARMER HAFERBREI MIT ZIMT

1 Portion

ZUTATEN

- 22 g Chiasamen
- 22 g gemahlene, goldene Leinsamen
- 40 g fein gemahlene Kokosraspel
- 30 g Haferflocken oder Haferschrot (keine Instantflocken)
- 3/4 TL gemahlener Zimt
- 300 ml Mandelmilch, bei Bedarf etwas mehr
- 3 EL griechischer Joghurt, Vollfettstufe

Ich sage zwar gern, dass es morgens keineswegs immer Getreide sein muss, aber gegen eine Portion Haferflocken ist nichts einzuwenden. Dank Chiasamen und Leinsamen enthält dieser Brei auch gleich die wichtigen essentiellen Omega-3-Fettsäuren und die nötige Energie, um problemlos bis mittags durchzuhalten.

ZUBEREITUNG

Alle Zutaten bis auf den Joghurt in einen kleinen Topf geben und bei geringer Hitzezufuhr fünf bis sechs Minuten kochen, bis die gewünschte Konsistenz erreicht ist. Falls der Brei zu dick wird, noch etwas Mandelmilch hinzufügen. In eine Müslischale umfüllen und den Joghurt daraufgeben.

★ TOP-TIPP

Leinsamen sind eine gute Quelle für Mikronährstoffe, Fasern, Vitamin B_1 und die Omega-3-Fettsäure Alpha-Linolensäure (ALA). Wer sich für fetten Fisch nicht recht begeistern kann, sollte häufiger Leinsamen zu sich nehmen.

GRÜNER SMOOTHIE

1 Portion

ZUTATEN

175 ml Kokoswasser
2 EL Mandelbutter
25 g frisches Weizengras (oder 5 g pulverisiert)
1 Messlöffel (30 g) Proteinpulver Vanille
1 Apfel, entkernt und grob gehackt
20 g Leinsamen
1 Handvoll junger Spinat
1 Handvoll Eiswürfel

„Iss deinen Spinat!", sagen Mütter – und ich auch. Wer bei grünem Blattgemüse rot sieht, kann sich mit diesem Smoothie selbst überlisten. Weizengras ist sehr gesund, aber nicht jedermanns Geschmack. Die Fraktion der Weizengrashasser nimmt stattdessen mehr Spinat oder ein paar Blätter Grünkohl.

ZUBEREITUNG

Alle Zutaten in den Mixer geben und auf hoher Stufe eine Minute (oder bis zur gewünschten Konsistenz) pürieren.

BUNTE HÄHNCHEN-PFANNE MIT MOZZARELLA

1 Portion

ZUTATEN

- 1/2 EL Kokosöl
- 75 g Chorizo, fein gewürfelt
- 1/2 rote Zwiebel, gewürfelt
- 240 g Hähnchenbrustfilet, in 1 cm dicken Streifen
- Salz und Pfeffer
- 4 Kirschtomaten, halbiert
- 3 große Handvoll Spinat
- 1 kleine Kugel Mozzarella, in Stücke gerissen
- 20 g Pinienkerne

Das vermutlich einfachste Gericht auf Erden und dank des geschmolzenen Käses ein unglaublicher Genuss! Statt Huhn kann man auch gut Garnelen oder gehacktes Putenfleisch nehmen.

ZUBEREITUNG

Das Kokosöl auf mittlerer bis hoher Stufe in einer großen Pfanne erhitzen. Die Chorizo hinzufügen und eine Minute anbraten. Die Zwiebelwürfel hinzugeben und eine weitere Minute mitbraten.

Die Hitze hochdrehen, die Hähnchenstreifen hinzugeben und mit Salz und Pfeffer würzen. Alles unter Wenden drei Minuten anbraten, bis das Hähnchen nahezu durch ist.

Die halbierten Kirschtomaten hinzufügen und noch eine Minute mitgaren, bis sie leicht nachgeben. Den Spinat in die Pfanne geben und unter Rühren vollständig zusammenfallen lassen.

Mit einem Holzlöffel kleine Mulden in die Masse drücken und den Mozzarella in kleinen Stücken hineinsetzen. Die Hitzezufuhr abschalten und den Mozzarella schmelzen lassen. Alles auf einem Teller anrichten und mit Pinienkernen garnieren.

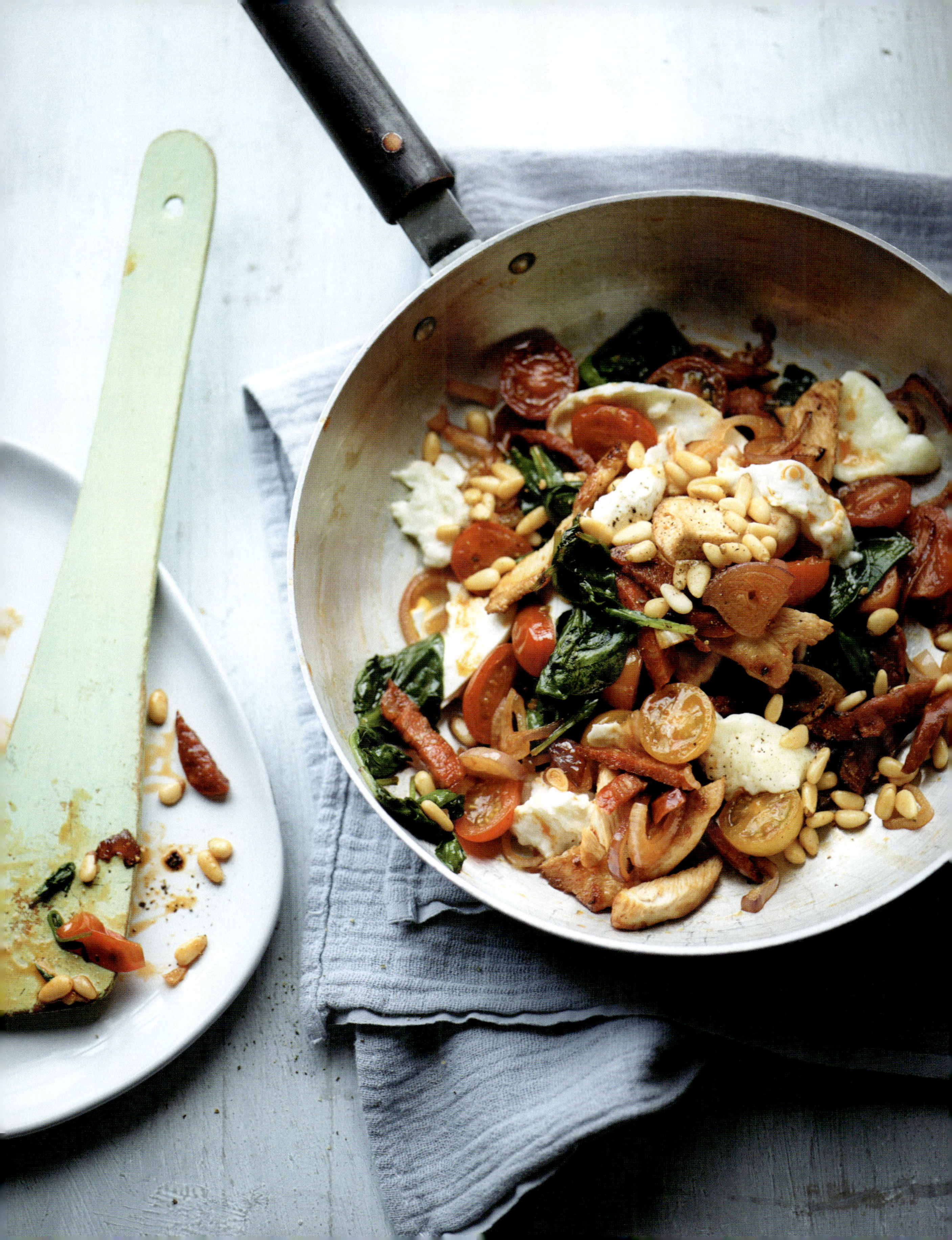

BLUMENKOHL-COUSCOUS MIT HUHN

2 Portionen

ZUM VORKOCHEN

ZUTATEN

- 1 Blumenkohl, in Röschen
- 4 EL Granatapfelkerne
- 5 sonnengetrocknete Tomaten, grob gehackt
- 2 rote Paprika aus dem Glas, grob gehackt
- 2 EL Walnussöl oder Olivenöl
- 4 EL Walnüsse, grob gehackt
- 1/2 Bund Schnittlauch, fein gehackt
- 1/2 Bund Petersilie ohne Stängel, grob gehackt
- 1 große Handvoll junger Spinat
- 400 g gegarte Hühnerbrust ohne Haut (fertiger Aufschnitt ist perfekt geeignet)
- Saft von 1 Zitrone

Blumenkohl wird meiner Ansicht nach total unterschätzt. Er ist überaus nährstoffreich und rundum gesund. Nehmen Sie dieses Rezept als Ausgangspunkt für eigene geschmackliche Kreationen, zum Beispiel mit Räuchermakrele statt dem Huhn. Man kann das Gericht kalt essen oder den Blumenkohl vor der Verwendung separat in der Mikrowelle aufwärmen und danach die übrigen Zutaten hinzufügen.

ZUBEREITUNG

Die rohen Blumenkohlröschen in der Küchenmaschine in Intervallen zerkleinern, bis die Konsistenz grobem Grieß entspricht.

Den Blumenkohlcouscous in eine Salatschüssel umfüllen und alle anderen Zutaten bis auf das Huhn und den Zitronensaft hinzufügen. Gut vermischen.

Den Salat auf zwei Tellern anrichten, die gegarte Hühnerbrust daraufsetzen und mit einem ordentlichen Spritzer Zitronensaft abschmecken.

BOEUF STROGANOFF – TURBOVERSION

1 Portion

ZUM VORKOCHEN
GUT EINZUFRIEREN
(dann bitte 150 ml Brühe verwenden)

ZUTATEN

- 2 TL Kokosöl
- 2 Schalotten, in dünnen Ringen
- 5 kleine braune Champignons, grob gehackt
- 300 g Rinderfilet in 1 cm dicken Streifen
- Salz und Pfeffer
- 2 TL geräuchertes Paprikapulver
- 75 ml Rinderbrühe
- 125 ml saure Sahne
- 1/2 Bund Petersilie ohne Stängel, grob gehackt (nach Geschmack)
- Saft von 1 Zitrone

Ein herzhaftes Gericht für Steakfreunde. Zur Originalversion gehört Rinderfilet, aber je nach Geldbeutel kann man natürlich ein günstigeres Stück Rindersteak erstehen.

ZUBEREITUNG

Das Kokosöl auf hoher Stufe in der Pfanne zerlassen. Die Zwiebelringe und die Pilze hinzugeben und unter regelmäßigem Wenden zwei bis drei Minuten anbraten, bis die Zwiebeln weich und die Pilze leicht angebräunt sind.

Das Fleisch hinzufügen, mit einer kräftigen Prise Salz und Pfeffer würzen und ein bis zwei Minuten anbraten. Mit Paprikapulver bestreuen und wenden, damit alles leicht mit dem Pulver überzogen ist.

Die Rinderbrühe angießen – sie kocht sofort auf –, dann die Hitzezufuhr abstellen und die saure Sahne unterrühren. Die Pfanne vom Herd nehmen, nach Geschmack Petersilie unterheben und großzügig mit Zitrone abschmecken. Guten Appetit!

★ Als Beilage gibt es eine große Portion grünes Gemüse wie Spinat, Grünkohl, Brokkoli, Zuckererbsen oder grüne Bohnen.

2 Portionen

GUT EINZUFRIEREN

ZUTATEN

450 g Hähnchenbrustfilets (2 x 225 g)
1 EL Olivenöl
1 Knoblauchzehe, fein gehackt
300 g gemischte Pilze (zum Beispiel braune Champignons und Austernpilze)
etwas Weißwein
2 große Handvoll junger Spinat
150 g Sahne
1/2 Bund Estragon, nur die Blätter, grob gehackt
Salz und Pfeffer

HUHN IN SAHNEPILZSAUCE

Ein absoluter Klassiker, sehr aromatisch und überaus saftig, weil das Hühnerfleisch zuvor pochiert wird. Im Herbst bekommt man auf Wochenmärkten oder auch im Supermarkt alle möglichen Pilze, durch die sich immer neue Geschmackskombinationen ergeben.

ZUBEREITUNG

Einen großen Topf Wasser zum Kochen bringen und das Fleisch hinein geben. Die Hitze so weit herunterstellen, dass das Wasser nur ganz leicht siedet, nicht sprudelnd kocht. Nach zwölf Minuten müsste das Huhn vollständig gegart sein.

In der Zwischenzeit das Öl in einer großen Pfanne auf mittlerer bis hoher Stufe erhitzen. Den Knoblauch 30 Sekunden anbraten. Größere Pilze in Stücke schneiden und anbraten; kleinere erst ein bis zwei Minuten später hinzufügen und eine Minute mitgaren.

Auf hohe Stufe stellen, einen Schuss Weißwein hinzugeben und fast vollständig verdampfen lassen. Den Spinat hinzugeben und unter Rühren zusammenfallen lassen. Die Sahne hinzugießen, aufkochen und eine Minute köcheln lassen. Den gehackten Estragon unterrühren und die Pfanne vom Herd nehmen.

Das Huhn am dicksten Teil der Brust einschneiden, um zu prüfen, ob es vollständig gegart ist. Das Fleisch soll vollständig weiß sein und der Fleischsaft nicht mehr rötlich, sondern klar. Auf einen Teller setzen und möglichst viel Flüssigkeit abgießen. Mit Salz und Pfeffer würzen, auf zwei Tellern anrichten und mit der köstlichen Sahnesauce übergießen.

★ Als Beilage gibt es eine große Portion grünes Gemüse wie Spinat, Grünkohl, Brokkoli, Zuckererbsen oder grüne Bohnen.

SALADE NIÇOISE

1 Portion

ZUM VORKOCHEN

ZUTATEN

- 1 Ei
- 75 g grüne Bohnen, geputzt
- 1/2 EL Kokosöl
- 300 g Thunfischfilet
- Salz und Pfeffer
- 2 EL vorgekochte grüne Linsen (Vertes de Puy)
- 1 große Handvoll junger Spinat
- 1 EL sonnengetrocknete Tomaten
- 20 g Walnüsse, grob gehackt
- 1 EL Olivenöl
- 2 TL Balsamico- oder Sherryessig

Ich verwende für Nizzasalat am liebsten frischen Thunfisch, weil er so gut schmeckt. Sie können aber problemlos auch Thunfisch aus der Dose verwenden. Diesen Salat können Sie gut zur Arbeit mitnehmen.

ZUBEREITUNG

Einen mittelgroßen Topf mit Wasser füllen und zum Kochen bringen. Das Ei vorsichtig hineinsetzen und acht Minuten garen, dann die grünen Bohnen hinzugeben und noch eine Minute mitkochen.

In der Zwischenzeit das Kokosöl auf mittlerer bis hoher Stufe in einer Pfanne erhitzen. Den Thunfisch vorsichtig hineinlegen und von beiden Seiten je eine Minute anbraten. Dann ist er noch „rare" – wer ihn lieber stärker durchbraten möchte, brät ihn von beiden Seiten je eine Minute länger. Den Thunfisch aus der Pfanne nehmen, mit Salz und Pfeffer würzen und ruhen lassen, während Sie den Rest des Salats zusammenstellen.

Das Ei und die Bohnen durch ein Sieb abgießen und mit kaltem Wasser abspülen, bis beides kalt genug ist. Das Ei pellen und halbieren. Die Bohnen mit den Linsen, dem Spinat, den Tomaten, den Walnüssen, dem Olivenöl und dem Essig in eine Salatschüssel geben. Mit Salz und Pfeffer würzen. Alle Zutaten vorsichtig vermengen und auf einem Teller anrichten.

Den Thunfisch auf den Salat setzen, eventuell in Scheiben, und mit dem Ei garnieren.

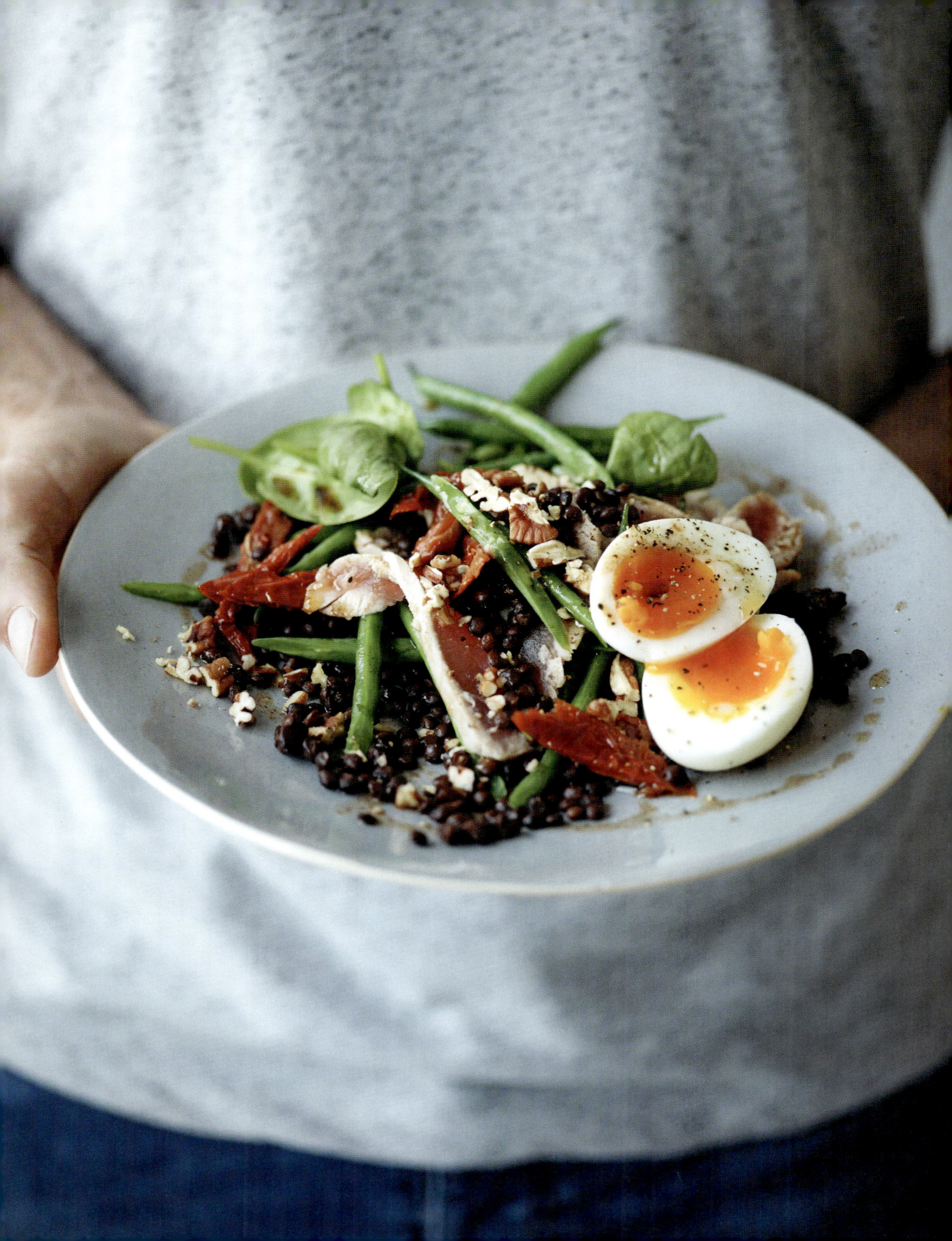

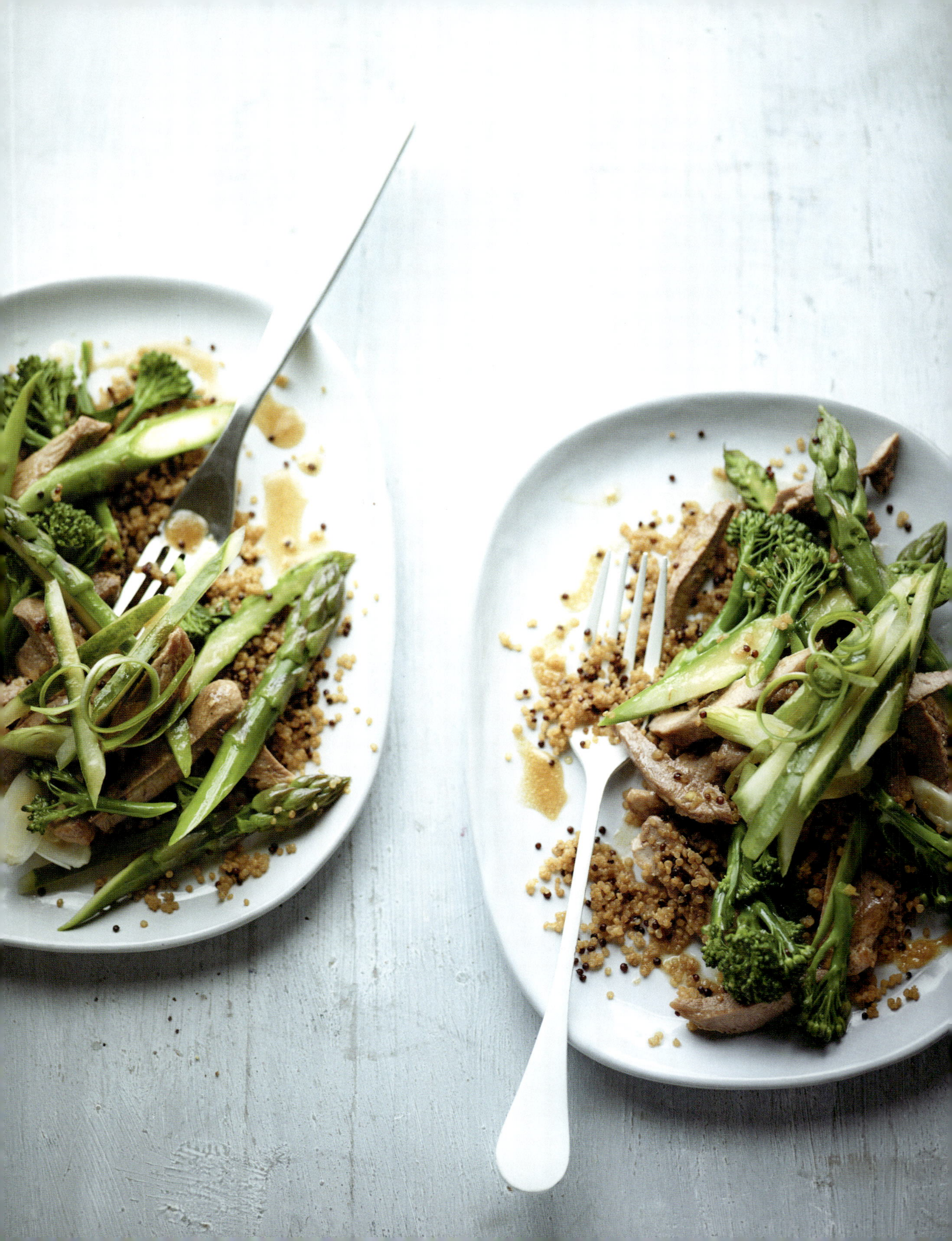

ASIATISCHER ENTENSALAT

1 Portion

ZUM VORKOCHEN

ZUTATEN

- 5 Stangen grüner Spargel
- 3 Zwergbäumchen (Brokkoli mit dünnem Stängel; dicke Stängel längs halbieren)
- 1/2 EL Kokosöl
- 250 g Entenbrustfilet, in 1 cm dicken Streifen
- 2 cm Ingwer, geschält und fein gehackt
- 1 EL helle Sojasauce
- 2 TL Sesamöl
- 2 EL Quinoa, fertig gekocht
- 1 Frühlingszwiebel, in feinen Ringen
- 1/4 Salatgurke, in dünnen Längsscheiben

Entenfleisch ist sehr schmackhaft und enthält wertvolle Proteine und Fette. Als Gemüse habe ich hier Spargel und Zwergbäumchen gewählt (Brokkoli ohne die dicken Stängel, der wie ein Bäumchen aussieht), aber Sie dürfen natürlich auch anderes Gemüse verwenden. Kochen ist immer auch Experimentieren, und individuelle Zusammenstellungen sorgen für neue Geschmackserlebnisse und andere Nährstoffe. Wie man sieht, habe ich auf dem Bild das Rezept verdoppelt.

ZUBEREITUNG

Die Spargelstangen einzeln sanft biegen, bis sie brechen – sie knicken automatisch nach dem holzigen Ende ab. Die unteren Enden wegwerfen.

Einen großen Topf Wasser zum Kochen bringen, den Spargel und den Brokkoli hinein geben und 1 1/2 Minuten köcheln lassen. Durch ein Sieb oder einen Durchschlag abgießen und unter fließendes, kaltes Wasser halten.

Das Kokosöl auf hoher Stufe in einer Pfanne schmelzen. Die Entenstreifen hinein geben und 30 Sekunden anbraten, dann den Ingwer noch eine Minute mitbraten. Die Ente sollte inzwischen durchgegart sein. Die Pfanne vom Herd nehmen und Sojasauce und Sesamöl unterrühren.

Das gekochte Gemüse in eine Schüssel geben und die Quinoa sowie die Ente mit allem Bratensaft und Sauce hinzugeben. Alles wenden, auf einem Teller anrichten und mit Frühlingszwiebel und Gurke belegen.

GRÜNES THAICURRY

4 Portionen

ZUM VORKOCHEN
GUT EINZUFRIEREN

ZUTATEN

- 2 EL Kokosöl
- 2 Sternanis
- 1 kleine Aubergine, fein gehackt
- 2 EL grüne Thaicurrypaste (Rezept siehe Seite 56)
- 400 ml Kokosmilch aus der Dose (vollfett)
- 1 Handvoll Baby-Mais
- 450 g rohe Garnelen (King Prawns), geschält
- 1 bis 2 EL Fischsauce
- 3 Limetten
- 1/2 Bund Basilikum, nur die Blätter, grob gehackt
- 1/2 Bund Koriander, nur die Blätter, grob gehackt
- 1 rote Chili, grob gehackt (wer es weniger scharf mag, entfernt die Samen)

Diesen exotischen Klassiker könnte ich jeden Tag essen. In dieser Variante verwende ich Garnelen, aber man kann auch gut mit Huhn oder Schweinefleisch arbeiten. Vollfette Kokosmilch tut dem Geschmack und dem Fettgehalt gut. Fischsauce sollte man immer im Haus haben: Sie hält ewig, stinkt abscheulich, schmeckt aber erstaunlich gut.

ZUBEREITUNG

Das Kokosöl in einem großen Topf auf mittlerer bis hoher Stufe zerlassen. Sternanis und Auberginenwürfel eine Minute darin anbraten, dann die Currypaste und die Hälfte der Kokosmilch hinzufügen (diese Fertigprodukte sind hier kein Problem). Die Paste mit der Kokosmilch verrühren und aufkochen.

Die restliche Kokosmilch hinzufügen, die Dose zur Hälfte mit Wasser füllen, gut ausschwenken und das Wasser in den Topf gießen. Den Mais hinzugeben, alles erneut aufkochen und drei Minuten leicht köcheln lassen. Die Garnelen hinzugeben und weitere zwei Minuten mitgaren, bis sie schön rosa und vollständig gekocht sind.

Den Topf vom Herd nehmen und mit Fischsauce, dem Saft von zwei Limetten, den Kräutern und der Chili individuell abschmecken.

Das Curry in Suppenschalen füllen und die letzte Limette in Schnitzen zum Nachwürzen dazu reichen.

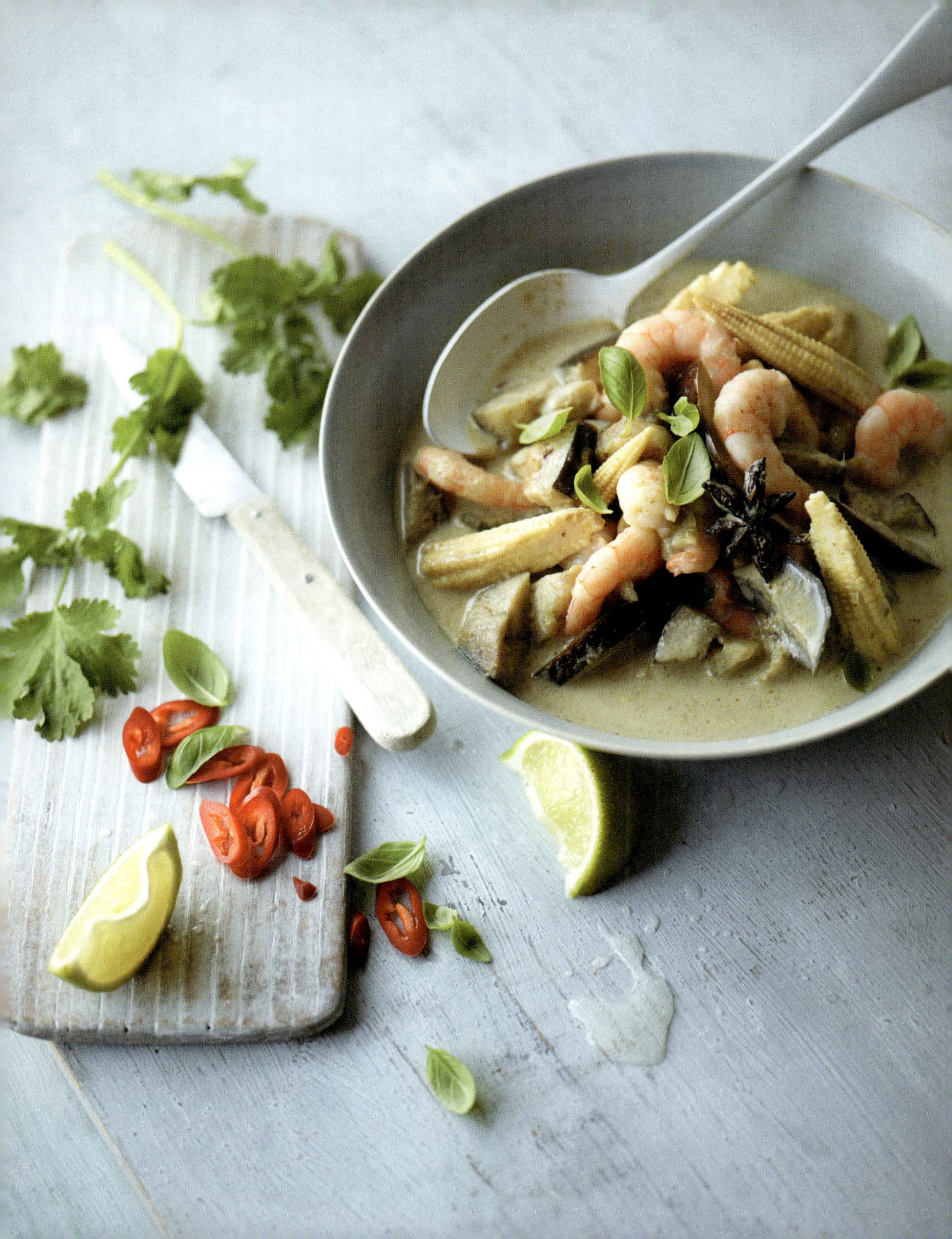

★ TOP-TIPP

Grüne Currypaste können Sie auch selbst machen, zum Beispiel so:

- **4 französische Schalotten (länglich), geschält und gehackt**
- **4 cm Thai-Ingwer (Galangal, Wurzel des Echten Galgant), geschält und gehackt**
- **4 Knoblauchzehen, geschält und gehackt**
- **2 Stängel Zitronengras, geputzt und gehackt**
- **1 TL Kreuzkümmelsamen**
- **1/2 TL Koriandersamen**
- **1 Bund Basilikum**
- **2 Bund Koriander**
- **1 EL Fischsauce**
- **1 Prise gemahlener Sternanis**

Alle Zutaten im Mixer zerkleinern und etwas warmes Wasser oder Kokosmilch hinzugeben. Luftdicht verschlossen ist diese Currypaste im Kühlschrank bis zu fünf Tage haltbar.

KOKOS-CASHEW-DAAL

4 Portionen

DAUERT ETWAS LÄNGER
ZUM VORKOCHEN
GUT EINZUFRIEREN

ZUTATEN

- **250 g gelbe Palerbsen, getrocknet**
- **1 EL Kokosöl**
- **1 kleine rote Zwiebel, grob gehackt**
- **1 TL Kreuzkümmelsamen**
- **1 Zimtstange, halbiert**
- **1 frisches Lorbeerblatt (oder 2 getrocknete)**
- **4 Knoblauchzehen, fein gehackt**
- **5 cm Ingwer, fein gehackt**
- **1 grüne Chili, längs halbiert**
- **1 EL Garam Masala**
- **1 TL gemahlene Kurkuma**
- **400 ml Kokosmilch, vollfett**
- **500 ml heiße Gemüsebrühe**
- **200 g Cashewnüsse**
- **2 große Handvoll junger Spinat**
- **1 Bund Koriander, nur die Blätter, grob gehackt**

Ein sehr schmackhaftes vegetarisches Gericht, das zwar etwas länger dauert (etwa eine Stunde), den Aufwand aber absolut wert ist.

ZUBEREITUNG

Die Erbsen in eine große Schüssel geben, mit warmem Wasser bedecken und einweichen lassen.

Das Kokosöl in einem großen Topf auf mittlerer Stufe zerlassen. Die Zwiebelwürfel hinzufügen und drei bis vier Minuten andünsten. Den Kreuzkümmel, die Zimtstange und das Lorbeerblatt hinzufügen und 45 Sekunden mitbraten, dann den Knoblauch, den Ingwer und die grüne Chili hinzugeben und noch eine Minute garen. Mit Garam Masala und Kurkuma bestreuen und unter Wenden eine weitere halbe Minute mitbraten.

Die Palerbsen abgießen, in den Topf geben und die Kokosmilch und die Hälfte der Gemüsebrühe hinzufügen. Alles zum Kochen bringen und etwa 30 Minuten kochen, bis die Palerbsen schön zart sind.

In der Zwischenzeit den Rest der Gemüsebrühe über die Cashewnüsse gießen und diese zehn Minuten einweichen. Dann die Nüsse mit der Brühe im Mixer pürieren.

Sobald die Palerbsen fertig gekocht sind, die Cashewcreme und den Spinat hinzufügen und umrühren, bis der Spinat im Daal zusammenfällt. Vom Herd nehmen und den Koriander unterziehen.

★ Dazu gibt es eine große Portion grünes Gemüse nach Wahl wie Grünkohl, Brokkoli, Zuckerschoten oder grüne Bohnen.

INDISCHE LAMMKOTELETTS

1 Portion

ZUM VORKOCHEN

ZUTATEN

150 g Naturjoghurt
2 EL gemahlene Mandeln
2 TL Garam Masala
1 TL Paprikapulver, geräuchert
Salz und Pfeffer
4 Lammkoteletts à 200 g
1 große Handvoll junger Spinat
4 Kirschtomaten, halbiert
1/4 Gurke, in Längsstreifen
1/2 Bund Koriander, nur die Blätter, grob gehackt
Saft von 1 Zitrone

Das perfekte Essen für eine Dinnerparty. Auf dem Foto habe ich die Menge verdoppelt. Koteletts (mit Knochen) haben bei Lamm das bessere Fleisch-Fett-Verhältnis. Wenn etwas übrig bleibt (unwahrscheinlich!), gibt es am nächsten Tag Lammkoteletts mit Salat.

ZUBEREITUNG

Den Grill auf höchster Stufe vorheizen. Ein Backblech mit Backpapier auslegen (das erleichtert den Abwasch).

Den Joghurt, die gemahlenen Mandeln, Garam Masala und Paprikapulver mit einer großzügigen Prise Salz und Pfeffer in eine Schüssel geben und gründlich verrühren.

Die Lammkoteletts großzügig mit der Joghurtmischung bestreichen und auf das vorbereitete Backblech legen. Unter den Grill schieben und die Koteletts von jeder Seite drei bis vier Minuten grillen. Der Joghurt sollte danach stellenweise angebräunt sein.

In der Zwischenzeit den Spinat mit Tomaten und Gurke in einer separaten Schüssel zu einem Salat vermengen und auf einem Teller anrichten.

Die Lammkoteletts aus dem Ofen nehmen, ein bis zwei Minuten ruhen lassen und dann auf den Salat setzen. Mit etwas Koriander und Zitronensaft geschmacklich abrunden.

★ Dazu gibt es eine große Portion grünes Gemüse nach Wahl wie Grünkohl, Brokkoli, Zuckerschoten oder grüne Bohnen.

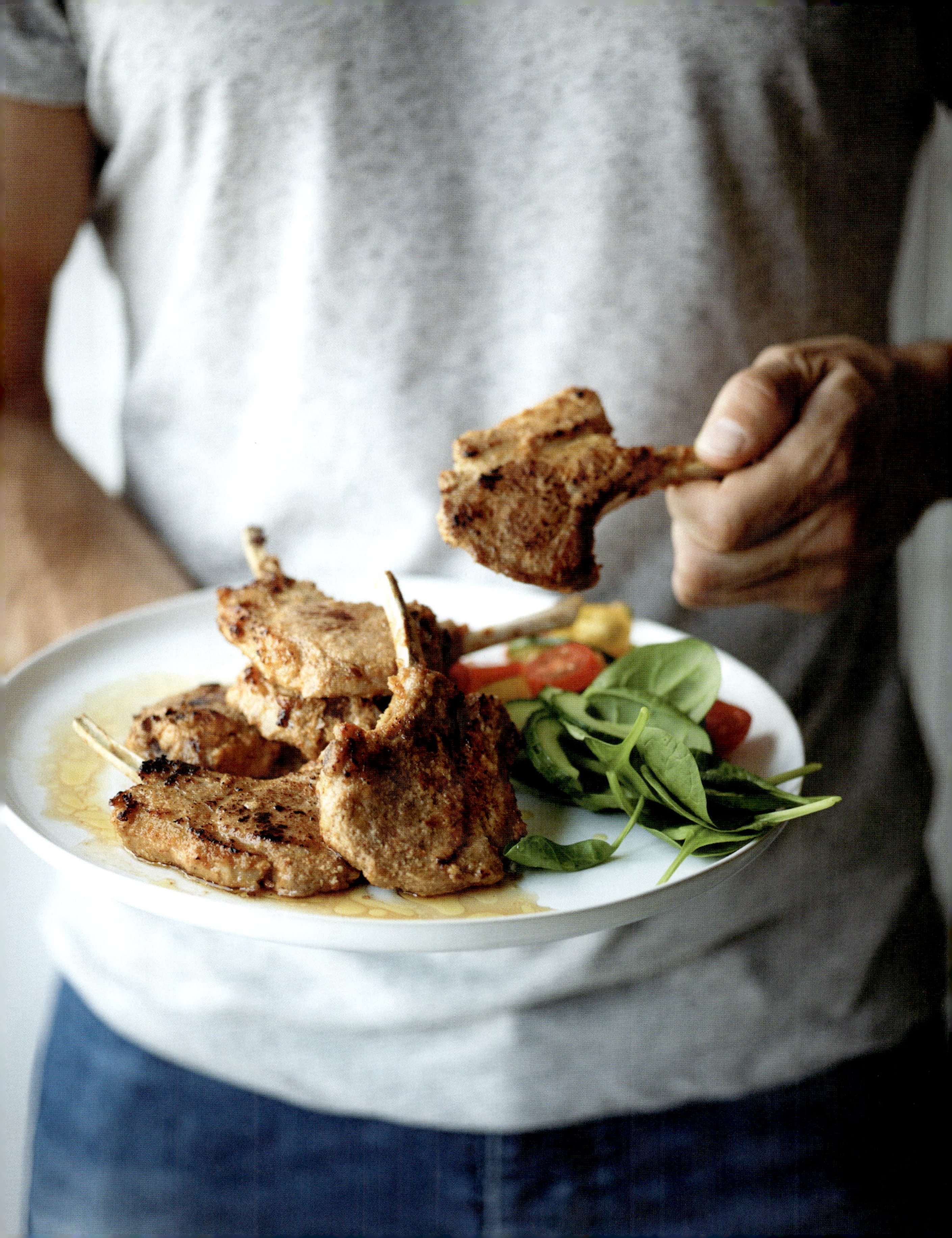

FRANZÖSISCHE FISCHSUPPE MIT KABELJAU UND OLIVEN

1 Portion

ZUM VORKOCHEN
GUT EINZUFRIEREN

ZUTATEN

- 20 g Butter
- 2 Scheiben durchwachsener Räucherspeck (Bacon), in 1 cm breiten Streifen
- 1/2 rote Zwiebel, gewürfelt
- 1 Knoblauchzehe, fein gehackt
- 250 g Kabeljaufilet, ohne Haut, in 2 cm großen Würfeln
- 400 g Tomatenwürfel (1 Dose; Gesamtgewicht)
- 8 schwarze Oliven, entsteint
- 1 Kugel Mozzarella, in Stücke gerissen
- 20 g Pinienkerne
- Basilikumblätter zum Garnieren (nach Geschmack)

Diese Fischsuppe basiert auf einem klassisch französischen Rezept und ist ebenso einfach wie köstlich. Wer keinen Kabeljau mag, nimmt einen beliebigen anderen weißen Fisch.

ZUBEREITUNG

Die Butter in einer großen Pfanne auf mittlerer bis hoher Stufe zerlassen, Schinken und Zwiebel hinzufügen und zwei Minuten anbraten, bis die Zwiebel weich wird und der Schinken gar ist. Den Knoblauch anschließend noch eine halbe Minute mitbraten.

Die Fischwürfel hinein geben und unter gelegentlichem Wenden zwei Minuten anbraten. Die Tomaten mit dem Saft hinzufügen und zum Kochen bringen, Hitze herunterdrehen und zwei bis drei Minuten garen.

Oliven und Mozzarella hinzufügen, dann die Pfanne vom Herd nehmen und den Käse in der Resthitze anschmelzen lassen.
In eine Suppenschale oder einen Teller füllen und mit Pinienkernen und eventuell Basilikum garnieren.

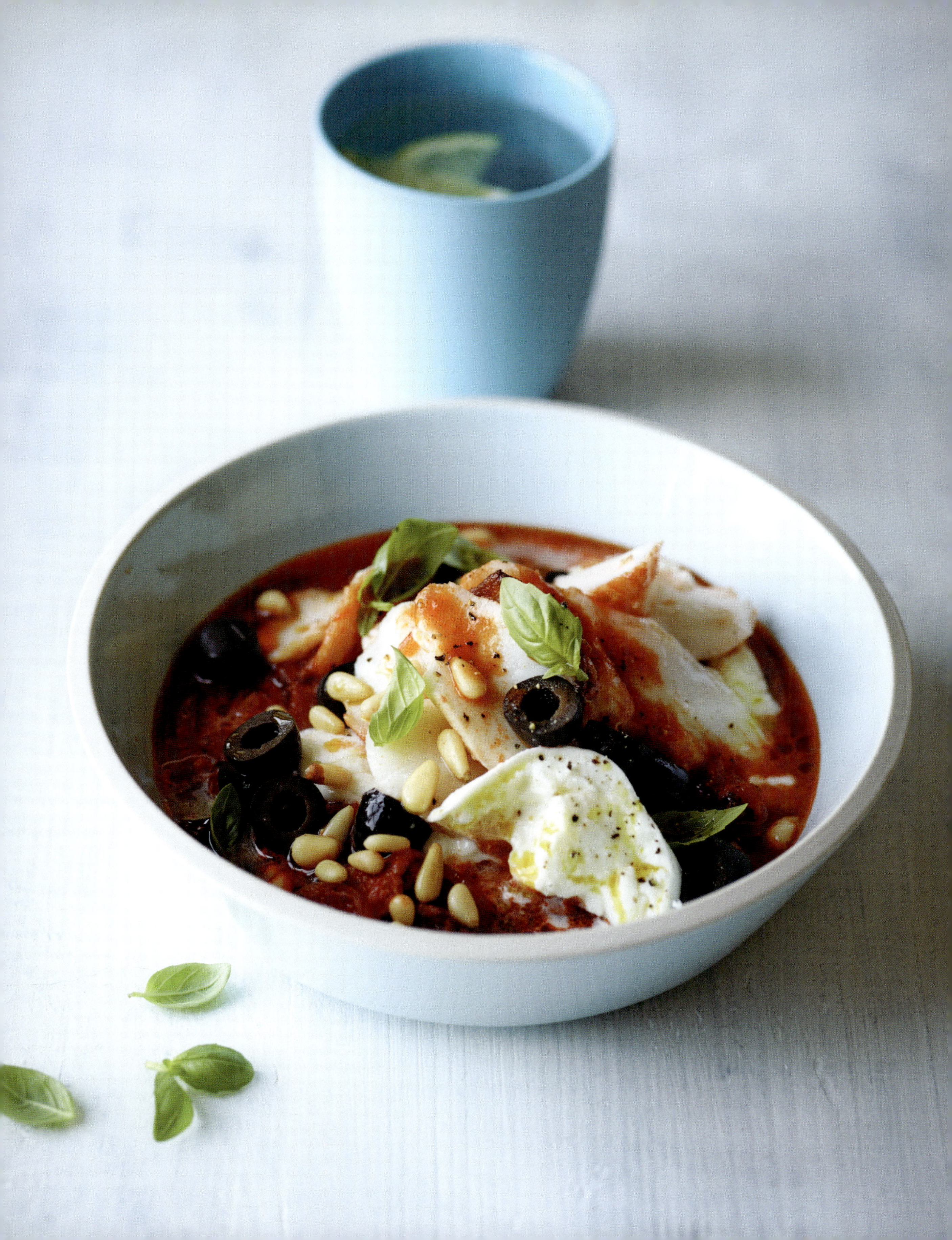

GEBACKENE AVOCADOEIER

1 Portion

ZUTATEN

4 Scheiben Bacon
1 reife Avocado
2 Eier
Salz und Pfeffer
1 rote Chili, in feinen Streifen – wer es milder mag, sollte die Kerne sorgfältig entfernen

Dieses Gericht ist nahezu ein Markenzeichen von mir. Ich habe es schon mehrfach gepostet und sehe immer wieder gern, wie Leute ihr Resultat auf Instagram einstellen. Es enthält unglaublich viele gesunde Fette, und dank des Bacons schmeckt es wirklich so gut, wie es aussieht.

ZUBEREITUNG

Den Grill auf höchste Stufe stellen. Den Bacon in einer Grillpfanne oder auf dem Backblech darunterstellen und in drei Minuten pro Seite knusprig grillen.

In der Zwischenzeit die Avocado halbieren, den Stein entnehmen und aus jeder Hälfte einen großzügigen Esslöffel Fruchtfleisch entnehmen, damit die Höhlung ein Ei aufnehmen kann. Das Avocadofleisch werfen wir natürlich nicht weg! Machen Sie ein wenig Guacamole daraus oder essen Sie es gleich so.

In jede Avocadohälfte ein Ei aufschlagen, mit Salz und Pfeffer würzen und auf einen mikrowellenfesten Teller setzen. Zwei Minuten lang in 30-Sekunden-Schritten in der Mikrowelle erhitzen. Danach sollte das Eiweiß fest, das Eigelb aber noch flüssig sein.

Die gebackenen Avocadoeier mit Bacon und ein paar Chilistreifen garnieren.

★ TOP-TIPP

Damit die Avocado auf dem Teller nicht herumwackelt, unten eine Scheibe abschneiden – dann liegt sie flach.

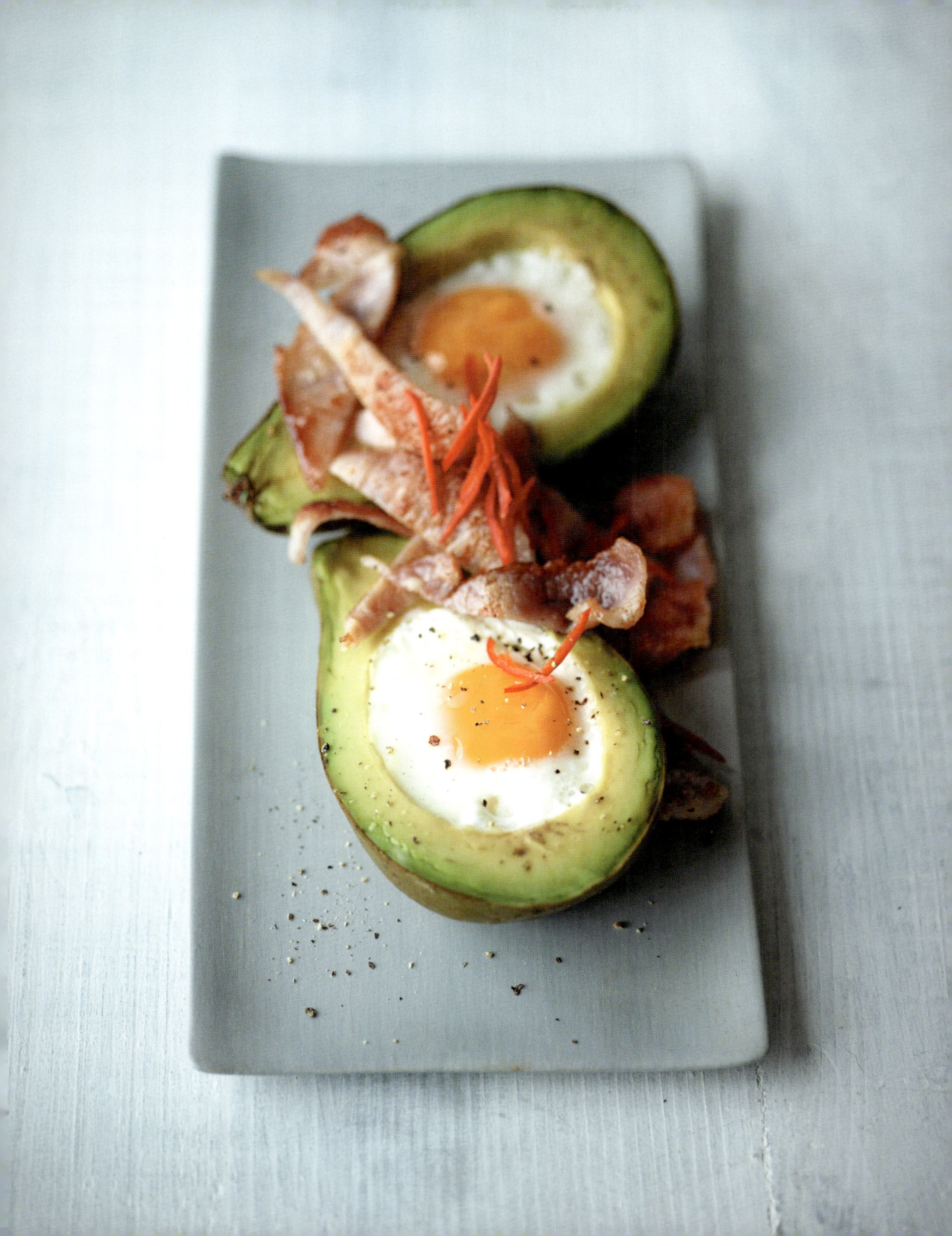

SPANISCHES MANDELHUHN

1 Portion

ZUM VORKOCHEN

ZUTATEN

1/2 EL Kokosöl
1/2 rote Zwiebel, fein gehackt
1 Knoblauchzehe, fein gehackt
1 rote Paprika, entkernt und in Streifen
2 TL geräuchertes Paprikapulver
1 TL getrockneter Oregano
240 g Hähnchenbrustfilet, in 1 cm dicken Streifen
5 Kirschtomaten, halbiert
20 g blanchierte Mandeln
1 große Handvoll junger Spinat
Salz und Pfeffer
Saft von 1 Zitrone

In dieser Kombination aus Mandeln und geräucherter Paprika zeigt sich die spanische Küche von ihrer besten Seite. Sehr schmackhaft und zugleich so einfach zuzubereiten.

ZUBEREITUNG

Das Kokosöl in einer Pfanne auf mittlerer bis hoher Hitze zerlassen. Zwiebel, Knoblauch und Paprikastreifen hinein geben und unter ständigem Wenden zwei Minuten anbraten, bis das Gemüse etwas nachgibt.

Mit dem Paprikapulver und Oregano bestreuen, unterrühren und auf hohe Stufe schalten. Das Huhn und die Tomaten hinzufügen und unter regelmäßigem Wenden weitere drei bis vier Minuten garen, bis das Huhn vollständig gekocht ist (ein größeres Stück einschneiden und prüfen, ob es überall weiß ist).

Die Mandeln und den Spinat unterheben und noch etwa zwei Minuten weiterkochen, bis der Spinat vollständig zusammengefallen ist.

Auf einem Teller anrichten, großzügig mit Salz und Pfeffer würzen und etwas Zitronensaft darübergeben.

1 Portion

ZUM VORKOCHEN

ZUTATEN

- 250 g Lachsfilet mit Haut
- 200 g gefrorene Edamame (Sojabohnen)
- 1 rote Chili, fein gewürfelt (wer es weniger scharf mag, entfernt die Kerne)
- 1 TL Honig
- 2 TL Fischsauce
- 1 EL leichte Sojasauce
- 2 TL Sesamöl
- 2 Frühlingszwiebeln, in dünnen Ringen
- 1 rote Paprika, entkernt und in Streifen
- 25 g Walnüsse
- 1 Handvoll Rucola

LACHS MIT CHILI-EDAMAME

Edamame (Sojabohnen) gibt es inzwischen in vielen größeren Supermärkten oder Bioläden enthülst im Tiefkühlregal – wenn Sie welche entdecken, gleich zugreifen! Dieser Salat enthält viele Omega-3-Fettsäuren für einen schlanken, gesunden Körper und eignet sich gut zum Mitnehmen.

ZUBEREITUNG

Zwei Töpfe Wasser zum Kochen bringen. In den einen das Lachsfilet geben, in den anderen die Edamame. Die Edamame anderthalb Minuten köcheln lassen, dann durch ein Sieb abgießen und unter fließendem, kalten Wasser abspülen. Den Lachs etwa zwölf Minuten pochieren, bis er gerade eben gar ist, dann mit einem Schaumlöffel vorsichtig aus dem Wasser heben und auf einen Teller setzen. Sobald er ausreichend abgekühlt ist, die Haut abziehen.

In der Zwischenzeit für das Dressing die Chiliwürfel mit Honig, Fischsauce, Sesamöl und Frühlingszwiebeln verrühren.

Die Edamame in eine Schüssel füllen, Paprikastreifen, Walnüsse und Rucola dazugeben, mit dem Dressing begießen und alles gründlich vermengen.

Den Salat auf einem Teller anrichten und den Lachs darauflegen. Das Gericht schmeckt frisch zubereitet mit noch warmem oder lauwarmen Lachs – Sie haben die Wahl!

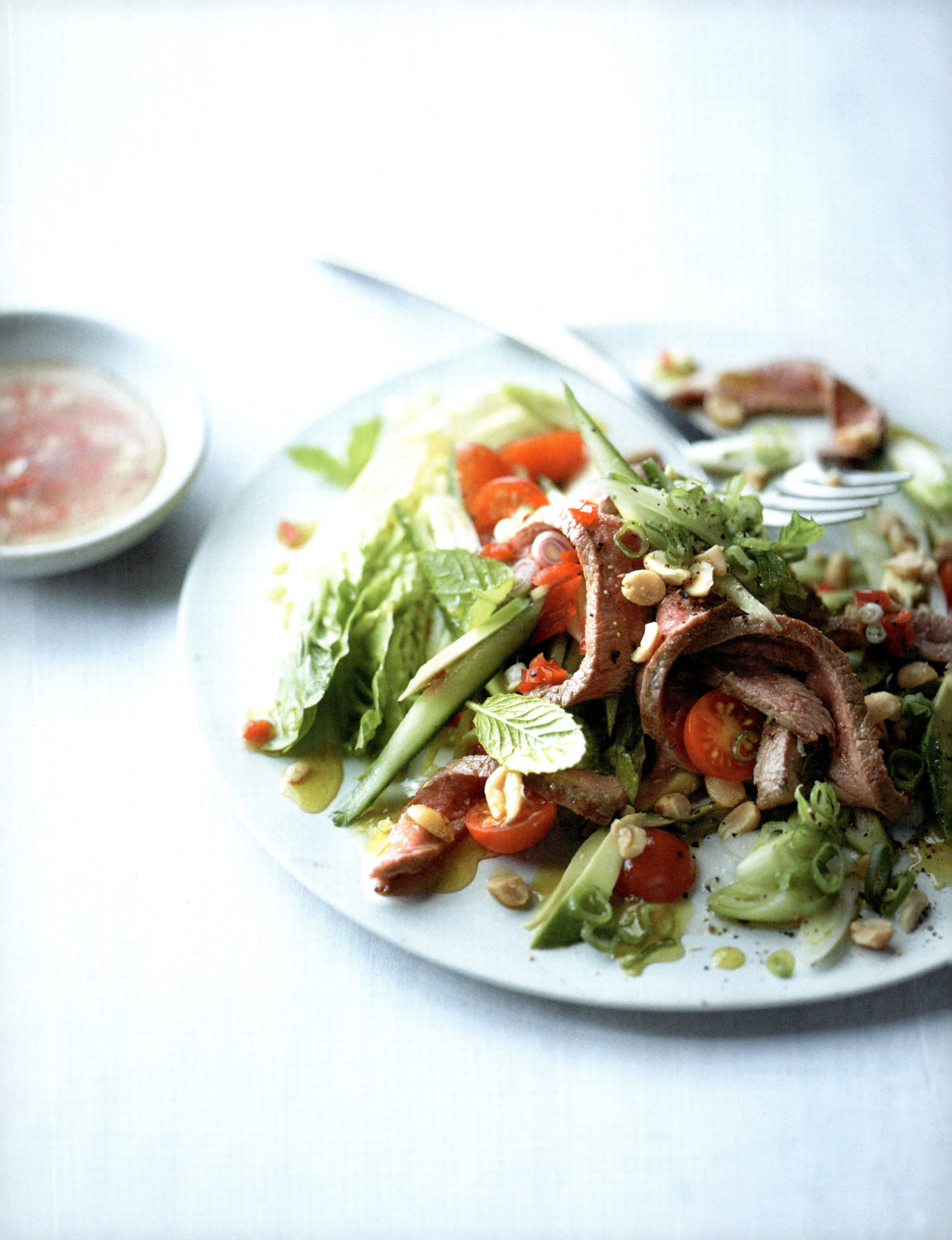

STEAKSALAT AUF THAILÄNDISCHE ART

1 Portion

ZUM VORKOCHEN

ZUTATEN

1/2 EL Kokosöl
250 g Hüftsteak oder Sirloin Steak, sichtbare Fettränder abschneiden
Salz und Pfeffer
1 EL Fischsauce
Saft von 2 Limetten
1 Stängel Zitronengras, nur der zarte weiße Teil, in feinen Streifen
1 rote Chili, in feinen Streifen (wer es nicht so scharf mag, entfernt die Kerne)
2 TL Sesamöl
1/4 Salatgurke, in dünnen Streifen
2 Frühlingszwiebeln, in dünnen Ringen
1 Avocado, in feinen Streifen
4 Kirschtomaten, halbiert
1 Salatherz, Blätter getrennt
20 g Erdnüsse, grob gehackt
frische Minze und Korianderblätter zum Garnieren

Dieser Salat schmeckt auch mit Garnelen oder Huhn ausgezeichnet. Rühren Sie gleich mehr Dressing an – es ist im Kühlschrank bis zu drei Tage haltbar.

ZUBEREITUNG

Das Kokosöl in einer Pfanne auf hoher Stufe erhitzen. Das Steak rundum salzen und pfeffern, dann in die heiße Pfanne geben und von jeder Seite zwei Minuten anbraten. Anschließend aus der Pfanne nehmen und zwei Minuten auf einem Teller ruhen lassen.

Während das Steak gart, in einer großen Schüssel aus der Fischsauce, dem Limettensaft, Zitronengras, Chili und Sesamöl ein Dressing anrühren. Die Gurke und die Frühlingszwiebeln hinein geben und zwei Minuten ziehen lassen.

Unmittelbar vor dem Essen die Avocado, die Tomaten und den Salat in die Schüssel geben und vorsichtig wenden.

Den Salat auf einem Teller anrichten, das Steak in Streifen schneiden und diese auf dem Salat anrichten. Zuletzt mit den gehackten Erdnüssen und grob zerrupften Koriander- und Minzblättchen bestreuen.

THUNFISCHSTEAK MIT SALSA

1 Portion

Sie mögen keinen Thunfisch aus der Dose? Dann probieren Sie doch mal ein frisches Thunfischsteak. Dieses Gericht schmeckt und ist rundum gesund, denn Thunfisch liefert wertvolle Proteine und die Avocado zusätzlich gesunde Fette.

ZUTATEN

1 Thunfischsteak (300 g)
Salz und Pfeffer
1 EL Kokosöl
2 Frühlingszwiebeln, in feinen Ringen
2 EL Wachtelbohnen aus der Dose
1 Avocado, grob gewürfelt
1/2 Mango (etwa 100 g), grob gewürfelt
1 kleine Tomate, grob gewürfelt
1 EL Olivenöl
Saft von 1 Limette
1/4 Bund Koriander, nur die Blätter, grob gehackt

ZUBEREITUNG

Den Thunfisch großzügig mit Salz und Pfeffer würzen. Das Öl auf hoher Stufe in einer Pfanne oder Grillpfanne zerlassen. Den Thunfisch vorsichtig hineinlegen und von jeder Seite zwei Minuten bzw. bis zur gewünschten Garstufe braten. Bitte vorsichtig vorgehen, denn Thunfisch ist magerer Fisch, der leicht zu trocken wird. Das Steak auf einen Teller setzen und während der Zubereitung der Salsa ruhen lassen.

Für die Salsa einfach alle übrigen Zutaten zusammenrühren und mit Limette, Koriander, Salz und Pfeffer abschmecken.
Die Salsa über das perfekte Thunfischsteak löffeln.

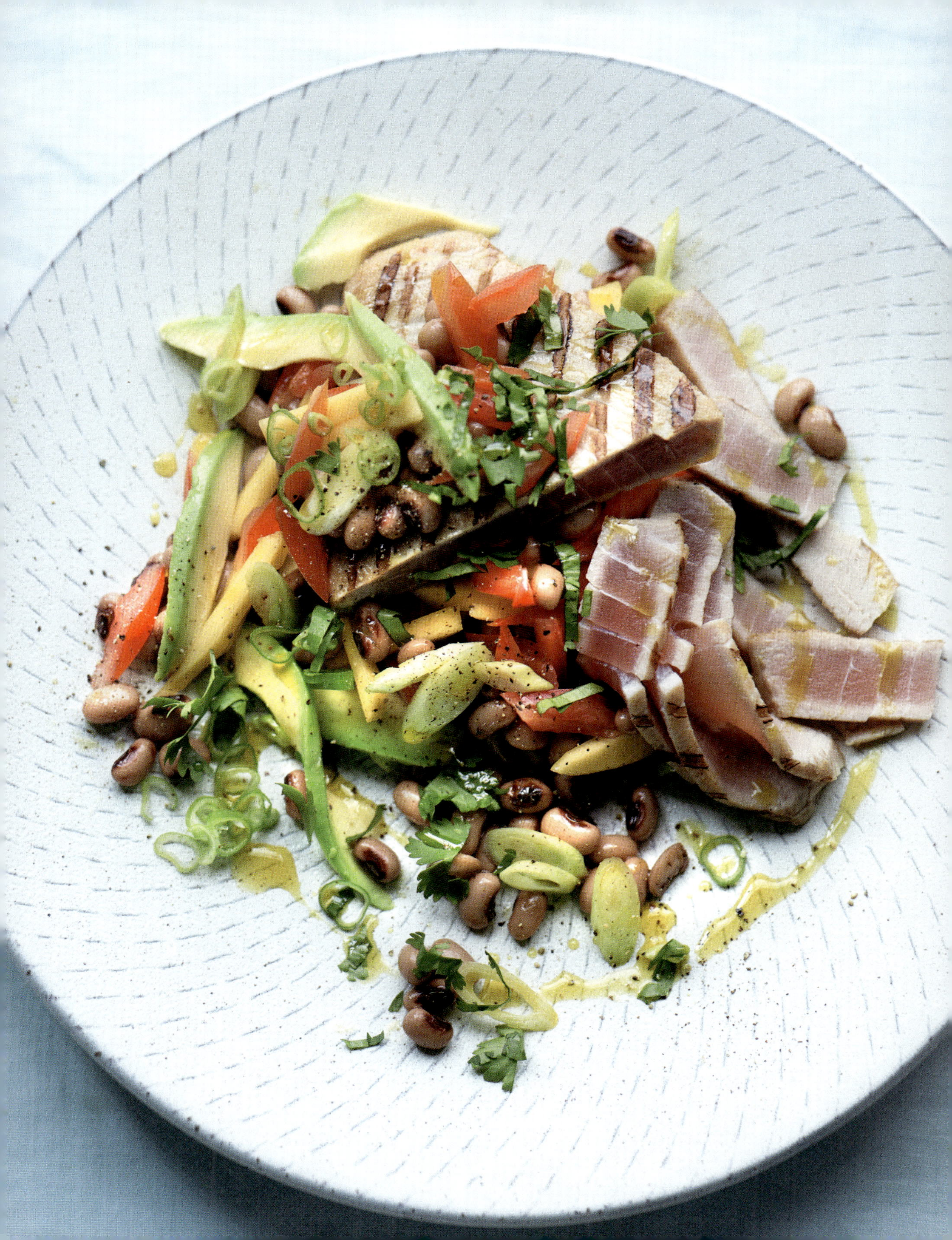

POCHIERTER LACHS MIT BLITZRATATOUILLE

Ratatouille ist eigentlich unkompliziert. Wichtig ist nur, dass das gesamte Gemüse ungefähr gleich groß gewürfelt ist, damit es schnell und gleichmäßig gar wird.

2 Portionen

ZUM VORKOCHEN
GUT EINZUFRIEREN
(nur das Ratatouille, nicht der Fisch)

ZUTATEN

- **1 EL Kokosöl**
- **1 kleine rote Zwiebel, grob gewürfelt**
- **1 kleine Zucchini, in 1 cm dicken Würfeln**
- **1 kleine Aubergine, in 1 cm dicken Würfeln**
- **1 Zweig Thymian**
- **1 EL Tomatenmark**
- **2 TL Balsamico-Essig**
- **2 Lachsfilets ohne Haut à 250 g**

ZUBEREITUNG

Für den Lachs einen großen Topf Wasser zum Kochen bringen.

In der Zwischenzeit in einer großen Pfanne auf mittlerer bis hoher Stufe das Kokosöl zerlassen. Die Zwiebel, die Zucchini und die Aubergine hinzufügen und ungefähr vier Minuten anbraten, bis sie gerade eben weich sind und die Farbe umschlägt.

Den Thymian zum Gemüse geben und noch eine Minute mitgaren, dann das Tomatenmark hinzufügen und unterheben. Unter ständigem Rühren noch etwa 45 Sekunden garen, dann den Balsamico und 100 Milliliter Wasser hinzugießen. Einmal aufkochen, dann auf kleiner Stufe zehn Minuten ziehen lassen, bis das Gemüse weich wird. Wenn das Ratatouille zu dick gerät, noch etwa 50 Milliliter Wasser nachgießen.

Während das Gemüse vor sich hin kocht, die Lachsfilets in das kochende Wasser gleiten lassen. Zehn Minuten leicht sieden lassen, bis der Lachs gerade eben gar ist.

Den Fisch mit einem Schaumlöffel vorsichtig entnehmen und gut abtropfen lassen. Die Ratatouille auf zwei Teller verteilen und mit saftigem Lachs belegen.

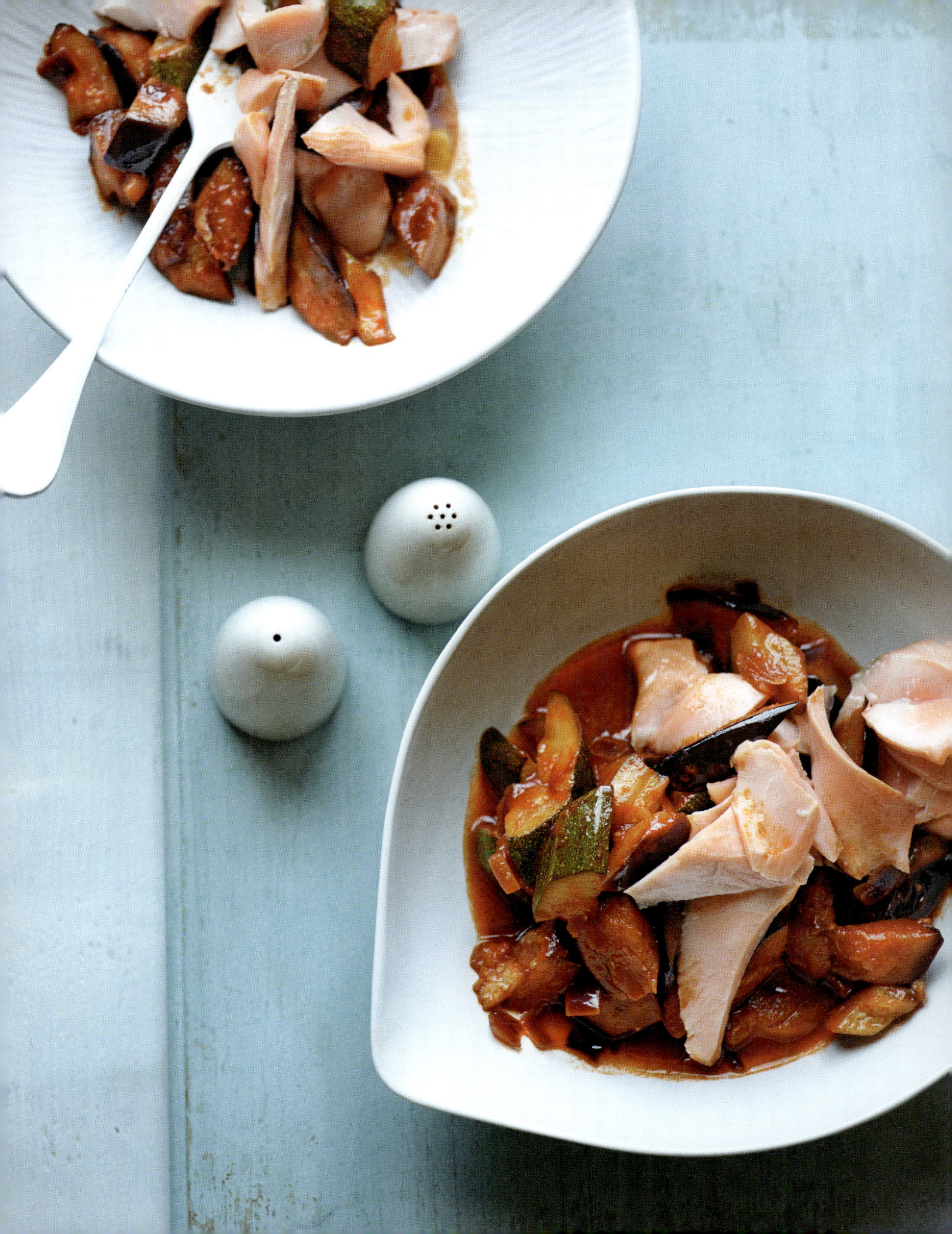

SALATSCHIFFCHEN MIT PUTENHACK

2 Portionen

(etwa 12 Schiffchen)

ZUM VORKOCHEN

ZUTATEN

1 EL Kokosöl
500 g Putenhackfleisch
5 Frühlingszwiebeln, in feinen Ringen
2 Knoblauchzehen, fein gehackt
1 rote Chili, in feinen Streifen (wer es weniger scharf mag, entfernt die Kerne)
1 EL Fischsauce
Saft von 1 Limette
1 kleines Bund Koriander, nur die Blätter, grob gehackt
2 Avocados, grob gehackt
2 Tomaten, grob gehackt
2 bis 3 Salatherzen, Blätter getrennt

Sehr aromatisch und ein bisschen scharf – dieses Gericht ist gutes Fingerfood für eine Party oder ein schnelles Mittagessen. Putenhackfleisch ist langweilig? Dann nehmen Sie Rinderhack oder Garnelen.

ZUBEREITUNG

Das Kokosöl in einer großen Pfanne auf hoher Stufe zerlassen. Das Hackfleisch zwei bis drei Minuten darin bröselig anbraten. Frühlingszwiebeln, Knoblauch und Chili hinzugeben und unter Wenden noch zwei Minuten mitbraten. Inzwischen müsste auch das Fleisch vollständig gar sein.

Fischsauce, Limettensaft und Koriander hinzufügen, alles gut vermengen und die Pfanne vom Herd nehmen.

Die Avocados und die Tomaten in eine Schüssel geben.

Die Salatblätter wie Schiffchen auf einer Platte anrichten, die Fleischmischung löffelweise hinein geben und mit Avocados und Tomaten dekorieren. Mit Freunden teilen und darauf achten, dass Sie auch etwas abbekommen!

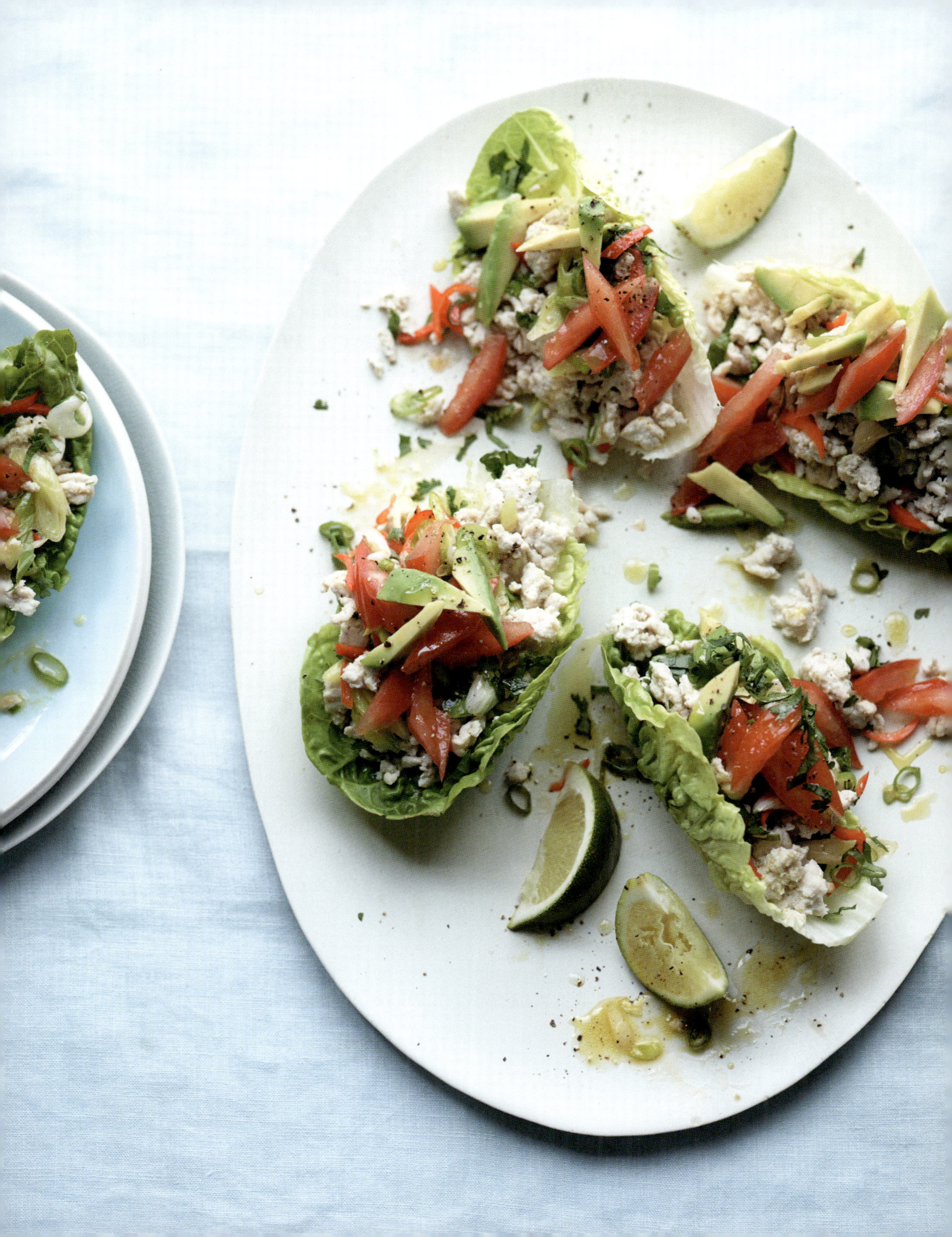

CIPOLLATA-EINTOPF

2 Portionen

ZUM VORKOCHEN
GUT EINZUFRIEREN

ZUTATEN

- 12 Kalbsbratwürstchen (Cipollata)
- 1 EL Olivenöl
- 1 TL Fenchelsamen
- 2 Schalotten, grob gewürfelt
- 1 Knoblauchzehe, grob gehackt
- 1 Zweig Thymian
- 2 Fenchelknollen, grob gewürfelt
- 2 Stangen Sellerie, grob gewürfelt
- 1 Zucchini, grob gewürfelt
- 6 Kirschtomaten
- 1 EL Tomatenmark
- 250 ml Hühnerbrühe
- 1/2 Bund Petersilie, ohne Stängel, grob gehackt

Würstchenfans sind mit diesem Rezept gut bedient. Man braucht ein paar mehr Zutaten als bei den meisten anderen 15-Minuten-Gerichten, aber der Extraaufwand lohnt sich. Die Menge reicht für zwei Personen – oder man stellt den Rest für den nächsten Tag kalt.

ZUBEREITUNG

Den Grill auf höchste Stufe stellen. Die Cipollata auf dem Backblech oder der Grillpfanne ausbreiten und von beiden Seiten je fünf Minuten schön braun und ganz durch grillen. Prüfen Sie eine Wurst durch Anschneiden: Innen soll nichts mehr rosa sein.

In der Zwischenzeit in einem großen Topf das Öl erhitzen und die Fenchelsamen 20 Sekunden anrösten, bis sich das Röstaroma entfaltet. Schalotten, Knoblauch, Thymian, Fenchel, Sellerie und Zucchini hinzufügen und zwei Minuten anbraten, bis das Gemüse gerade weich wird. Die Tomaten und das Tomatenmark hinzufügen und unter Rühren noch eine Minute kochen.

Die Hühnerbrühe hinzugießen und einmal aufkochen, dann auf niedrige Stufe schalten. Die gebratenen Würstchen in den Topf geben und alles zusammen noch eine Minute kochen lassen. Die Petersilie unterziehen und servieren.

★ Dazu gibt es eine große Portion grünes Gemüse nach Wahl wie Grünkohl, Brokkoli, Zuckerschoten oder grüne Bohnen.

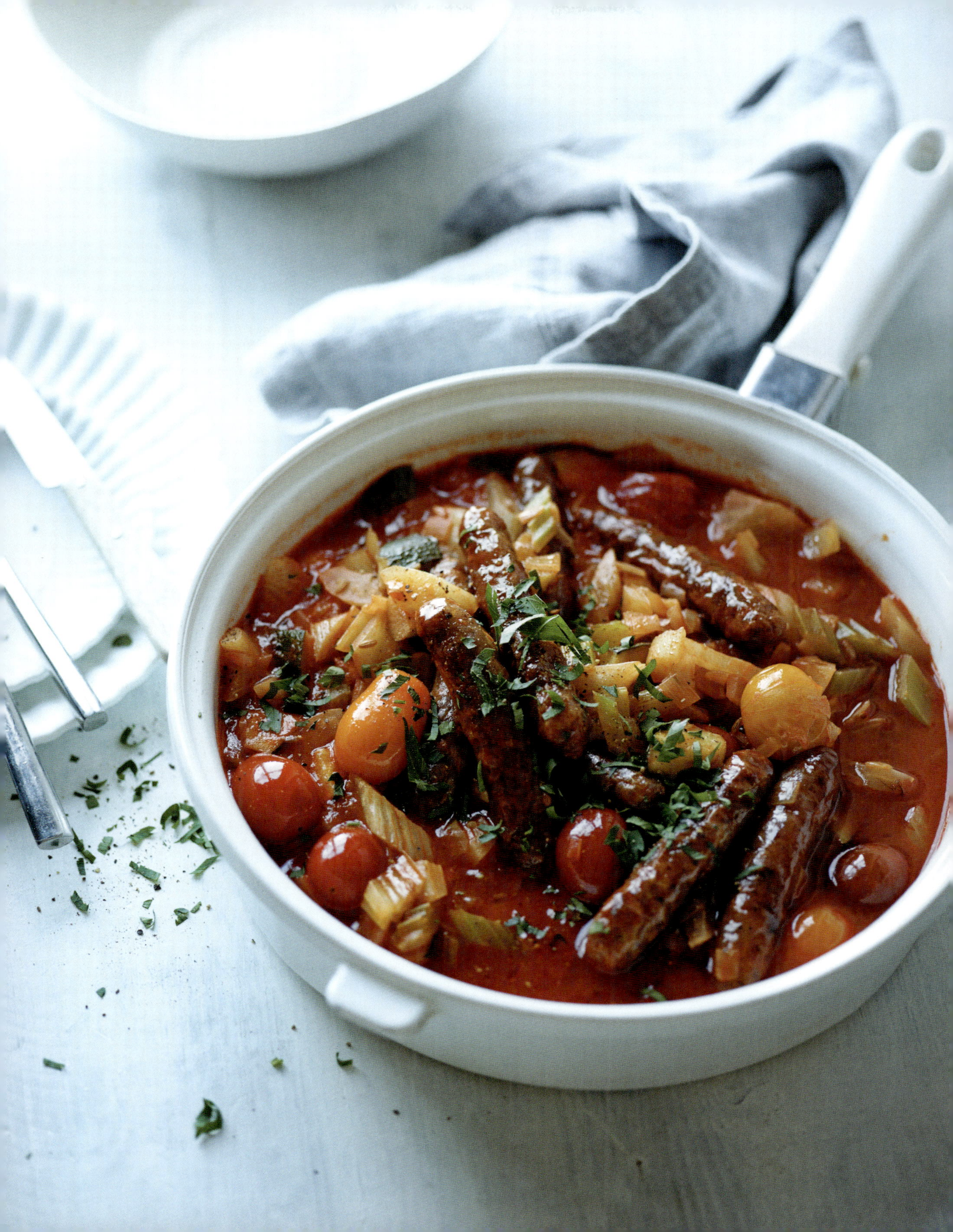

RAHMSTEAK MIT SPINAT

2 Portionen

ZUTATEN

2 Hüftsteaks oder Sirloin Steaks à 250 bis 300 g, Fettränder abschneiden
2 EL Olivenöl
Salz und Pfeffer
8 Champignons, grob gehackt oder in Scheiben
1 Schuss Weißwein
4 große Handvoll junger Spinat
75 ml süße Sahne

Steak, Wein und Sahne? Ein Traum! Die Zusammenstellung widerspricht allem, was man über gesunde Ernährung zu wissen glaubt, aber der Geschmack ist eine Offenbarung, und das Gericht liefert jede Menge gesunde Fette und Proteine.

ZUBEREITUNG

Eine Pfanne auf hoher Stufe erhitzen. Die Steaks erst von allen Seiten mit einem Esslöffel Olivenöl einreiben, dann mit Salz und Pfeffer. In der heißen Pfanne von jeder Seite drei Minuten anbraten (medium rare). Wer Steak medium oder well done bevorzugt, gibt etwas Bratzeit hinzu. Zum gewünschten Zeitpunkt aus der Pfanne nehmen und während der Zubereitung der Beilage auf einem Teller ruhen lassen.

Die Pfanne mit etwas Küchenkrepp auswischen, den zweiten Löffel Öl hinein geben und auf mittlere bis hohe Stufe stellen. Die Pilze unter mehrfachem Wenden ein bis zwei Minuten leicht anbräunen. Mit Salz und Pfeffer würzen und die Hitzezufuhr auf höchste Stufe stellen.

Den Weißwein angießen und nahezu vollständig verkochen lassen. Den Spinat in die Pfanne geben und vorsichtig wenden, bis er fast vollständig zusammengefallen ist. Zum Schluss die Sahne hinzugießen und kurz aufkochen. Mit Salz und Pfeffer abschmecken und auf zwei Tellern anrichten.

Betrachten Sie diese köstliche Mahlzeit mit etwas Muße, bevor Sie sich daran rundum satt essen.

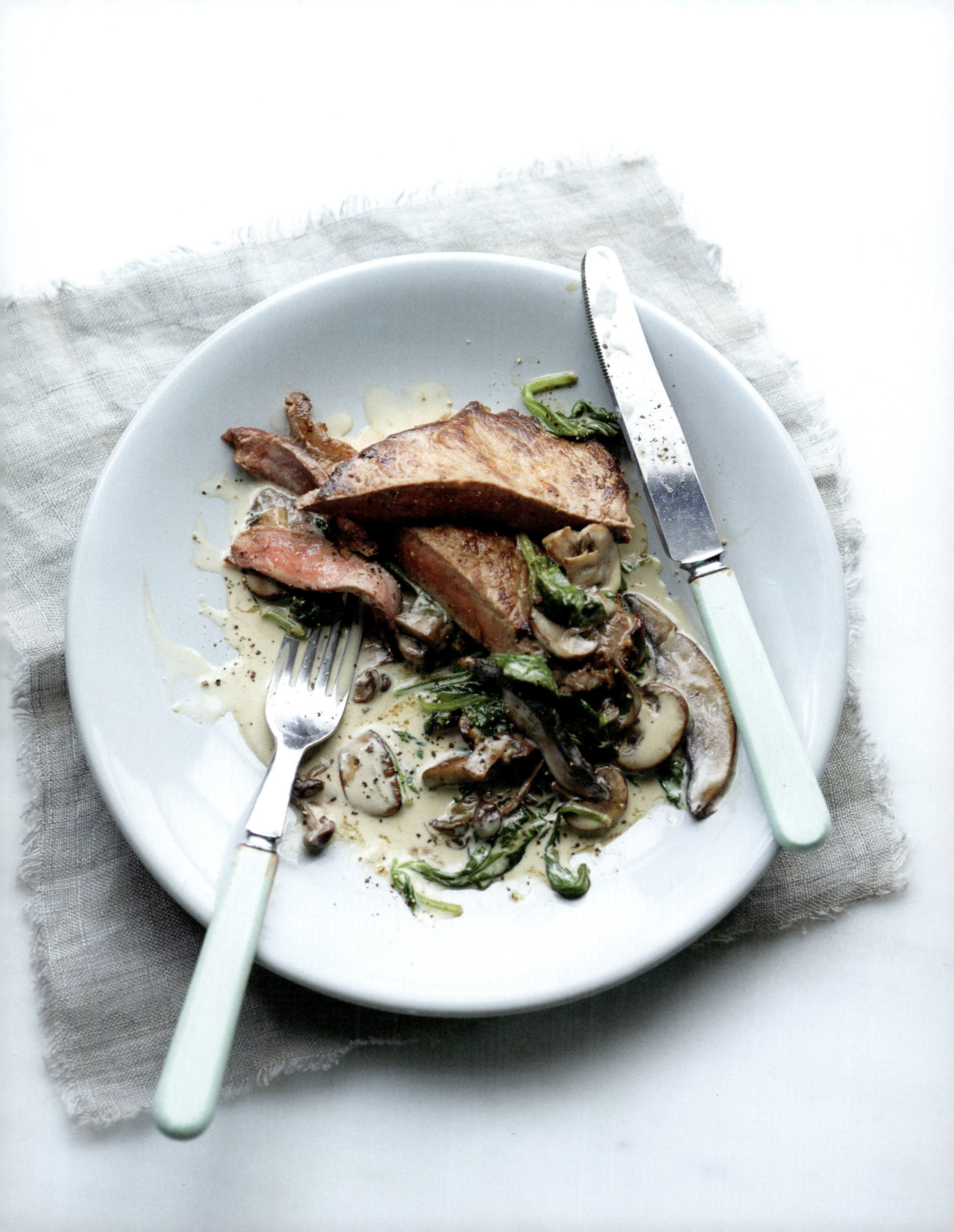

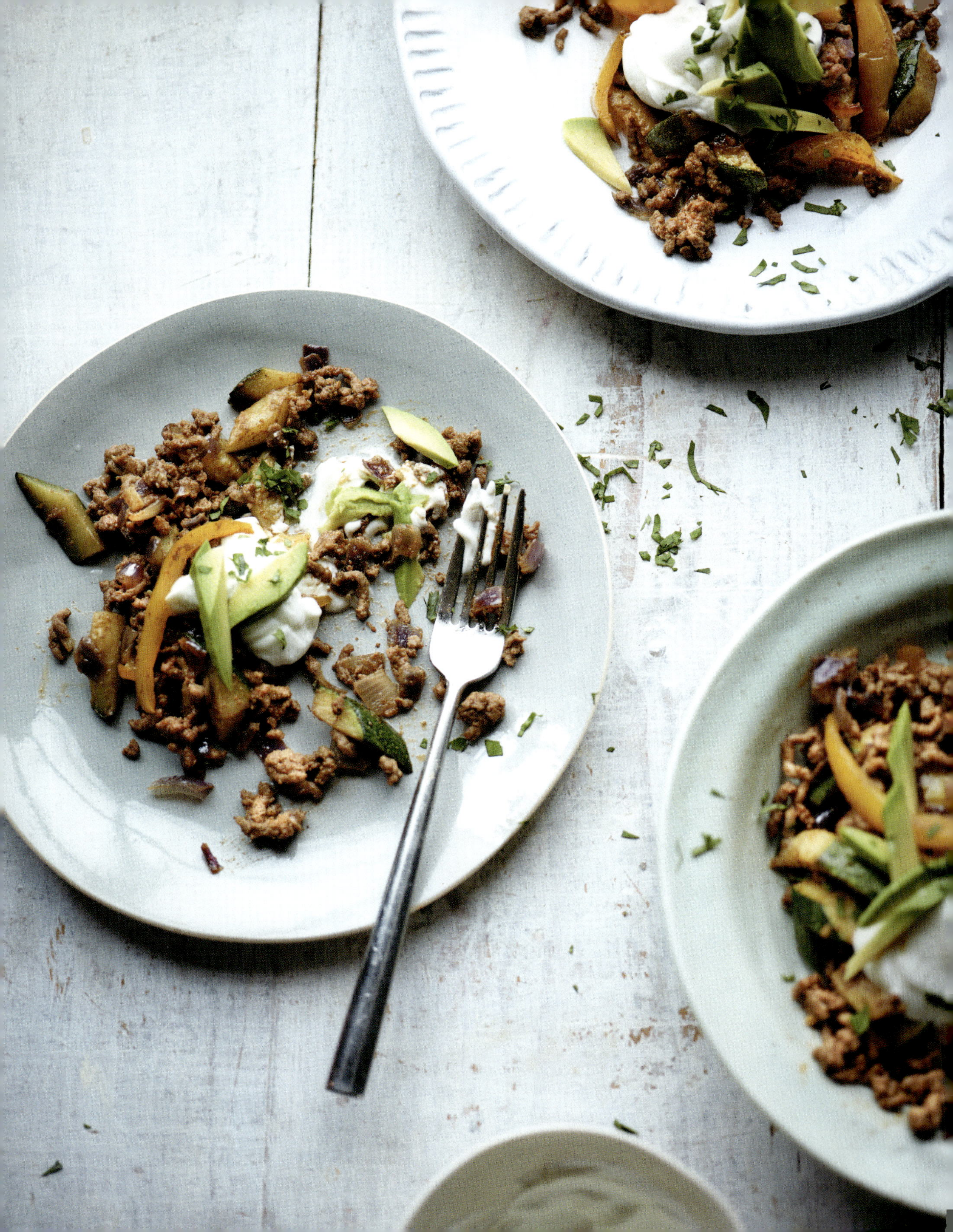

1 Portion

ZUM VORKOCHEN

ZUTATEN

- 1/2 EL Kokosöl
- 1 kleine rote Zwiebel, gewürfelt
- 1 grüne Chili, fein gehackt (wer es weniger scharf mag, entfernt die Kerne)
- 1 rote oder gelbe Paprika, entkernt und in Streifen
- 1/2 Zucchini, gewürfelt
- 300 g fettarmes Rinderhack (Tatar)
- 1 TL Paprikapulver, geräuchert
- 2 TL Kreuzkümmel, gemahlen
- Salz und Pfeffer
- 1 EL griechischer Joghurt, Vollfettstufe
- 1/2 Avocado, in Streifen
- 1/2 Bund Koriander, nur die Blätter, grob gehackt (nach Geschmack)

CHILI CON AVOCADO

Ein „Alles in die Pfanne schmeißen"-Gericht: super einfach und schmackhaft. Das Chili schmeckt auch kalt und eignet sich daher gut zum Mitnehmen für die Mittagspause.

ZUBEREITUNG

Das Kokosöl auf hoher Stufe in einer großen Pfanne erhitzen. Zwiebel, Chili, Paprika und Zucchini hinzugeben und ein bis zwei Minuten anbraten, bis das Gemüse weich wird und die Farbe verändert.

Das Hackfleisch hinzugeben und mit den anderen Zutaten vermengen. Größere Brocken dabei mit dem Löffel aufbrechen. Alles noch drei Minuten braten; danach sollte das Fleisch vollständig gar sein.

Paprikapulver und Kreuzkümmel, sowie eine kräftige Prise Salz und Pfeffer hinzufügen und 30 Sekunden weiterkochen.

Das Chili auf einem Teller anrichten und mit Joghurt, Avocado und nach Geschmack mit Koriander garnieren.

FISCHCURRY GOA

2 Portionen

ZUM VORKOCHEN
GUT EINZUFRIEREN

ZUTATEN

- 3 Knoblauchzehen, grob gehackt
- 3 cm Ingwer, grob gehackt
- 1 grüne Chili, grob gehackt (wer es weniger scharf mag, entfernt die Kerne)
- 2 Tomaten, grob gehackt
- 1 EL Kokosöl
- 1 rote Zwiebel, gewürfelt
- 1 EL Garam Masala
- 1 EL Kreuzkümmel, gemahlen
- 400 ml Kokosmilch, vollfett, aus der Dose
- 500 g Heilbuttfilet, ohne Haut, in großen Stücken
- Saft von 1 Limette
- 1/2 Bund Koriander, nur die Blätter, grob gehackt

Für ein gutes Curry braucht niemand bis nach Indien zu reisen. Dieses Rezept ist überraschend einfach, schmeckt aber unglaublich gut. Statt Fisch kann man natürlich auch 250 g Hähnchenbrustfilet nehmen. Schlaue Planer kochen dieses Curry auf Vorrat und frieren ein paar Portionen ein.

ZUBEREITUNG

Den Knoblauch, den Ingwer, die Chili und die Tomaten in der Küchenmaschine in Intervallen pürieren und beiseitestellen.

Das Öl auf mittlerer bis hoher Stufe in einem Wok oder einer großen Pfanne erhitzen. Die Zwiebel unter Rühren zwei Minuten anbraten. Mit Garam Masala und Kreuzkümmel bestreuen und weitere 30 Sekunden anbraten. Die pürierten Zutaten hinzufügen und einmal aufkochen, danach mit Kokosmilch aufgießen. Erneut aufkochen und zwei Minuten köcheln lassen.

Die Heilbuttstücke in das Curry einlegen und wieder köcheln lassen. Den Fisch auf kleiner Stufe in etwa drei Minuten vollständig garen.

Den Limettensaft und den Koriander unterziehen und gleich genießen.

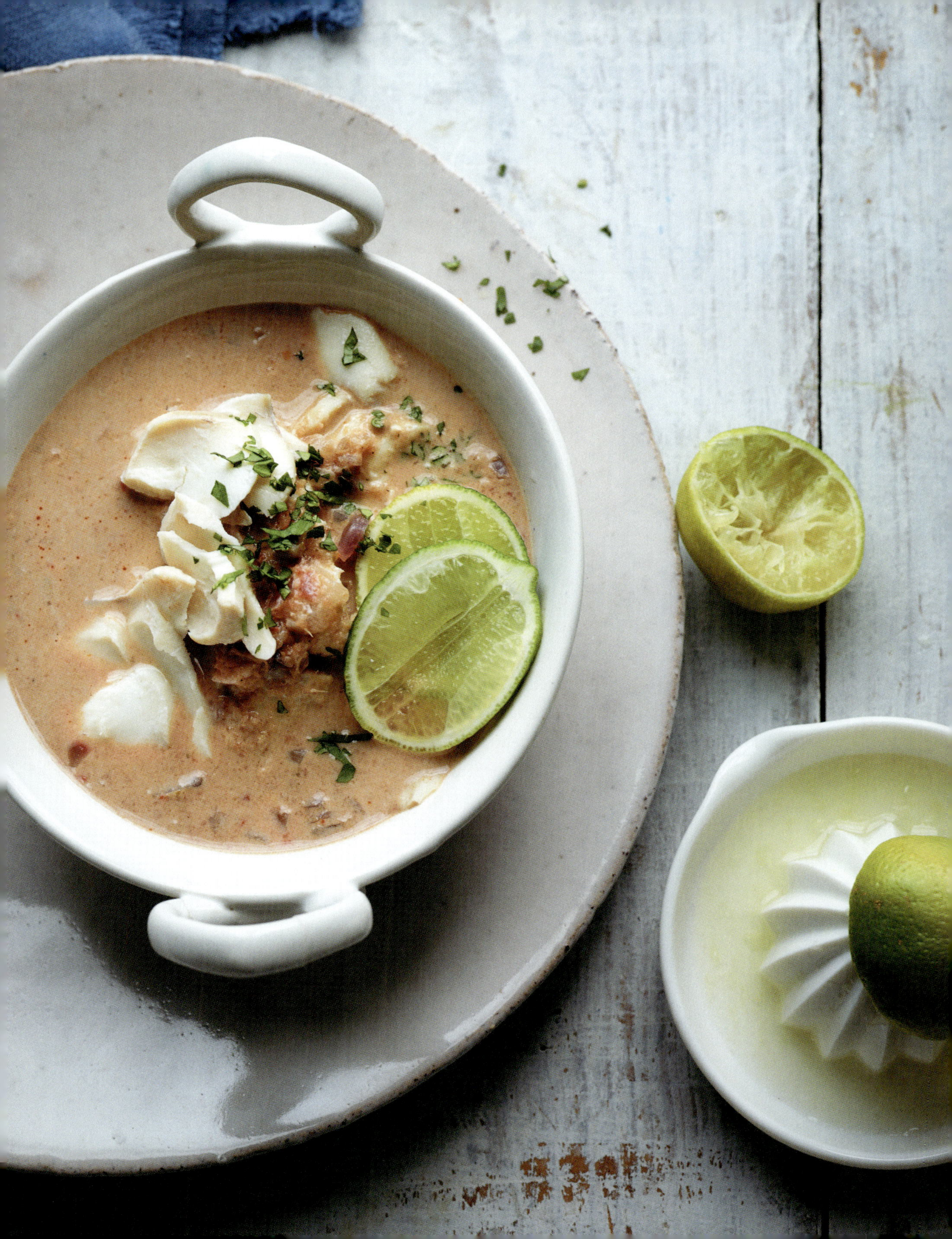

TOMATENPFANNE MIT EIERN UND CHORIZO

1 Portion

ZUTATEN

- 1/2 EL Olivenöl
- 75 g Chorizo (die gepökelte Variante, nicht die weichere Kochwurst), gehackt
- 1 Prise Chiliflocken
- 2 Frühlingszwiebeln, in feinen Ringen
- 1 Dose stückige Tomaten (400 g)
- 2 Eier
- 2 EL Parmesan, fein gerieben
- etwas gehackte Petersilie (nach Geschmack)

Die perfekte Zusammenstellung für Chorizo-Liebhaber. Wenn man die Chorizo mit den Tomaten anbrät, kommt ihr Aroma wunderbar zur Geltung. Die Eier liefern gesunde Fette.

ZUBEREITUNG

Das Öl in einer kleinen Pfanne erhitzen. Die Chorizostücke mit den Frühlingszwiebeln und den Chiliflocken unter regelmäßigem Wenden etwa zwei Minuten anbraten.

Die Tomaten hinzugeben (Stücke und Saft), einmal aufkochen und eine Minute köcheln lassen. Auf kleine Stufe stellen und mit einer Kelle zwei Mulden in die Tomatensauce drücken. In jede Mulde ein Ei aufschlagen, die Eier mit Parmesan bestreuen und den Deckel auf die Pfanne setzen (wer keinen passenden Deckel besitzt, kann auch einen Teller oder ein Stück Alufolie nehmen). Fünf bis sechs Minuten köcheln lassen, bis das Eiweiß gar, das Eigelb aber noch flüssig ist.

Nach Geschmack mit gehackter Petersilie bestreuen und direkt in der Pfanne servieren.

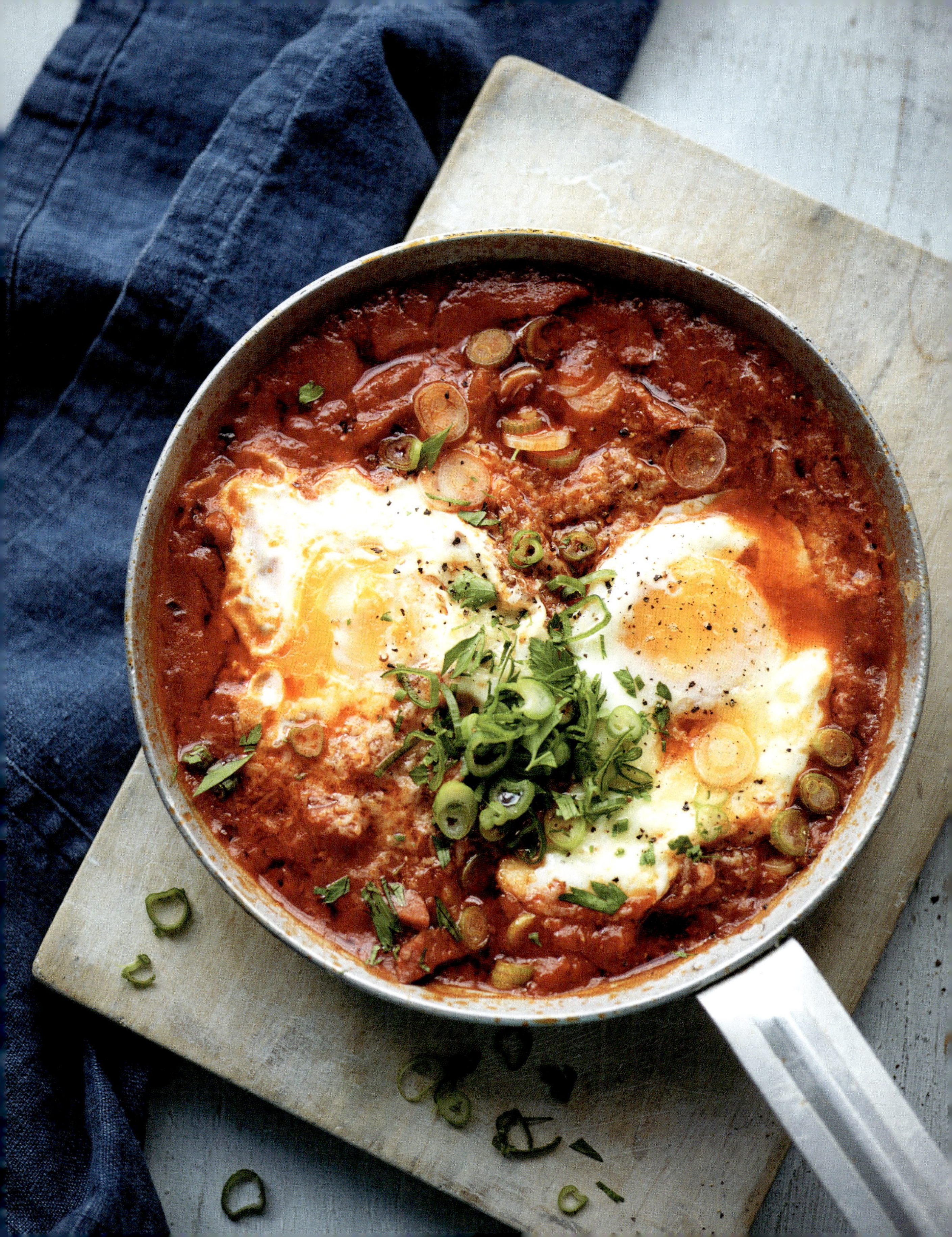

CHINESISCHES KRABBENOMELETT

1 Portion

Meine Version von Egg Foo Yung und ein wirklich schnelles Frühstück. Natürlich kann man auch anderes Gemüse hinzufügen.

ZUTATEN

3 Eier
2 TL helle Sojasauce
2 TL geröstetes Sesamöl
Schwarzer Pfeffer, frisch gemahlen
1 EL Erdnussöl
200 g gegarte Garnelen
30 g Bohnensprossen
1/2 rote Chili, in feinen Streifen (wer es weniger scharf mag, entfernt die Kerne)
20 g Cashewnüsse, grob gehackt
einige Blätter Koriander (wahlweise)

ZUBEREITUNG

Die Eier in eine Schüssel aufschlagen und mit Sojasauce, Sesamöl und einer Prise frisch gemahlener schwarzer Pfeffer verrühren.

Das Erdnussöl in eine kleine beschichtete Pfanne (etwa 15 Zentimeter Durchmesser) geben und kräftig erhitzen. Die Eimasse in die Pfanne geben und während des Stockens zunächst mit einem Holz- oder Kunststofflöffel etwas lockern wie bei Rührei. Sobald mehr gestocktes als flüssiges Ei vorhanden ist, auf mittlere Stufe zurückschalten.

Erst die Garnelen, dann die Sprossen auf das Omelett legen und das Omelett über der Füllung zusammenklappen. Alles noch 30 Sekunden erhitzen, damit die Füllung heiß werden kann.

Das Omelett vorsichtig auf einen Teller gleiten lassen und mit Chili, Cashewnüssen und eventuell Koriander bestreuen.

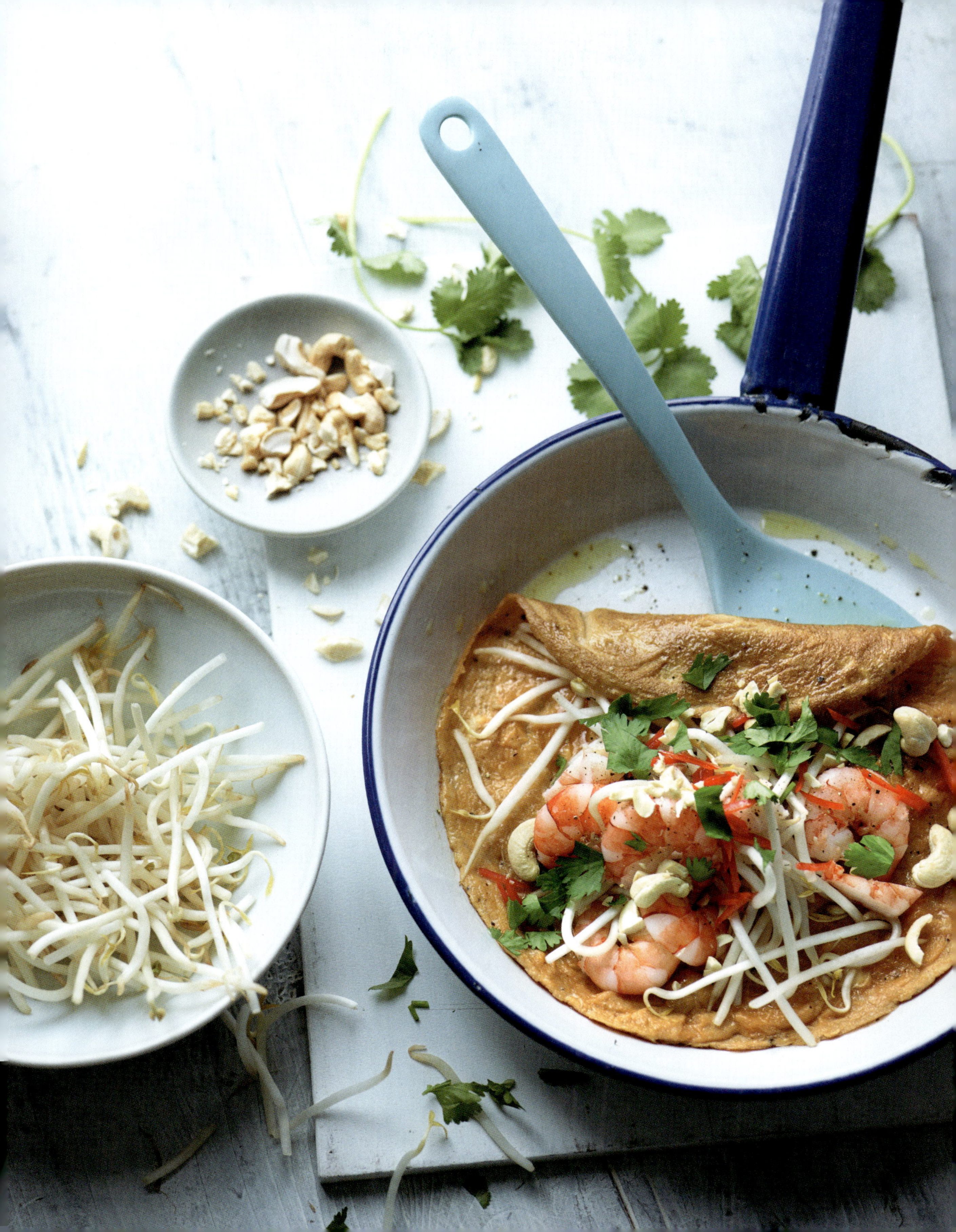

POCHIERTER LACHS MIT BACON

2 Portionen

ZUM VORKOCHEN

ZUTATEN

- 2 Lachsfilets ohne Haut (à 250 g)
- 1/2 EL Olivenöl
- 2 dicke Scheiben Bacon ohne Fettränder, in 1 cm dicken Streifen
- 1 Zucchini, in halbierten Scheiben
- 200 g Zwergbäumchen (Brokkoli mit dünnen Stängeln; dickere Stängel längs halbieren)
- 8 Kirschtomaten
- 2 Handvoll junger Spinat
- Salz und Pfeffer
- 40 g Pinienkerne
- Parmesan, fein gerieben, zum Anrichten

Bacon und Lachs – was für eine Kombination! Dieses Gericht ist überaus appetitlich und enthält viele essentielle Omega-3-Fettsäuren für die schlanke Linie.

ZUBEREITUNG

Einen großen Topf Wasser zum Kochen bringen. Die Lachsfilets vorsichtig in das Wasser gleiten lassen und die Hitze herunterstellen, bis es nur noch köchelt. Den Fisch in etwa zehn Minuten garen, dann mit einem Schaumlöffel vorsichtig aus dem Wasser heben und gut abtropfen lassen.

In der Zwischenzeit in einer großen Pfanne das Öl auf mittlerer bis hoher Stufe erhitzen. Den Bacon eine Minute anbraten, dann die Zucchini und die Zwergbäumchen hinzufügen und eine weitere Minute mitbraten. Die Kirschtomaten hinzugeben und etwa eine Minute mitgaren, bis sie aufbrechen und etwas von dem köstlichen Saft frei setzen. Jetzt den Spinat hinzugeben und zusammenfallen lassen. Mit etwas Salz und reichlich Pfeffer würzen.

Die Schinken-Gemüse-Mischung auf zwei Teller verteilen, den pochierten Lachs daraufsetzen und alles mit Pinienkernen bestreuen. Zum Schluss ein wenig Parmesan darüber reiben.

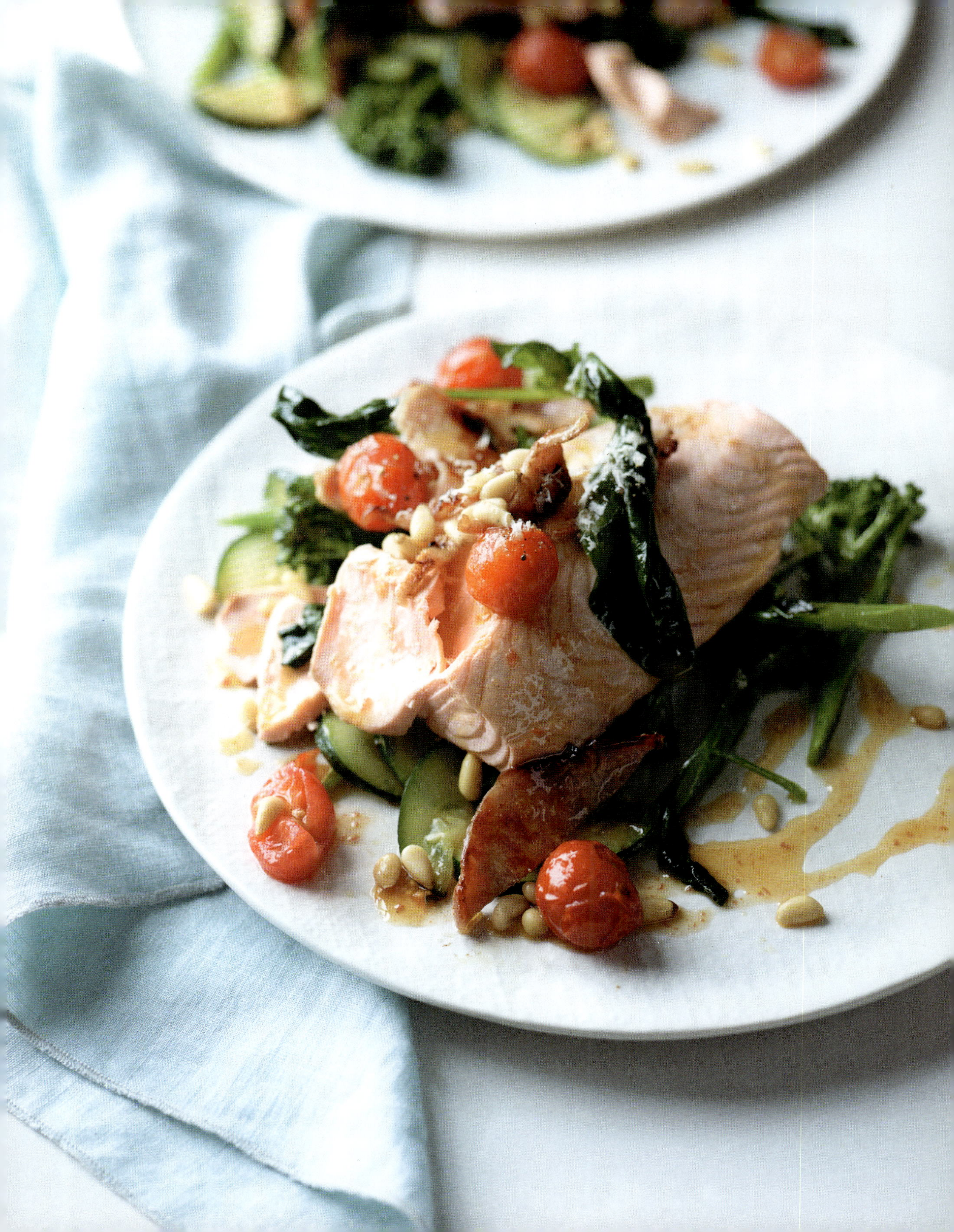

SEEBARSCH AUF INDISCHE ART

Paneer ist ein indischer Frischkäse, ähnlich wie Mozzarella, aber fester. Ersatzweise kann man auch Halloumi verwenden, einen vergleichbaren Käse, der rund ums Mittelmeer gegessen wird. Beide harmonieren in diesem Gericht bestens mit dem kräftig gewürzten Blumenkohl und dem Fisch. Garam Masala sollte in keinem Gewürzregal fehlen, weil es praktisch alles geschmacklich abrunden kann.

2 Portionen

ZUTATEN

- 1 kleiner Blumenkohl, in Röschen
- 1 EL Kokosöl
- 1 rote Zwiebel, gewürfelt
- 2 cm Ingwer, fein gehackt
- 150 g Paneer, in 2 cm dicken Würfeln
- 1 EL Garam Masala
- 125 g Tiefkühlerbsen
- 2 Handvoll junger Spinat
- 1/2 Bund Koriander, nur die Blätter, grob gehackt
- 4 kleine Seebarschfilets (à 120 g), mit Haut, aber ohne Schuppen
- Salz und Pfeffer
- Saft von 1 Limette

ZUBEREITUNG

Einen großen Topf Wasser aufkochen und die Blumenkohlröschen darin drei Minuten kochen. Die Röschen durch ein Sieb abgießen und unter kaltem Wasser abspülen, dann im Sieb abkühlen lassen.

Einen halben Esslöffel Kokosöl in einer großen Pfanne oder einem Wok erhitzen. Die Zwiebelwürfel zwei Minuten darin anbraten, bis sie etwas nachgeben, dann den Ingwer hinzufügen und eine Minute mitbraten.

Die Paneerwürfel, Garam Masala und die Erbsen hinzufügen und ein bis zwei Minuten unter Wenden anbraten, bis die Erbsen vollständig aufgetaut und warm sind. Falls das Garam Masala am Pfannenboden anzubrennen droht, etwas Wasser hinzufügen. Den Spinat, den Blumenkohl und den Koriander hinzufügen und wenden, bis der Spinat zusammengefallen ist.

In einer zweiten ausreichend großen Pfanne das restliche Kokosöl erhitzen. Die Fischfilets mit Salz und Pfeffer würzen und den Fisch mit der Hautseite nach unten in das heiße Öl setzen. Eine bis zwei Minuten braten, bis die Haut knusprig ist, dann wenden und noch eine Minute von der anderen Seite braten.

Den Paneer mit dem Gemüse auf zwei Tellern anrichten und den Fisch daraufsetzen. Zuletzt alles mit Limettensaft beträufeln.

CODDLED EGGS MIT SPINAT UND SCHINKEN

1 Portion

Coddled Eggs sind gedämpfte, cremig zarte Eier und eine englische Spezialität. Ich liebe die Konsistenz, aber wer seine Eier pochiert oder gerührt bevorzugt, kann dieselben Zutaten natürlich auch dafür verwenden.

ZUTATEN

etwas Butter
2 große Eier
1/2 EL Olivenöl
4 Scheiben geräucherten Hinterschinken ohne sichtbare Fettränder, in 1 cm breiten Streifen
2 große Handvoll junger Spinat
Salz und Pfeffer
2 EL Pinienkerne

ZUBEREITUNG

Einen großen Topf Wasser zum Kochen bringen und einen Dämpfeinsatz darüber hängen.

In zwei Souffléeförmchen je ein gutes Stück Butter geben, dann je ein Ei hineinschlagen. Sobald das Wasser kocht und der Dämpfeinsatz gut von Dampf durchzogen ist, die Förmchen vorsichtig in den Korb setzen. Den Deckel aufsetzen und die Eier sechs bis zehn Minuten dämpfen, bis das Eiweiß fest, das Eigelb aber noch flüssig ist.

In der Zwischenzeit das Olivenöl in einer großen Pfanne auf mittlerer bis hoher Stufe erhitzen. Den Schinken in ein bis zwei Minuten kross braten. Den Spinat hinzufügen und zusammenfallen lassen, dann mit Salz und Pfeffer abschmecken.

Die Eier mit Spinat und Schinken anrichten und mit Pinienkernen bestreuen.

LACHS MIT KAPERN UND INSALATA CAPRESE

2 Portionen

ZUM VORKOCHEN

ZUTATEN

4 EL helles Olivenöl
2 Lachsfilets ohne Haut (à 250 g)
1 TL Dijonsenf
Saft von 1/2 Zitrone
2 TL Kapern
1 Avocado, grob gewürfelt
2 reife Tomaten, grob gehackt
1 Kugel Mozzarella, zerrupft
1 kleine Handvoll Basilikumblätter
50 g Walnüsse, grob gehackt

Schließen Sie beim Essen die Augen und fühlen Sie sich wie in Italien: Insalata Caprese, Kapern und frisches Basilikum. Was für eine Geschmacksexplosion!

ZUBEREITUNG

Einen Esslöffel Olivenöl in einer Pfanne auf mittlerer bis hoher Stufe erhitzen. Die Lachsfilets hinein geben und von jeder Seite ein bis zwei Minuten anbraten, bis der Fisch leicht gebräunt ist. Die Filets mit einem Pfannenwender in große Stücke aufbrechen und noch zwei bis drei Minuten braten, bis der Fisch gerade eben gar ist. Die Pfanne vom Herd nehmen und den Lachs auf einen Teller setzen.

Den Senf mit Zitronensaft, Kapern und dem restlichen Olivenöl zu einer Vinaigrette verrühren.

Die Avocadowürfel mit Tomaten und Mozzarella auf zwei Tellern arrangieren. Die Lachsstücke darauf setzen, mit Basilikum und Walnüssen bestreuen und zuletzt das Dressing darüberlöffeln.

★ TOP-TIPP

Kräuter gedeihen wunderbar auf dem Fensterbrett oder auf dem Balkon und sind dann immer frisch zur Hand.

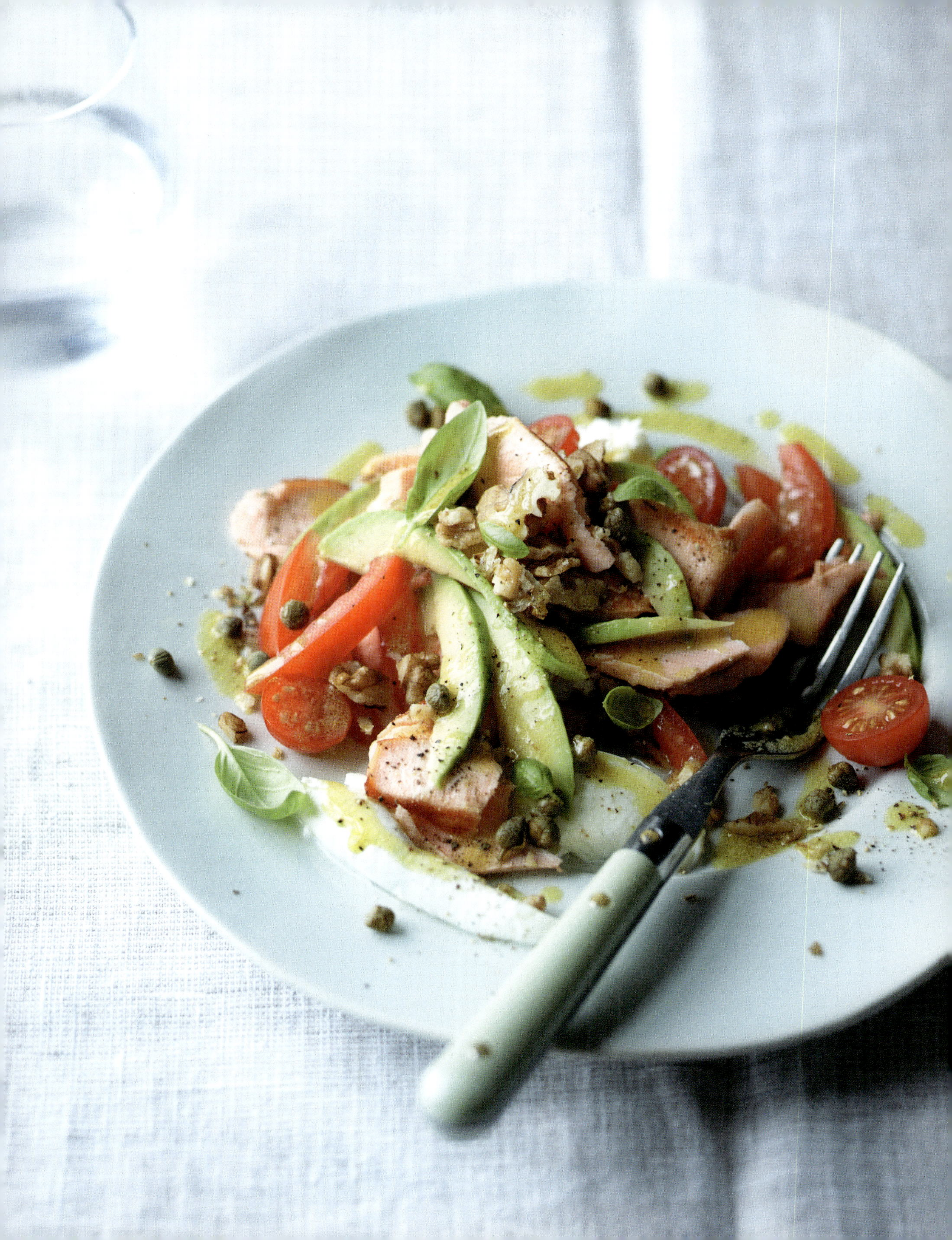

TERIYAKI-LACHS MIT ZUCCHININUDELN

Wer keinen Spiralschneider besitzt, kann die Zucchininudeln auch mit einem Sparschäler herstellen. Einfach lange, dünne Streifen schneiden und mit dem Messer in nudelähnliches Format bringen.

1 Portion

ZUM VORKOCHEN

ZUTATEN

- **1/2 EL Kokosöl**
- **240 g Lachsfilet ohne Haut**
- **2 Frühlingszwiebeln in feinen Ringen**
- **2 cm Ingwer, fein gehackt**
- **2 EL helle Sojasauce**
- **1 EL Honig**
- **1/2 EL Reisweinessig**
- **4 Kirschtomaten, halbiert**
- **1 große Zucchini, mit dem Spiralschneider in lange „Nudeln" geschnitten**
- **2 TL Sesamöl**

ZUBEREITUNG

Die Hälfte des Kokosöls auf mittlerer bis hoher Stufe in einer Pfanne erhitzen. Den Lachs im heißen Öl von beiden Seiten zwei bis drei Minuten anbraten, bis er leicht gebräunt und fast gar ist.

In der Zwischenzeit die Frühlingszwiebeln mit dem Ingwer, der Sojasauce, dem Honig und dem Essig zu einer Teriyakisauce verrühren. Die Sauce zum Lachs in die Pfanne gießen und aufkochen lassen. Dann die Pfanne vom Herd nehmen.

In einer zweiten Pfanne das restliche Kokosöl auf hoher Stufe erhitzen. Die Tomaten hinein geben und eine Minute anbraten. Vorsichtig die Zucchininudeln hinzufügen und eine Minute sanft umwenden – es geht nur darum, dass sie warm werden.

Die Nudeln mit den Tomaten auf einem Teller anrichten und den Teriyaki-Lachs darüber verteilen. Zuletzt mit etwas Sesamöl beträufeln.

PANIERTES HÄHNCHEN-SCHNITZEL

Genau das Richtige nach einem stressigen Tag! Lassen Sie Ihren Ärger an dem Hähnchen aus, das Sie mit dem Nudelholz oder beiden Fäusten kräftig klopfen dürfen. Erwähnenswert ist natürlich auch die knusprig nussige Panade – in Kokosfett gebraten, schmeckt sie wie nicht von dieser Welt.

2 Portionen

ZUM VORKOCHEN
(aber im Ofen aufwärmen, nicht in der Mikrowelle)
GUT EINZUFRIEREN

ZUTATEN

50 g Haferflocken
50 g gemahlene Mandeln
3 TL Paprika, geräuchert
Salz und Pfeffer
1 Ei
2 Hähnchenbrustfilets (à 220 g, ohne Haut)
2 EL Weizenmehl
1 EL Kokosöl
1/2 Salatgurke, in 2 cm dicken Würfeln
1 große Tomate, grob gehackt
1 Avocado, grob gehackt
1 EL Olivenöl
1 Spritzer Zitronensaft

ZUBEREITUNG

Die Haferflocken in einem tiefen Teller mit den gemahlenen Mandeln, Paprikapulver und einer großzügigen Prise Salz und Pfeffer mischen. In einem zweiten Teller das Ei aufschlagen und verrühren.

Ein großes Stück Frischhaltefolie auf das Schneidbrett legen. Die Hähnchenbrüste mit etwas Abstand daraufsetzen und mit einem zweiten Stück Frischhaltefolie bedecken. Die Hähnchenfilets mit dem Nudelholz, dem Fleischhammer oder einem anderen stumpfen Gegenstand flach klopfen, bis sie nur noch halb so dick sind. Die Folie abziehen und die Hähnchenbrüste mit dem Mehl bestäuben, etwas abschütteln, dann in das verrührte Ei tauchen. Überschüssiges Ei wieder abschütteln. Zuletzt die Hähnchenbrüste in der Haferflocken-Mandel-Panade wenden und die Panade möglichst gut von beiden Seiten festdrücken.

Das Kokosöl in einer großen beschichteten Pfanne auf mittlerer Stufe erhitzen. Die Hähnchenbrüste vorsichtig in das Öl legen und von beiden Seiten je vier Minuten braten, bis sie ganz durchgegart sind. An der dicksten Stelle bitte einschneiden: Das Fleisch soll vollständig weiß und nirgendwo mehr rosa sein. Die Schnitzel auf Küchenkrepp setzen, um überschüssiges Fett zu entfernen.

Die Gurkenwürfel mit der Tomate und der Avocado sowie Olivenöl und Zitronensaft zu einem schnellen Salat verrühren und diesen zum Hähnchenschnitzel servieren.

MUSCHELN IN KOKOSMILCH

Muscheln in Kokosmilch sind eine echte Delikatesse und eine nette Abwechslung zu Fisch und Garnelen.

2 Portionen

ZUTATEN

- 1 EL Kokosöl
- 2 Sternanis
- 6 Frühlingszwiebeln, in feinen Ringen
- 2 Knoblauchzehen, fein gehackt
- 1 Stängel Zitronengras, mit dem Messerrücken zerdrückt
- 1 rote Chili, grob gehackt (wer es weniger scharf mag, entfernt die Kerne)
- 400 ml Kokosmilch, Vollfett
- 2 kg Miesmuscheln, geschrubbt und ohne Bärte
- 2 EL Fischsauce
- 1 kleines Bund Koriander, nur die Blätter, grob gehackt
- 2 Limetten

ZUBEREITUNG

Das Kokosöl in einer sehr großen Pfanne oder einem Wok erhitzen. Es sollte einen Deckel dazu geben (alternativ improvisieren Sie mit einem großen Teller oder einem Stück Alufolie). Wenn das Öl geschmolzen ist, den Sternanis, die Frühlingszwiebeln, den Knoblauch, das Zitronengras und die Chili hinzufügen und eine Minute anbraten, bis die Zwiebeln und der Knoblauch weich werden. Schon der Duft macht richtig Appetit!

Die Kokosmilch dazugießen und aufkochen, dann die Hitze herunterdrehen und drei Minuten köcheln lassen, damit die Flüssigkeit etwas reduziert wird. Überprüfen Sie jetzt bitte die Muscheln. Offene Muscheln, die sich beim Anstoßen nicht schließen, werden entsorgt. Die Muscheln in die Kokosmilch geben, unterrühren, Deckel aufsetzen und drei bis vier Minuten garen. Währenddessen hin und wieder die Pfanne rütteln. Die Muscheln sind fertig, wenn die Schalen ganz aufgegangen sind. Sie sollen jedoch nicht zu lange kochen, sonst werden sie zäh. Alle Muscheln, die sich beim Kochen nicht öffnen, werden entsorgt.

Die Pfanne vom Herd nehmen und die Fischsauce, die Hälfte des Korianders und den Saft von einer Limette unterrühren. Alles auf zwei Suppenschalen verteilen und mit dem restlichen Koriander bestreuen. Die andere Limette halbieren und zum Ausdrücken als Beilage reichen.

★ Dazu gibt es eine große Portion grünes Gemüse nach Wahl wie Grünkohl, Brokkoli, Zuckerschoten oder grüne Bohnen.

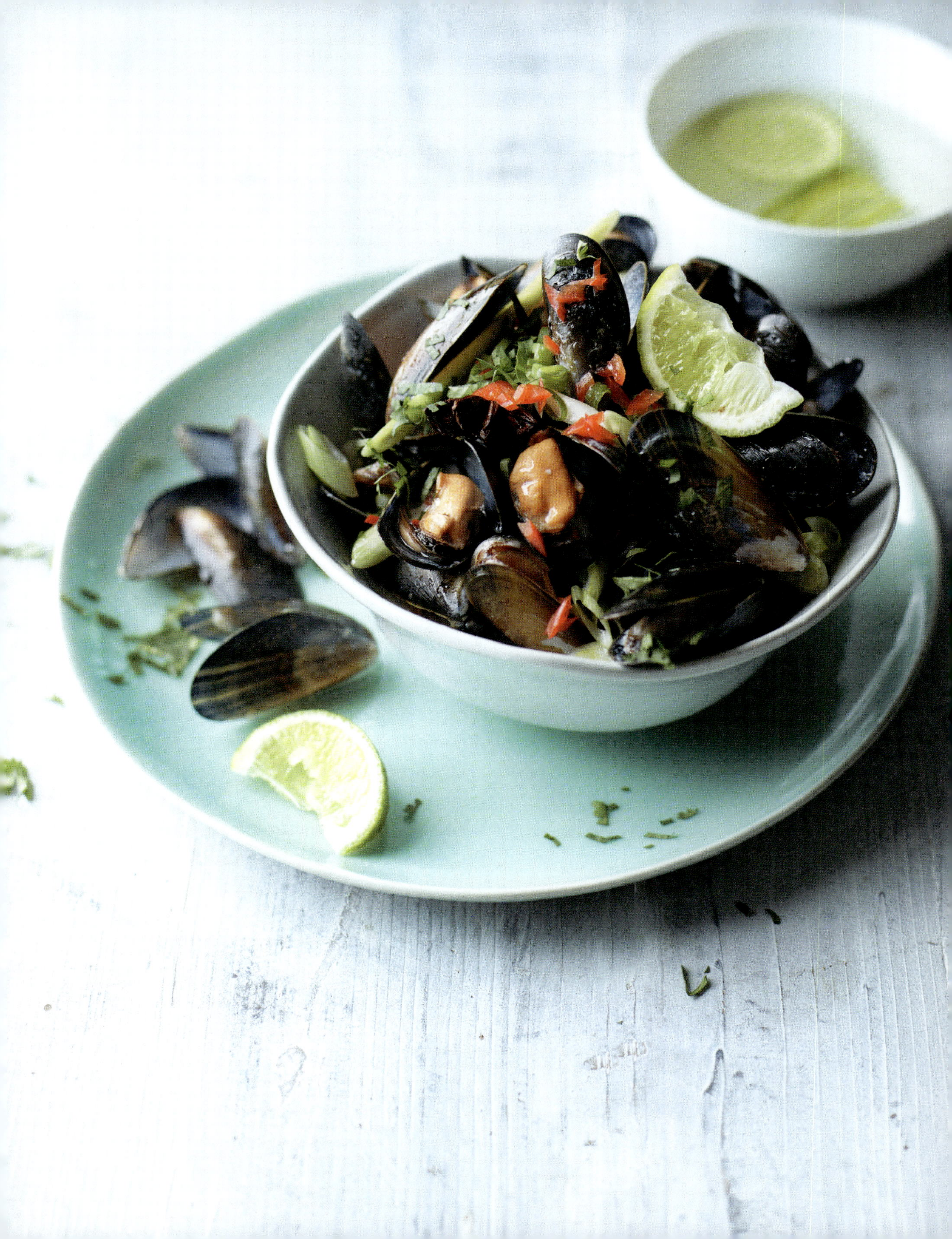

STEAK MIT CHORIZO-TOMATEN-GRÜNKOHL

2 Portionen

Steak und Chorizo auf einmal? Ganz nach meinem Geschmack und ein Fest für Fleischfreunde. Statt Grünkohl kann man auch Spinat verwenden, aber ein bisschen Grünzeug muss sein.

ZUTATEN

- **2 EL Olivenöl**
- **2 Rindersteaks ohne sichtbare Fettränder (à 240 g)**
- **Salz und Pfeffer**
- **75 g gepökelte Chorizo, gewürfelt**
- **200 g Grünkohl, nur die Blätter**
- **8 Kirschtomaten, halbiert**
- **1 EL Sherry-, Balsamico- oder Rotweinessig**

ZUBEREITUNG

Einen großen Topf Wasser zum Kochen bringen und eine Pfanne auf hoher Stufe erhitzen.

Die Steaks rundum mit Olivenöl einreiben und großzügig mit Salz und Pfeffer würzen. Vorsichtig in die sehr heiße Pfanne legen und zwei Minuten von der ersten Seite, dann zwei Minuten von der zweiten Seite braten. Auf einen Teller setzen und ruhen lassen.

Die Chorizowürfel in dieselbe Pfanne geben, Hitzezufuhr auf kleine Stufe herunterdrehen und zwei Minuten erhitzen. Währenddessen den Grünkohl ins kochende Wasser geben, eine Minute sieden lassen und durch ein Sieb abgießen.

Die Pfanne mit der Chorizo auf maximale Hitzezufuhr stellen, die Tomaten hinzufügen und eine Minute anbraten. Den Essig dazugießen und fast vollständig reduzieren. Zum Schluss den Grünkohl hinzufügen und alles gründlich wenden.

Die Gemüsepfanne vom Herd nehmen und mit Salz und Pfeffer abschmecken. Die Steaks auf zwei Teller legen und das köstliche Gemüse darauf anrichten.

RÜHREI MIT RÄUCHERLACHS AUF KLASSISCHE ART

2 Portionen

Das gesündeste Frühstück aller Zeiten und ein absoluter 15-Minuten-Klassiker! Für alle, die es morgens sehr eilig haben. Wenn man die Eier auf kleiner Stufe mit der Butter verrührt, werden sie sehr schön cremig.

ZUTATEN

6 Eier
20 g Butter, in Stückchen
Pfeffer aus der Mühle
6 Scheiben Räucherlachs in 1 cm breiten Streifen
1 kleines Bund Schnittlauch, in feinen Röllchen
1 Handvoll junger Spinat, servierfertig

ZUBEREITUNG

Einen Topf Wasser zum Kochen bringen.

Die Eier in eine große, hitzefeste Schüssel aufschlagen, die Butter hinzufügen und kräftig mit frisch gemahlenem Pfeffer würzen. Alles mit dem Schneebesen gut durchrühren, die Schüssel über das kochende Wasser stellen und die Hitze sofort so reduzieren, dass das Wasser nur noch leicht siedet. Die Eier unter regelmäßigem Rühren etwa zehn Minuten garen. Sobald sie zu stocken beginnen, die Lachsstreifen und den Schnittlauch hinzufügen, danach bis zur gewünschten Konsistenz weiter stocken lassen – je länger die Kochzeit, desto fester werden die Eier.

Den Spinat auf zwei Teller verteilen, das Rührei mit Lachs daraufgeben und noch einmal etwas Pfeffer darüberstreuen.

SEEBARSCH MIT PARANÜSSEN, GRÜNKOHL UND GRANATAPFELKERNEN

1 Portion

ZUM VORKOCHEN

Optisch und geschmacklich überaus ansprechend und außerordentlich gesund. Mit diesem Gericht können Sie jeden Gast beeindrucken.

ZUTATEN

- 2 EL Olivenöl
- 2 Seebarschfilets mit Haut (à 120 g)
- Salz und Pfeffer
- 75 g Grünkohl, nur die Blätter
- 4 Zwergbäumchen (Brokkoli mit zarten Stängeln, dickere Stängel längs halbiert)
- 2 EL Granatapfelkerne
- 25 g Paranüsse, gehackt
- 1 rote Chili, in feinen Streifen (wer es weniger scharf mag, entfernt die Kerne)

ZUBEREITUNG

Einen Topf Wasser zum Kochen bringen.

In der Zwischenzeit einen Esslöffel Olivenöl in einer Pfanne auf mittlerer bis hoher Stufe erhitzen. Die Fischfilets mit Salz und Pfeffer würzen und mit der Hautseite nach unten vorsichtig in das heiße Fett legen. Zwei bis drei Minuten anbraten, dann vorsichtig wenden. Die Pfanne von der Platte nehmen und den Fisch in der Resthitze fertig garen lassen.

Den Grünkohl und die Zwergbäumchen in das kochende Wasser geben und zwei Minuten köcheln. Durch ein Sieb abgießen und unter fließendem kalten Wasser kurz abschrecken. Das Gemüse in eine Schüssel geben, den zweiten Löffel Olivenöl, die Paranüsse und die Chilistreifen hinzufügen und den Salat vorsichtig wenden.

Das Gemüse auf einem Teller anrichten, den Fisch daraufsetzen und am besten gleich frisch verzehren.

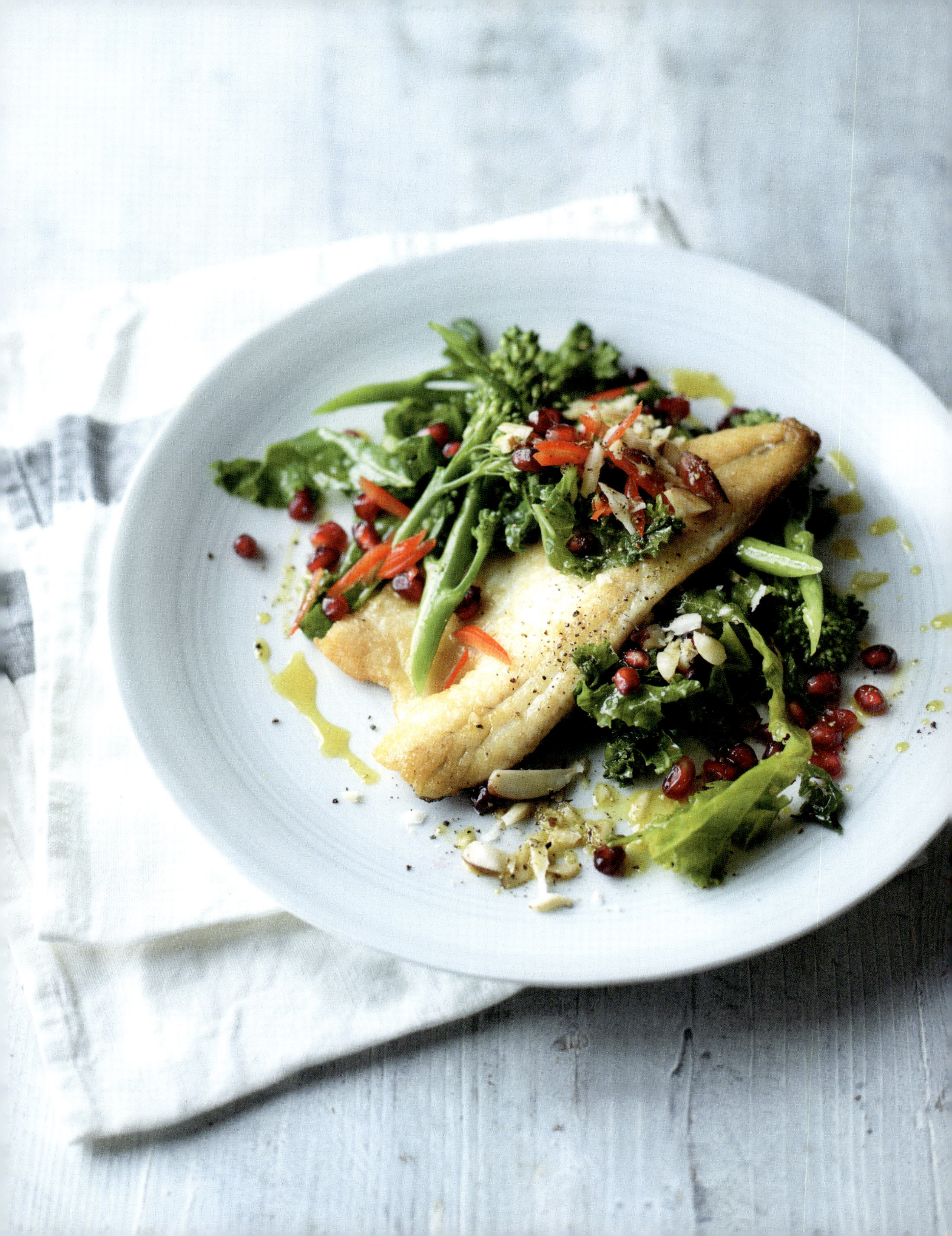

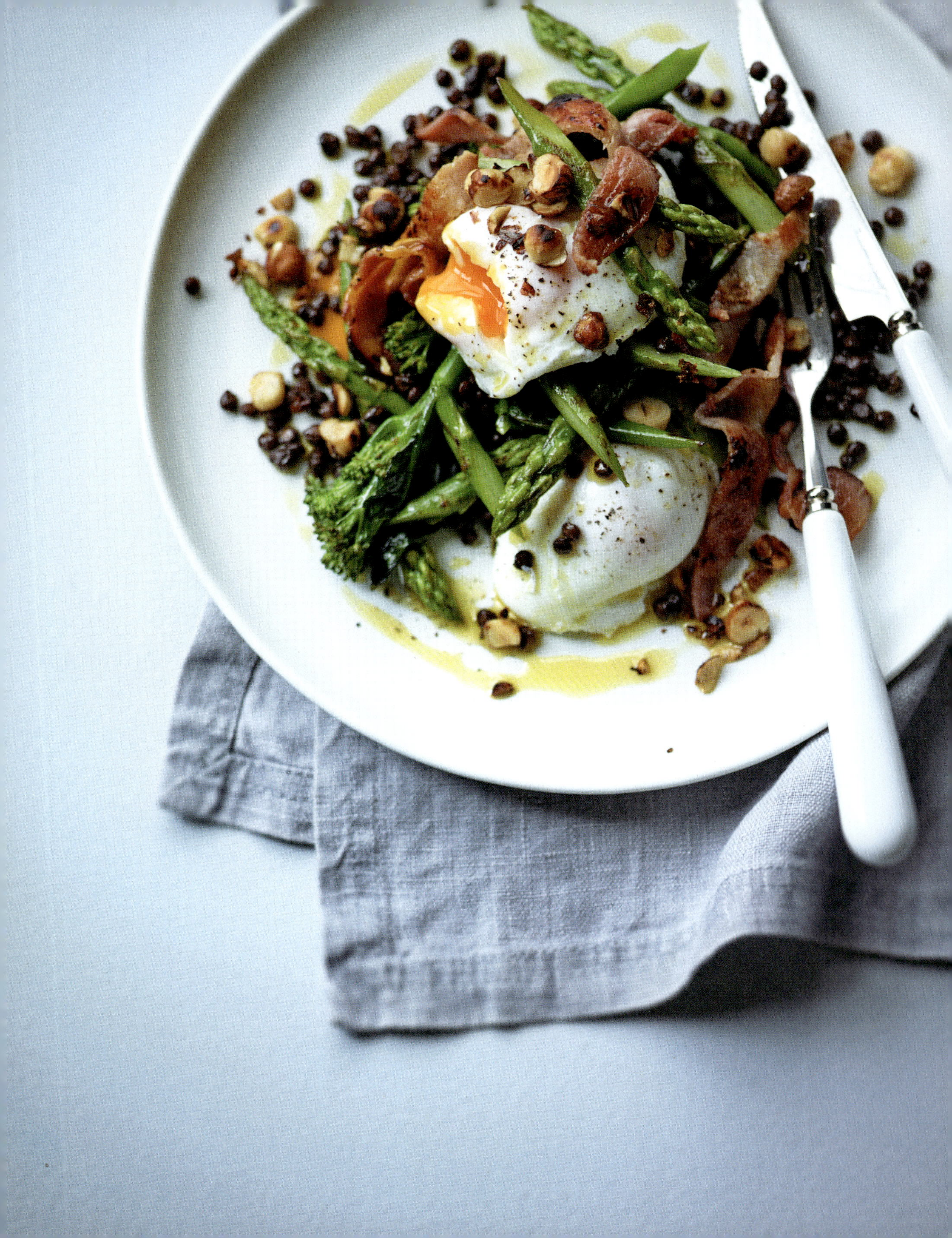

SPARGEL UND BROKKOLI MIT POCHIERTEM EI

2 Portionen

Was soll ich sagen? Jeder weiß, wie sehr ich meine Zwergbäumchen liebe! Diese Frühstücksidee ist eine überaus appetitliche Zusammenstellung.

ZUTATEN

- 8 Stangen grüner Spargel, holzige Enden abschneiden
- 8 Zwergbäumchen (Brokkoli mit dünnen Stängeln)
- 2 Scheiben geräucherter Hinterschinken (Bacon)
- Salz und Pfeffer
- 150 g vorgekochte Puy-Linsen
- 4 Eier
- 1 Schuss Olivenöl
- 1 Schuss Sherryessig
- 2 EL geröstete Haselnüsse, gehackt

ZUBEREITUNG

Einen großen Topf Wasser zum Kochen bringen und eine Grillpfanne auf hoher Stufe erhitzen.

Den Spargel, den Brokkoli und den Schinken auf die heiße Pfanne legen und das Gemüse mit etwas Salz und Pfeffer bestreuen. Drei bis vier Minuten garen und dabei regelmäßig wenden – das Ziel ist knuspriger Schinken und leicht angebranntes Gemüse.

Die Linsen nach Packungsanweisung in der Mikrowelle erhitzen.

Die Eier nacheinander ins heiße Wasser aufschlagen und die Hitzezufuhr so weit herunterregeln, dass das Wasser nur noch gelegentlich blubbert. Nach vier Minuten sollte das Eiweiß fest, das Eigelb aber noch weich sein. Die Eier mit einem Schaumlöffel aus dem Wasser heben und auf Küchenkrepp abtropfen lassen.

Das fertige Gemüse aus der Pfanne in eine große Schüssel geben. Den Schinken herausnehmen, grob hacken und ebenfalls in die Schüssel geben, dann die Linsen hinzufügen und alles mit Olivenöl und etwas Sherryessig abrunden. Nach Geschmack salzen und pfeffern und einmal wenden, bevor das Gemüse auf zwei Tellern angerichtet wird. Zuletzt die pochierten Eier daraufsetzen und alles mit gerösteten Haselnüssen bestreuen.

ENTE MIT BOHNEN-WALNUSS-SALAT

Immer her mit den gesunden Fetten! Dieses Gericht klingt wie direkt aus einem guten Bistro, ist aber minutenschnell fertig. Da es auch bei Zimmertemperatur schmeckt, eignet es sich gut zum Mitnehmen.

1 Portion

ZUM VORKOCHEN

ZUTATEN

1 EL Olivenöl
240 g Entenbrustfilet, in 2 cm dicken Streifen
Salz und Pfeffer
100 g grüne Bohnen
1 EL Walnussöl
40 g Walnüsse
2 EL sonnengetrocknete Tomaten

ZUBEREITUNG

Einen großen Topf Wasser zum Kochen bringen.

Das Olivenöl in einer Pfanne auf mittlerer bis hoher Stufe erhitzen. Die Entenbrust mit Salz und Pfeffer würzen. Die Entenstreifen in das heiße Öl geben und unter gelegentlichem Wenden in etwa drei Minuten anbraten, bis die Ente vollständig gegart und stellenweise goldbraun ist.

In der Zwischenzeit die Bohnen in das kochende Wasser geben und eine Minute köcheln lassen. Durch ein Sieb abgießen und unter fließendem kalten Wasser abschrecken. Abtropfen lassen, in eine Schüssel geben und das Walnussöl, die Nüsse und die Tomaten hinzufügen. Großzügig mit Salz und Pfeffer würzen und den Salat gründlich wenden.

Den Bohnensalat auf einem Teller anrichten und mit Entenstreifen belegen.

PUTENBÄLLCHEN IN TOMATENSAUCE

Dieses Rezept zählt nach wie vor zu meinen beliebtesten Videos. Die Käsesauce schmeckt auch zu Fleischbällchen aus Rinderhack sehr gut. Wenn noch Gemüse im Kühlschrank herumliegt – immer rein damit!

1 Portion

ZUM VORKOCHEN
GUT EINZUFRIEREN

ZUTATEN

- **1/2 EL Kokosöl**
- **1/2 rote Zwiebel, gehackt**
- **1 rote oder gelbe Paprika, entkernt und in dünnen Streifen**
- **1/2 Zucchini, gewürfelt**
- **300 g Hackbällchen aus Putenfleisch (bratfertig vorbereitet, aus dem Supermarkt)**
- **1 Dose stückige Tomaten (400 g)**
- **20 g Feta, zerbröselt**
- **1/2 Bund Petersilie, ohne Stängel, grob gehackt (nach Geschmack)**

ZUBEREITUNG

Das Kokosöl in einer großen Pfanne auf mittlerer bis hoher Stufe erhitzen. Zwiebelwürfel, Paprika und Zucchini hinzufügen und alles etwa zwei Minuten anbraten, bis das Gemüse weich wird.

Die Hitze auf die höchste Stufe stellen und die Fleischbällchen in die Pfanne geben. In zwei bis drei Minuten von allen Seiten knusprig braun braten.

Die Tomaten hinzufügen, alles aufkochen, dann fünf Minuten auf kleiner Stufe köcheln lassen, bis die Fleischbällchen vollständig gar sind. Sicherheitshalber das größte halbieren: Das Fleisch soll nirgendwo mehr rosa sein.

Die Pfanne vom Herd nehmen, den Feta darüberkrümeln und nach Geschmack mit Petersilie bestreuen.

★ TOP-TIPP

Natürlich können Sie auch einfach frisches Putenhackfleisch mit Salz und Pfeffer sowie getrocknetem Oregano, Petersilie oder Cajungewürz würzen, gut durchkneten und selbst zu Fleischbällchen beliebiger Größe formen.

LAMMKOFTAS MIT GRIECHISCHEM SALAT

2 Portionen

ZUM VORKOCHEN
GUT EINZUFRIEREN
(nur die Koftas, nicht der Salat)

ZUTATEN

- 350 g mageres Lammfleisch, gehackt
- 2 TL gemahlener Zimt
- 2 TL gemahlener Kreuzkümmel
- 4 Frühlingszwiebeln, in feinen Ringen
- 2 Knoblauchzehen, fein gehackt
- Salz und Pfeffer
- 1/2 Salatgurke, grob gehackt
- 1 große Tomate, grob gehackt
- 16 schwarze Oliven
- 1 Schuss Sherryessig
- 1 kleine Handvoll Minzblättchen zum Anrichten (nach Geschmack)

Ein feines Sommergericht, perfekt für den Grillabend. Der knackig frische Salat unterstreicht das würzige Fleischaroma. Natürlich kann man statt Lamm auch Rindfleisch verwenden.

ZUBEREITUNG

Den Grill auf höchster Stufe vorheizen.

Das Lammfleisch in eine Schüssel füllen, mit Zimt, Kreuzkümmel, Knoblauch, Salz und Pfeffer würzen und gründlich durchkneten, am besten mit der Hand.

Die Fleischmischung in vier gleich großen Portionen gleichmäßig um vier Schaschlikspieße wickeln und auf die Grillpfanne oder ein Backblech legen (bei Zubereitung unter dem Backofengrill). Die Koftas von jeder Seite fünf Minuten goldbraun grillen, bis sie vollständig gar sind.

In der Zwischenzeit die Gurkenwürfel in eine Schüssel füllen und mit Tomatenwürfeln, Oliven und Essig mischen. Den Salat zu den frischen Koftas servieren und nach Geschmack mit ein wenig Minze verzieren.

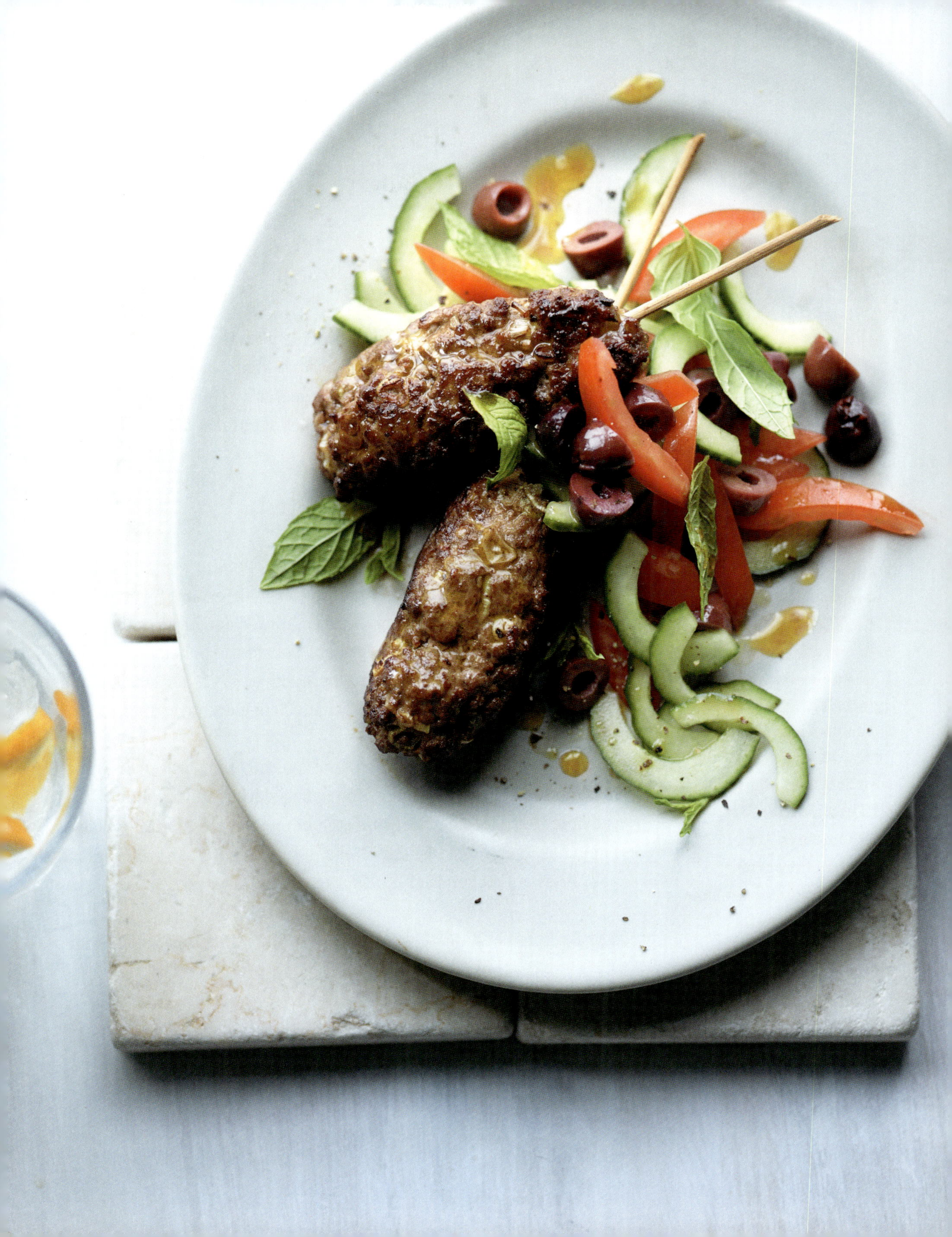

PUTEN-MOUSSAKA

4 Portionen

DAUERT ETWAS LÄNGER
ZUM VORKOCHEN
GUT EINZUFRIEREN

ZUTATEN

- 3 Auberginen, in 5 mm dicken Längsscheiben
- 100 ml Olivenöl (ungefähr)
- Salz und Pfeffer
- 1 große rote Zwiebel, gewürfelt
- 3 Knoblauchzehen, fein gehackt
- 1 kg Putenhackfleisch
- 1 TL gemahlener Zimt
- 1 EL Tomatenmark
- 300 ml Hühnerbrühe
- 2 EL getrockneter Oregano
- 2 Kugeln Mozzarella (etwa 250 g)
- 4 EL fein geriebener Parmesan
- 1 Bund Petersilie, ohne Stängel, grob gehackt

Gegrillte Aubergine ist praktisch unschlagbar. In dieser Moussaka wird sie zum Partyhit. Das Beste daran: Man kann alles gut vorab vorbereiten, hat also keinen Zeitdruck. Insgesamt nimmt die Zubereitung 75 Minuten in Anspruch, schmort dabei allerdings die meiste Zeit im Ofen vor sich hin.

ZUBEREITUNG

Den Grill auf höchster Stufe vorheizen. Die Auberginenscheiben in einer Lage auf einem Backblech ausbreiten, mit etwas Olivenöl beträufeln und mit Salz und Pfeffer würzen. Unter den Grill schieben und von jeder Seite zwei Minuten grillen. Sobald die Scheiben weich werden und leicht schrumpelig aussehen, auf einen Teller legen und mit der nächsten Lage wiederholen, bis alle Scheiben fertig sind.

Etwas Olivenöl in einem großen Topf auf mittlerer bis hoher Stufe erhitzen. Die Zwiebel und den Knoblauch darin drei bis vier Minuten weich braten. Auf höchste Stufe stellen und das Hackfleisch sowie den Zimt, das Tomatenmark, den Oregano und die Hühnerbrühe hinzufügen. Alles aufkochen und 20 Minuten köcheln lassen.

Den Backofen auf 190°C vorheizen (Umluft 170°C, Gas Stufe 5).

Ein Viertel der Hackfleischsauce in eine Auflaufform füllen. Eine halbe Kugel Mozzarella in Stücke reißen und darüber verteilen, dann ein Drittel der gegrillten Auberginenscheiben darauf verteilen (sie dürfen gern leicht überlappen). Dieses Vorgehen wiederholen, bis der Auflauf drei Lagen Fleisch und drei Lagen Aubergine umfasst. Zuletzt den Rest Hackfleischsauce daraufgeben.

Alles mit Parmesan bestreuen und die Moussaka in etwa 30 Minuten im Ofen goldbraun backen. Herausnehmen und vor dem Servieren mit frischer Petersilie bestreuen.

JOE'S CHICKEN PIE

Auflauffans werden von diesem Rezept nicht enttäuscht sein. Es ist zwar eher eine Schlank-in-60-Minuten-Variation, aber so köstlich, dass der Extraaufwand jede Minute wert ist. Dank Sahne und Butter schmeckt es zudem unglaublich gut.

4 Portionen

DAUERT ETWAS LÄNGER
ZUM VORKOCHEN
GUT EINZUFRIEREN

ZUTATEN

- 2 große Stückchen Butter
- 1 große Stange Lauch, gewaschen und in 2 cm großen Stücken
- 200 g Champignons, grob gehackt
- 1 kg Hähnchenbrustfilet, in mundgerechten Stücken
- 250 ml Hühnerbrühe
- 1 EL Maismehl
- 100 ml süße Sahne
- 2 große Handvoll junger Spinat
- 6 Scheiben Blätterteig
- etwas Olivenöl
- Salat oder Gemüse als Beilage

ZUBEREITUNG

Den Backofen auf 190°C vorheizen (Umluft 170°C, Gas Stufe 5).

Die Butter in einer großen Pfanne auf mittlerer bis hoher Stufe erhitzen. Den Lauch und die Pilze hinein geben und in zwei bis drei Minuten leicht weich braten. Auf höchste Stufe stellen, das Hühnerfleisch hinzufügen und weitere zwei Minuten mitbraten (das Fleisch ist bis dahin noch nicht gar). Danach die Hühnerbrühe hinzugießen und alles zum Köcheln bringen.

Parallel dazu das Maismehl mit zwei Esslöffeln Wasser glatt rühren. Mit der Sahne in den Topf gießen und unter Rühren erneut aufkochen, bis die Sauce andickt. Vom Herd nehmen, den Spinat unterziehen und alles in eine Auflaufform (28 cm x 15 cm) gießen. Etwas abkühlen lassen.

Ein Stück Blätterteig grob zerkrümeln – dabei gibt es keine „richtige" Methode! Den zerkrümelten Blätterteig auf den Auflauf legen und das Vorgehen mit den restlichen Scheiben wiederholen.

Den Teig mit Olivenöl beträufeln und dann 20 Minuten im Ofen backen. Danach sollte der Blätterteig schön knusprig und stellenweise goldbraun sein.

Als Beilage gibt es frischen Salat oder Gemüse nach Wahl.

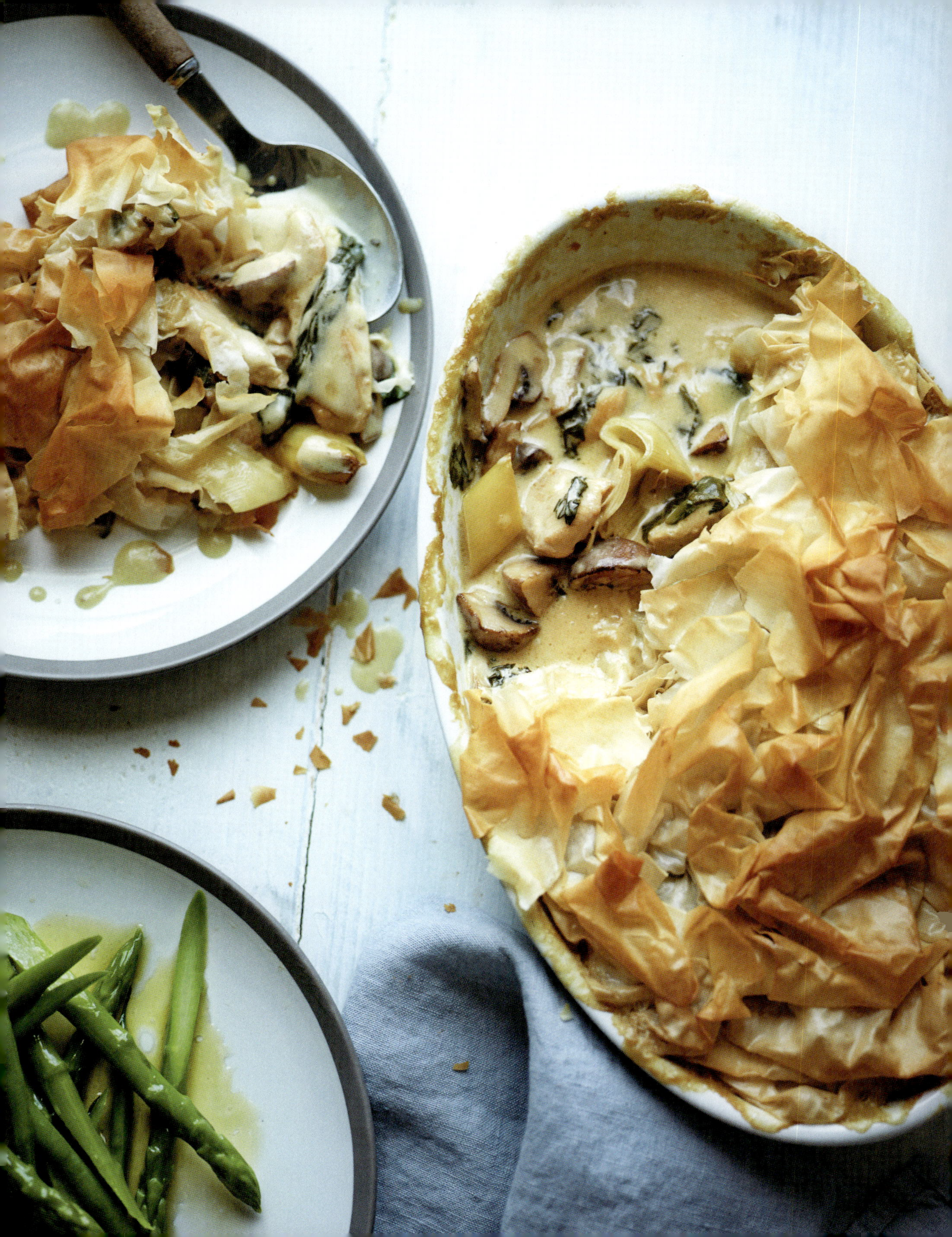

4

POST-WORKOUT-REZEPTE MIT MEHR KOHLENHYDRATEN

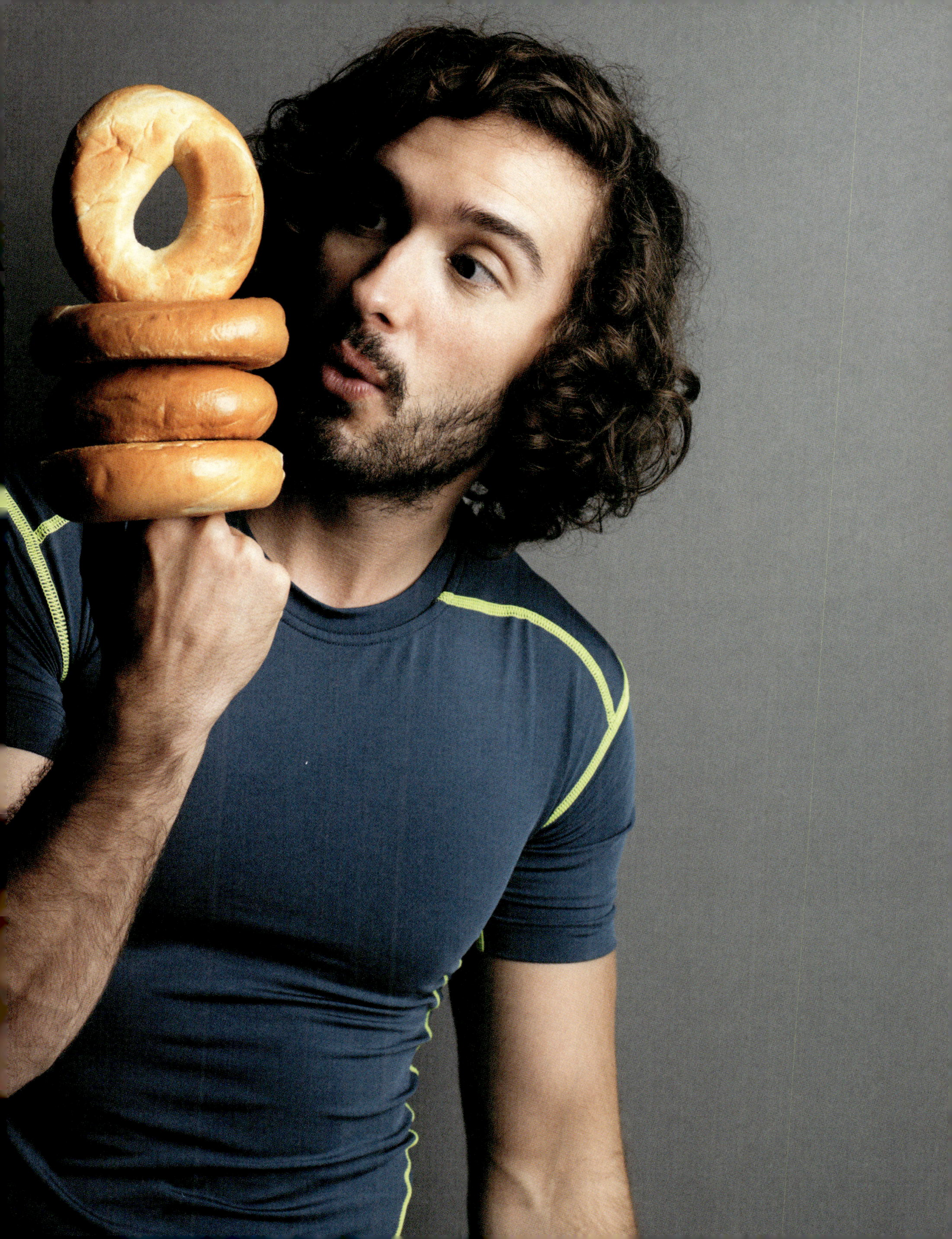

HAFERJOGHURT MIT BANANE UND BEEREN

1 Portion

ZUTATEN

1 Banane, grob gehackt
75 g Vollmilchjoghurt
250 ml Mandelmilch
1 Messlöffel (30 g) Proteinpulver Erdbeer
100 g Haferflocken
1 Handvoll Pistazien und frische Beeren zum Anrichten

Ein schnelles sommerliches Frühstück für alle, die nach dem Frühsport frische Energie für den Tag brauchen. Am besten am Vorabend zubereiten!

ZUBEREITUNG

Die Banane mit dem Joghurt, der Mandelmilch und dem Proteinpulver im Mixer gleichmäßig pürieren. Die Mischung in eine Schüssel gießen und die Haferflocken einrühren. Zugedeckt mindestens vier Stunden – am besten über Nacht – in den Kühlschrank stellen.

Vor dem Essen mit Pistazien oder anderen Nüssen und frischen Beeren bestreuen.

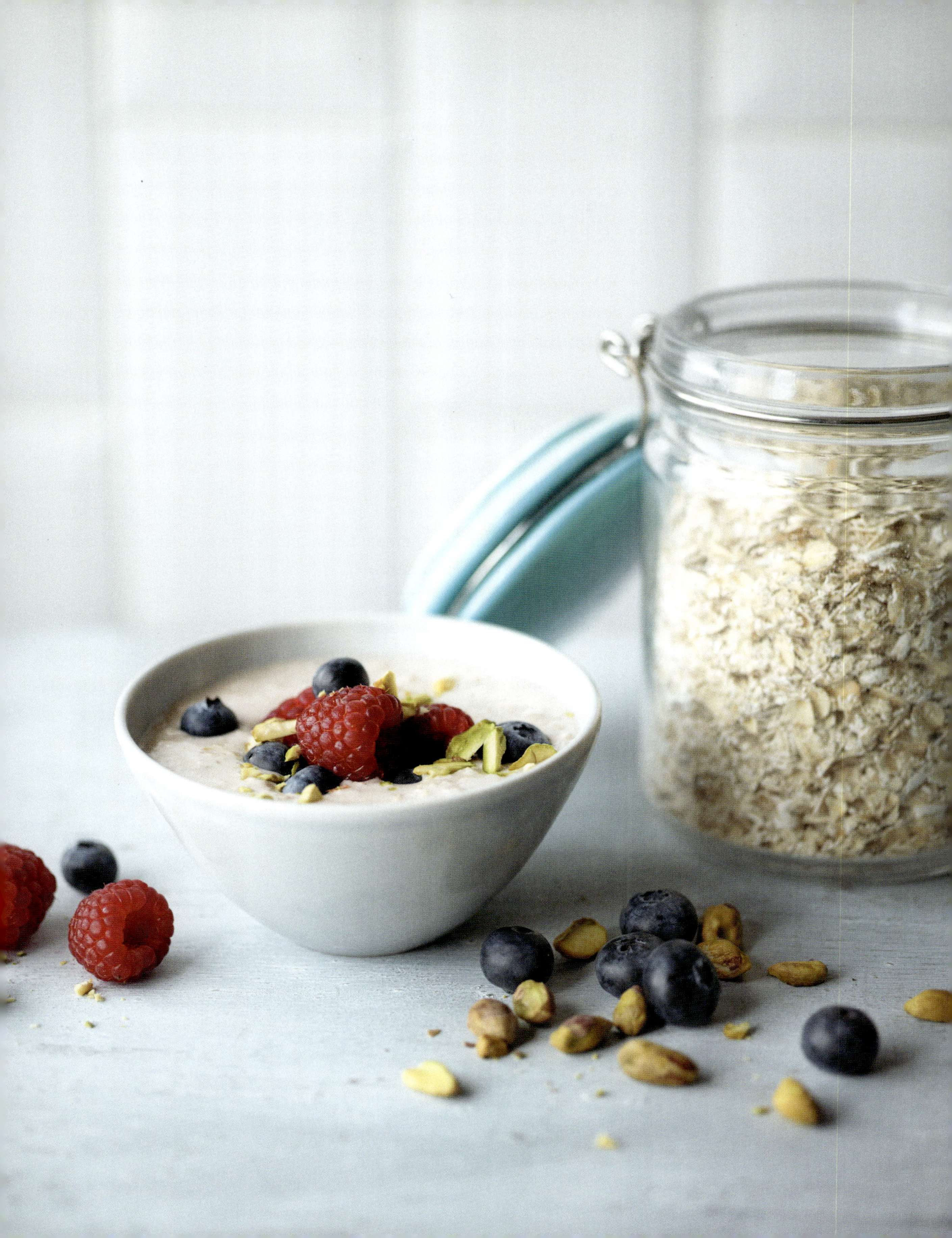

BIG MCLEAN

1 Portion

Der Gedanke an einen dicken McLean nach dem Training verleiht bei den letzten Wiederholungen Flügel. Pochierte Eier gelingen mit möglichst frischen Eiern am besten.

ZUTATEN

- 2 Eier
- 2 TL Kokosöl
- 5 Kirschtomaten
- 2 großzügige Handvoll junger Spinat
- 1 großes Hamburgerbrötchen
- 240 g gekochter Schinken, fein aufgeschnitten, ohne Fettränder
- 1 rote Chili, in feinen Streifen (freiwillig)

ZUBEREITUNG

Einen Topf Wasser zum Kochen bringen. Die Eier vorsichtig in das heiße Wasser aufschlagen und herunterschalten, bis das Wasser nur noch ganz leicht blubbert. Die Eier etwa vier Minuten kochen (dann ist das Eigelb noch weich), mit einem Schaumlöffel herausheben und auf Küchenkrepp abtropfen lassen.

In der Zwischenzeit das Kokosöl in einer großen Pfanne auf mittlerer bis hoher Stufe erhitzen. Die Tomaten hinzufügen und im heißen Öl ein bis zwei Minuten anbraten, bis sie leicht angebräunt sind und Blasen werfen. Den Spinat hinzufügen und unterrühren, bis er zusammenfällt. Dann die Pfanne vom Herd nehmen.

Die Brötchenhälften anrösten, mit gekochtem Schinken belegen, den Tomatenspinat darauflöffeln und die zwei Eier obenauf setzen. Nach Geschmack mit Chili garnieren und frisch genießen.

PROTEINPFANNKUCHEN FÜR CHAMPIONS

1 Portion

ZUTATEN

1 Banane, grob gehackt
1 Messlöffel (30 g) Proteinpulver Vanille
1 Ei
25 g Haferflocken
1 EL Kokosöl
Vollmilchjoghurt oder griechischer Joghurt und frische Beeren zum Anrichten

Foto Seite 117

Pfannkuchen futtern und schlank werden? Na klar! Diese Küchlein sind geradezu verboten lecker, aber nach dem Workout einfach perfekt. Nur zu – Sie haben es sich verdient.

ZUBEREITUNG

Die Banane mit Proteinpulver, Ei und Haferflocken zu einem Rührteig verarbeiten.

Die Hälfte des Kokosöls in einer beschichteten Pfanne auf mittlerer Stufe erhitzen. Den Teig in kleinen Mengen in die Pfanne geben – ich mache aus der Hälfte der Gesamtmenge normalerweise drei kleine Pfannkuchen auf einmal. Eine Minute pro Seite backen, aus der Pfanne nehmen und mit dem restlichen Öl und Teig wiederholen.

Zum Servieren mit etwas Joghurt und ein paar Beeren garnieren (siehe Bild auf der nächsten Seite).

BLAUBEER-BANANENSHAKE

1 Portion

ZUTATEN

75 g Haferflocken
1 große Handvoll Blaubeeren
1 Handvoll Eiswürfel
1 Banane, grob gehackt
1 Messlöffel (30 g) Proteinpulver Vanille oder Erdbeer
1 EL Chiasamen
250 ml Kokoswasser oder Wasser

Eine großartige Möglichkeit, um eine geballte Ladung Vitamine zu sich zu nehmen, und noch dazu leicht zuzubereiten und gut zu transportieren (perfekt für den Weg zur Arbeit). Ich empfehle einen guten Mixer: Er ist sein Geld auf jeden Fall wert! Proteinshakes sind hin und wieder absolut in Ordnung, allerdings sollten sie frische Zutaten nicht komplett ersetzen. Die Mischung macht's!

ZUBEREITUNG

Alle Zutaten gleichmäßig im Mixer pürieren.

★ TOP-TIPP

Chiasamen waren bei den alten Azteken und Mayas eine hochgeschätzte Energiequelle. Das Wort „Chia" ist das alte Mayawort für „Stärke". Lassen Sie sich von der Winzigkeit nicht täuschen. Die nährstoffreichen Samen sind mit ihren vielen Fasern, Proteinen und Antioxidantien echte Kraftpakete.

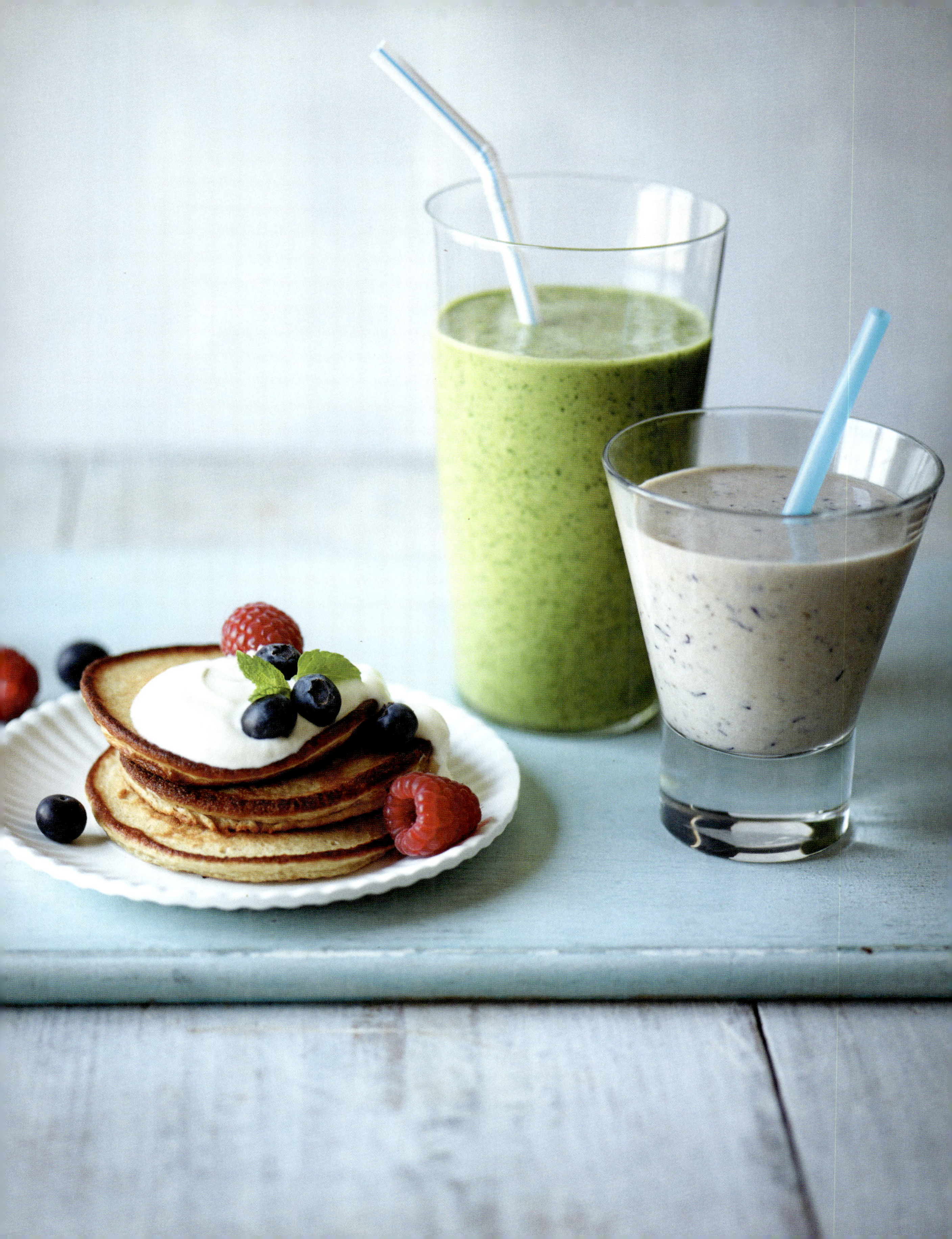

HULK SMOOTHIE

1 Portion

Grün und gut! Ich schäle Äpfel nicht, weil die Schale viele Nährstoffe enthält, aber diese Entscheidung bleibt Ihnen überlassen. Hauptsache, es schmeckt!

ZUTATEN

- 200 ml Mandelmilch
- 1 Granny Smith-Apfel, entkernt und grob gehackt
- 2 große Handvoll junger Spinat (120 g)
- 1 Messlöffel (30 g) Proteinpulver Vanille
- 75 g Haferflocken

Foto Seite 117

ZUBEREITUNG

Alle Zutaten mit etwas Eis in den Mixer geben und gleichmäßig pürieren.

HÜHNERTOPF MIT FRÜHKARTOFFELN

1 Portion

ZUTATEN

200 g Frühkartoffeln
1/2 EL Kokosöl
200 g Hähnchenbrustfilet ohne Haut, in 1 cm dicken Streifen
4 Frühlingszwiebeln in Ringen
75 g Zuckerschoten
1 Ei
1 TL Paprikapulver, geräuchert
2 große Handvoll junger Spinat
1 Prise Chiliflocken (nach Geschmack)

Herumstehen und warten, bis die Kartoffeln endlich fertig sind? Nein, danke. In der Mikrowelle geht es doppelt so schnell. Dieses Gericht hält nach dem Workout Leib und Seele zusammen und stillt jeden Bärenhunger.

ZUBEREITUNG

Die Kartoffeln mit einer Gabel anstechen und bei 900 Watt in der Mikrowelle acht Minuten garen.

In der Zwischenzeit das Öl auf mittlerer bis hoher Stufe in einer großen Pfanne zerlassen. Das Huhn unter gelegentlichem Wenden zwei Minuten darin anbraten, bis es größtenteils angebräunt ist. Die Zwiebelringe und die Zuckerschoten hinzufügen und eine Minute mitbraten, dann die Pfanne vom Herd nehmen. Die Kartoffeln brauchen noch vier Minuten – das reicht glatt für einen letzten Satz Liegestütze!

Einen Topf Wasser zum Kochen bringen. Das Ei vorsichtig ins heiße Wasser aufschlagen, dann die Hitze herunterschalten, bis das Wasser nur noch leicht blubbert. Nach vier Minuten sollte das Eiweiß fest, das Eigelb aber noch flüssig sein. Das Ei vorsichtig mit einem Schaumlöffel aus dem Wasser heben und auf Küchenkrepp abtropfen lassen.

Sobald die Kartoffeln fertig sind, vorsichtig halbieren, größere vierteln (wenn sie sehr heiß sind, am besten Messer und Gabel verwenden). Die Pfanne erneut stark erhitzen und die Kartoffeln darin ohne Wenden drei bis vier Minuten anbraten, bis sie anbräunen. Paprikapulver und Spinat hinzufügen und alles gleichmäßig durchrühren, bis der Spinat zusammengefallen ist.

Das Fleisch darauf anrichten, das pochierte Ei obenauf setzen und nach Geschmack alles mit ein paar Chiliflocken abrunden.

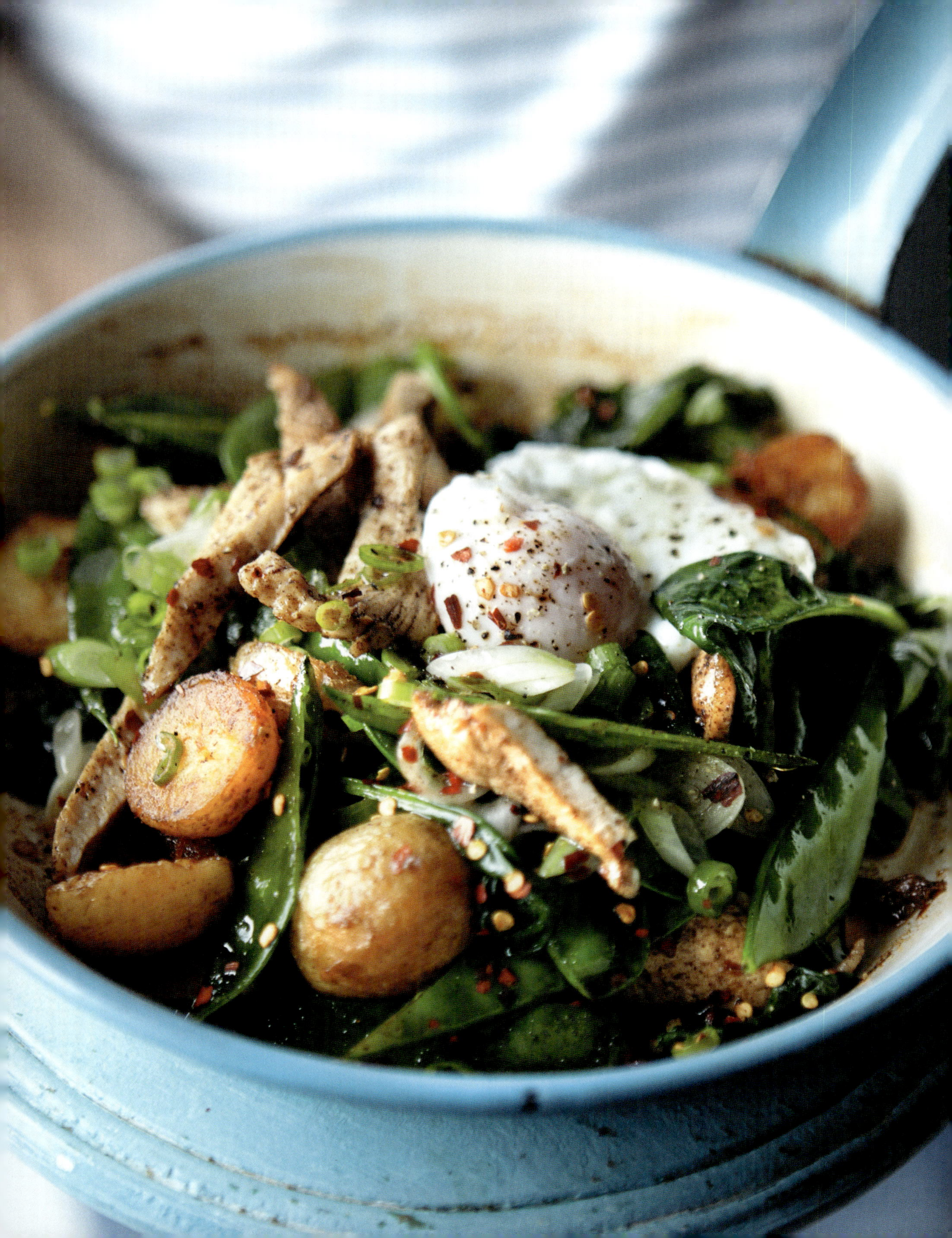

SCHICHT-BAGEL

1 Portion

ZUTATEN

- 1 Ei
- 1 normaler Bagel
- 2 TL Chipotlepaste oder Barbecuesauce
- 1 EL griechischer Joghurt, Vollfettstufe
- 1 große Handvoll Rucola
- 1 Tomate, in Scheiben
- 150 g gekochter Putenschinken oder aufgeschnittene Hähnchenbrust
- 75 g Roastbeef, aufgeschnitten

Lang lebe der Schicht-Bagel! Meine Teilnehmer sind in der Regel ganz wild auf diesen Post-Workout-Bagel. Vielleicht weil sie das Gefühl haben, damit etwas Verbotenes zu tun – doch, wie ich schon sagte, gleich nach dem Training hat man sich die Kohlenhydrate wirklich verdient. Schuldgefühle sind fehl am Platz. Man sollte nur bitte hochwertigen Aufschnitt verwenden, kein billiges Formfleisch. Wer keine Lust hat, sein Ei zu pochieren, kann es einfach kochen und in Scheiben schneiden.

ZUBEREITUNG

Einen Topf Wasser zum Kochen bringen. Das Ei vorsichtig ins heiße Wasser aufschlagen, dann die Hitze herunterschalten, bis das Wasser nur noch leicht blubbert. Nach vier Minuten sollte das Eiweiß fest, das Eigelb aber noch flüssig sein. Das Ei vorsichtig mit einem Schaumlöffel aus dem Wasser heben und auf Küchenkrepp abtropfen lassen.

Den Bagel halbieren und knusprig braun toasten oder grillen.

Den getoasteten Bagel gleichmäßig mit der Chipotlepaste oder Barbecuesauce und dem Joghurt bestreichen. Dann beginnt der Schichtaufbau: zuerst Tomate und Rucola, dann Putenschinken oder Huhn und Roastbeef und obenauf das pochierte Ei. Zuletzt die zweite Hälfte des Bagels aufsetzen und gleich genießen.

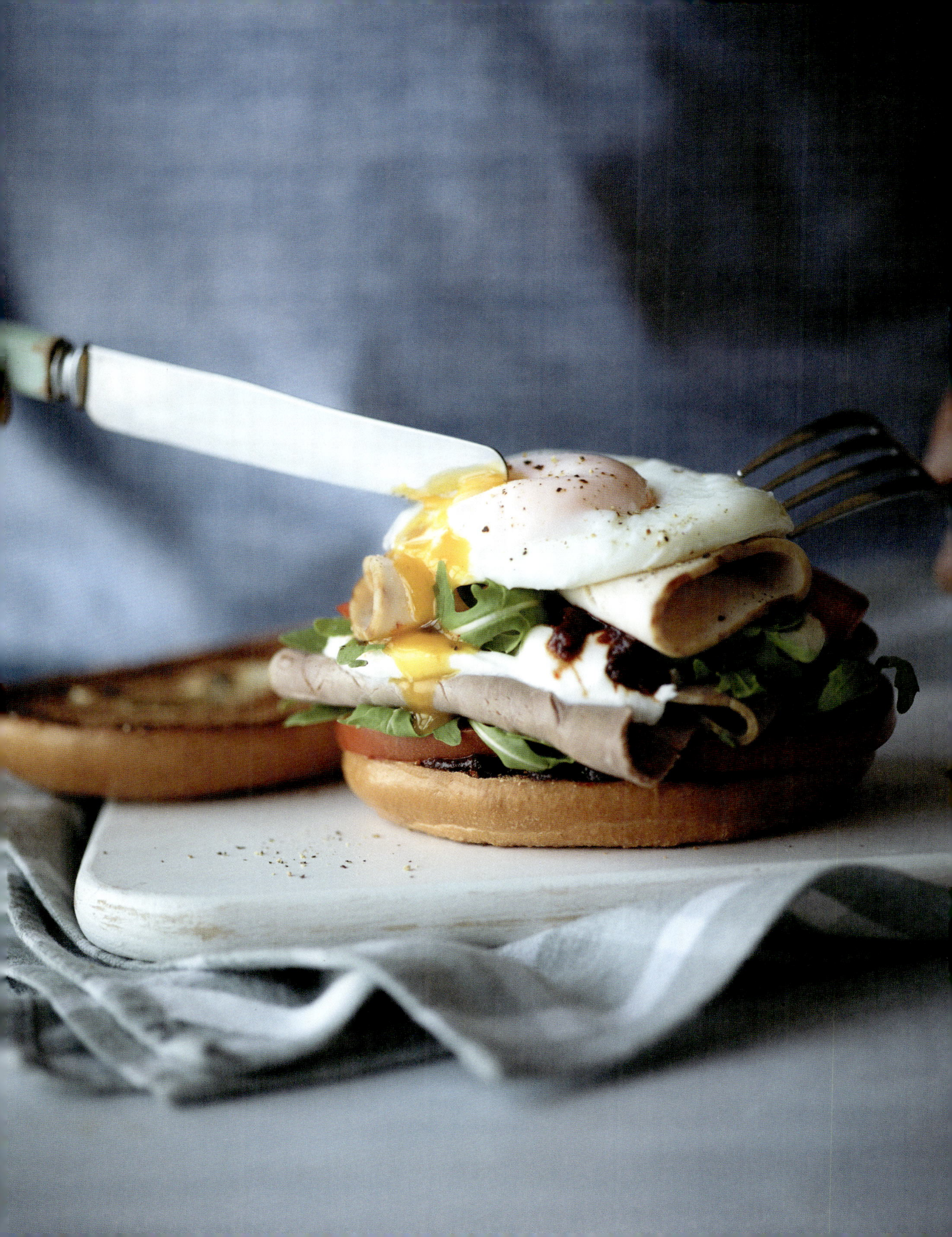

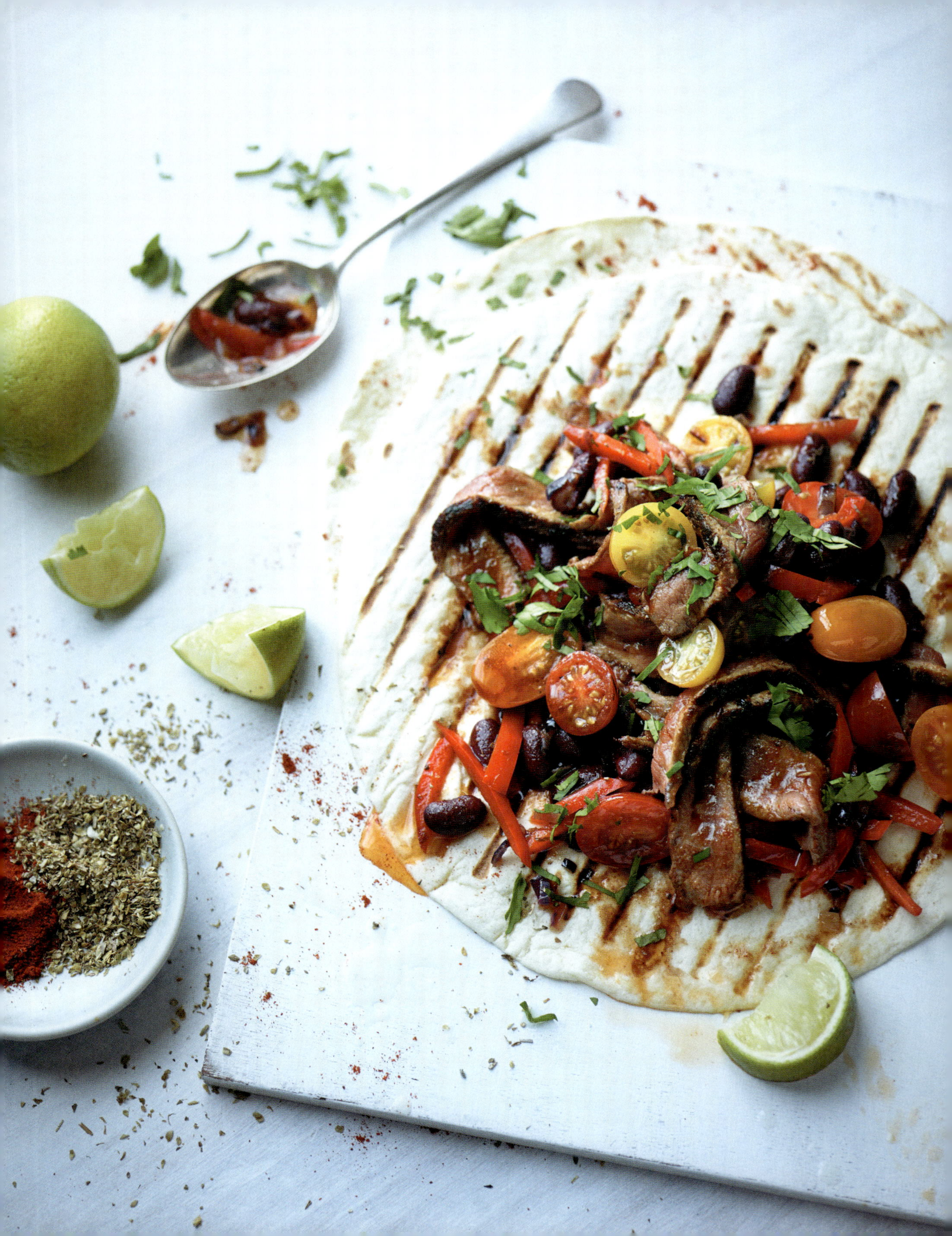

MONSTER-BURRITO

Nach dem Workout kommen die Kohlenhydrate gerade recht. Für diesen Monsterburrito braucht man beide Hände. Er macht garantiert satt und lässt sich gut zur Arbeit mitnehmen. Zur Abwechslung kann man auch Huhn statt Rind oder Pitas statt Tortillas verwenden.

2 Portionen

ZUM VORKOCHEN

ZUTATEN

- 1 EL Kokosöl
- 500 g Hüftsteak oder Sirloin Steak, ohne sichtbare Fettränder und in 1 cm dicken Streifen
- 1 rote Zwiebel, grob gehackt
- 1 rote Paprika, entkernt und in Streifen
- 1 Knoblauchzehe, fein gehackt
- 1 TL Paprikapulver
- 1 TL getrockneter Oregano
- 6 Kirschtomaten, grob gehackt
- Salz und Pfeffer
- 1 Dose Kidneybohnen (240 g Abtropfgewicht), abgetropft und abgespült
- 2 große Tortillawraps
- 1 kleines Bund Koriander, nur die Blätter, grob gehackt
- 1 Spritzer Limettensaft

ZUBEREITUNG

Das Kokosöl in einer großen Pfanne auf hoher Stufe erhitzen. Die Steakstreifen ein bis zwei Minuten anbraten und dabei einige Male wenden. Die Zwiebel, die Paprika und den Knoblauch hinein geben und ein bis zwei Minuten mitbraten. Paprika, Oregano und Tomaten hinzufügen, mit Salz und Pfeffer würzen, alles unterheben und eine Minute erhitzen. Die Kidneybohnen dazugeben und eine Minute miterwärmen.

Je eine Hälfte der Füllung auf einen Wrap setzen, mit Koriander bestreuen und etwas Limettensaft darüber träufeln. Zusammenrollen und am besten gleich heiß verzehren (schmeckt aber auch kalt!).

SÜSSKARTOFFEL MIT CHILI

1 Portion

ZUM VORKOCHEN
(das Chili, nicht die Süßkartoffel)

ZUTATEN

- **1 Süßkartoffel**
- **2 TL Kokosöl**
- **3 Frühlingszwiebeln, in feinen Ringen**
- **250 g fettarmes Rinderhack (Tatar)**
- **1 TL gemahlener Kreuzkümmel**
- **1 TL geräuchertes Paprikapulver**
- **2 TL Tomatenmark**
- **175 g Kidneybohnen aus der Dose, abgetropft und abgespült**
- **100 ml Rinderbrühe**
- **1 EL griechischer Joghurt, Vollfettstufe**

Süßkartoffeln zählen zu meinen Lieblingskohlenhydraten. In Kombination mit einem schnellen Rindfleischchili machen sie auch optisch viel her. Damit das 15-Minuten-Konzept aufgeht, gare ich die Kartoffel in der Mikrowelle – Sie dürfen Ihre Kartoffel aber gern kochen oder im Ofen backen.

ZUBEREITUNG

Die Süßkartoffel einige Male mit einer Gabel einstechen und dann bei 900 Watt fünf Minuten in die Mikrowelle geben. 30 Sekunden ruhen lassen, dann noch einmal drei bis vier Minuten garen. Locker mit Alufolie abdecken und bis zur Verwendung beiseitestellen.

In der Zwischenzeit das Kokosöl auf hoher Stufe in einer großen Pfanne zerlassen. Die Frühlingszwiebeln und das Hackfleisch hinein geben, vier Minuten anbraten und beim Rühren alle größeren Brocken Hackfleisch aufbrechen. Sobald das Fleisch angebräunt ist, mit Kreuzkümmel und Paprika würzen und weitere 30 Sekunden garen. Jetzt das Tomatenmark hinzufügen. Wieder 30 Sekunden braten, dann die Kidneybohnen und die Brühe dazugeben. Zum Köcheln bringen und eine Minute zusammen garen.

Die Süßkartoffel halbieren und mit dem Chili und etwas Joghurt anrichten.

★ Dazu gibt es eine große Portion grünes Gemüse nach Wahl wie Grünkohl, Brokkoli, Zuckerschoten oder grüne Bohnen.

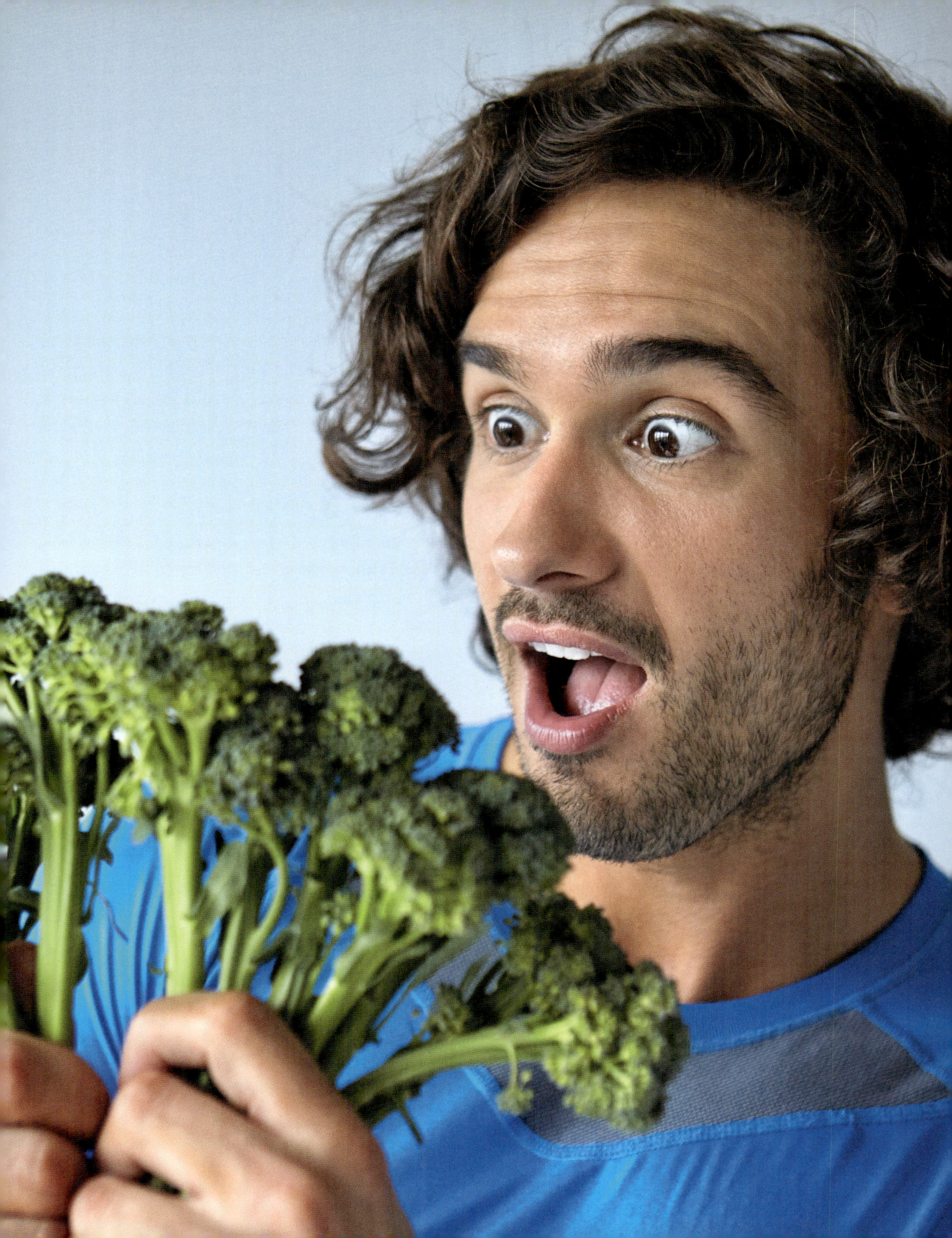

GARNELENPFANNE MIT NUDELN

1 Portion

ZUM VORKOCHEN

ZUTATEN

- 1/2 EL Kokosöl
- 3 Frühlingszwiebeln, in feinen Ringen
- 1 Knoblauchzehe, fein gehackt
- 200 g rohe Garnelen, geschält
- 50 g Zuckerschoten, längs halbiert
- 3 Maiskölbchen, längs halbiert
- 4 Zwergbäumchen (Brokkoli mit langen, dünnen Stängeln, dickere Stängel längs halbiert oder geviertelt)
- 200 g wokfertige Nudeln
- 2 EL helle Sojasauce
- 1 EL Fischsauce

Rundum natürlich gut. Ein Wok, kein großes Pipapo und der perfekte Anlass, ein paar Zwergbäumchen einzuschmuggeln. Das Gericht schmeckt auch als Salat, also lohnt es sich, gleich die doppelte Menge zuzubereiten und die andere Hälfte anderntags für die Mittagspause mitzunehmen.

ZUBEREITUNG

Das Kokosöl in einem Wok oder einer großen Pfanne auf mittlerer bis hoher Stufe erhitzen. Die Frühlingszwiebeln und den Knoblauch hinzufügen und eine Minute anbraten. Die Garnelen dazugeben und eine weitere Minute mitbraten.

Die Erbsen, die Maiskölbchen und den Brokkoli sowie zwei Esslöffel Wasser hinzufügen. Das Wasser sollte einmal kurz aufkochen, damit das Gemüse im Dampf garen kann. Die Nudeln hinein geben und dabei eventuelle Klumpen mit den Fingern aufbrechen. Mehrfach mit den anderen Zutaten zusammen wenden und eine Minute alles miteinander anbraten, bis die Nudeln warm und weich sind.

Vom Herd nehmen, die Sojasauce und die Fischsauce unterrühren, in einer Schale anrichten und gleich verzehren.

★ TOP-TIPP

Glutenfrei wird die Mahlzeit mit Tamari statt Sojasauce und Reisnudeln anstelle der Instantnudeln.

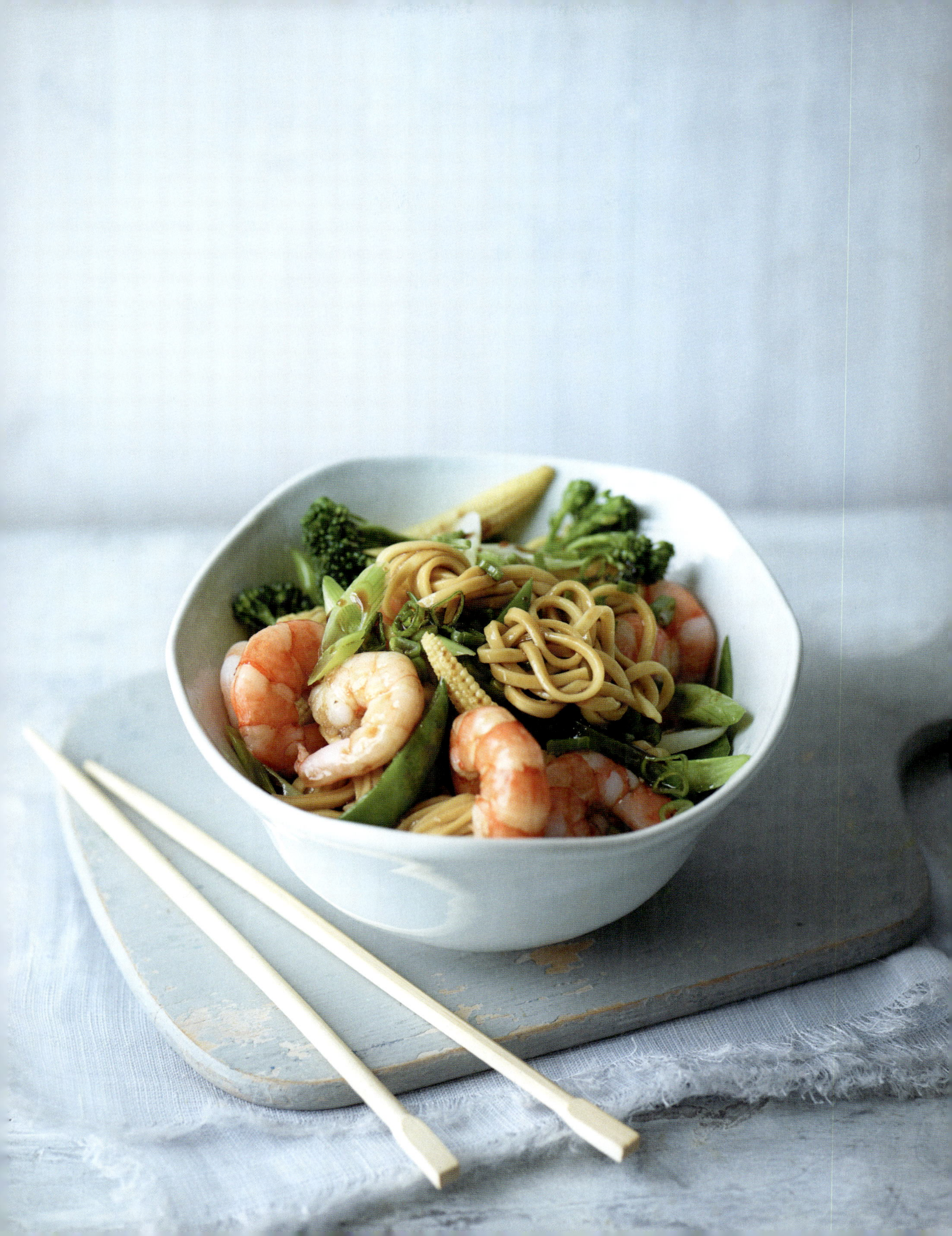

SCHNELLES CURRY MIT REIS

Es muss mal wieder Curry sein, und am liebsten würden Sie etwas beim Inder bestellen? Stopp – das geht auch Marke Eigenbau. Mein Rezept ist keine Fettbombe, schmeckt fantastisch und ist schneller fertig, als der Lieferservice vor der Tür steht. Hühnchen, Schweinefleisch und Pute passen gleichermaßen gut.

1 Portion

ZUM VORKOCHEN

ZUTATEN

1 EL Kokosöl
1 kleine rote Zwiebel, grob gewürfelt
1 Knoblauchzehe, grob gewürfelt
2 cm Ingwer, grob gewürfelt
250 g Hähnchenbrustfilet, in 1 cm dicken Streifen
1/2 rote Paprika, geputzt und in Streifen
1 EL mildes Currypulver
250 g Basmatireis, vorgekocht
1 Handvoll junger Spinat
1 Spritzer Limettensaft

ZUBEREITUNG

Das Kokosöl in einem Wok oder einer großen Pfanne auf mittlerer bis hoher Stufe erhitzen. Die Zwiebel hinein geben, eine Minute braten, dann den Knoblauch und den Ingwer hinzufügen und eine weitere Minute braten. Das Fleisch, die Paprika und die Hälfte des Currypulvers dazugeben und alles zusammen zwei Minuten anbraten.

Den Reis in das Gericht bröseln, zwei Esslöffel Wasser hinein geben und alles zwei Minuten gründlich erhitzen. Inzwischen sollte auch das Huhn komplett gar sein. (Bitte prüfen, indem Sie eines der größeren Stücke einschneiden: Es sollte nirgendwo mehr rosa sein.)

Das restliche Currypulver und den Spinat in die Pfanne geben und wenden, bis der Spinat leicht zusammenfällt und das Currypulver gleichmäßig verteilt ist.

Das Curry in einen tiefen Teller geben und mit einem kräftigen Spritzer Limettensaft abrunden.

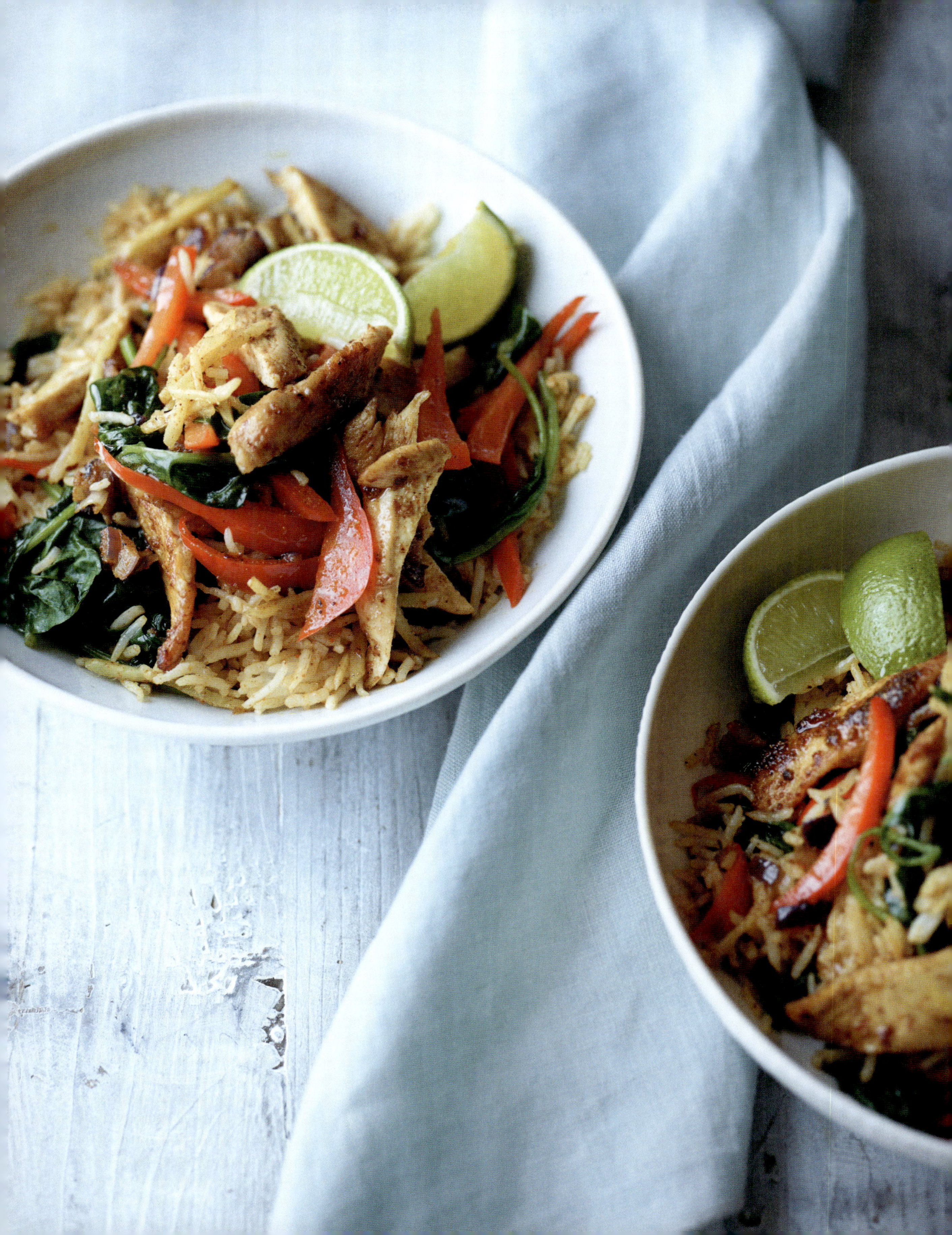

DAS BODY-COACH-CLUB-SANDWICH

1 Portion

ZUM VORKOCHEN

ZUTATEN

- 2 Eier
- Salz und Pfeffer
- 4 dicke Scheiben Brot
- 1 große Tomate, in Scheiben
- 1/2 Kopfsalat, nur die Blätter
- 300 g Bratenaufschnitt oder Kochschinken (ich mag Pute und Vorderschinken)
- 1 große Gewürzgurke als Beilage

Das Body-Coach-Club-Sandwich ist eine feine Sache! Ich halte mich dabei ganz traditionell an Putenaufschnitt und gekochten Schinken, bin aber offen für jegliche Improvisation. Wenn das vierlagige Sandwich zu dick erscheint, können Sie gern eine Lage weglassen und stattdessen ein paar Süßkartoffelfritten dazu futtern (siehe unten).

ZUBEREITUNG

Einen Topf Wasser zum Kochen bringen, die Eier anpieksen, vorsichtig in das Wasser geben und sechs Minuten kochen. Abgießen und unter kaltem Wasser abschrecken, bis die Eier so kalt sind, dass man sie pellen kann. Die Eier in eine kleine Schüssel legen, großzügig salzen und pfeffern und mit einer Gabel zerdrücken.

Das Brot toasten, dann das Sandwich aufbauen: Alle vier Scheiben getoastetes Brot auf der Arbeitsplatte auslegen und mit den zerdrückten Eiern bestreichen. Danach die Tomate, den Salat und den Aufschnitt gleichmäßig auf drei Scheiben verteilen, diese drei Scheiben aufeinander stapeln und die letzte umgedreht obenauf setzen.

In Dreiecke schneiden oder halbieren. Als Beilage gibt es eine Gewürzgurke.

★ TOP-TIPP

Für Süßkartoffelfritten schneiden wir eine große Süßkartoffel längs in Achtel. Die Kartoffelspalten bei 900 Watt vier Minuten in der Mikrowelle garen, dann eine Minute stehen lassen. Einen Esslöffel Kokosöl im Wok erhitzen und die vorgekochten Wedges rundum kross braten. Auf Küchenkrepp abtropfen lassen und salzen.

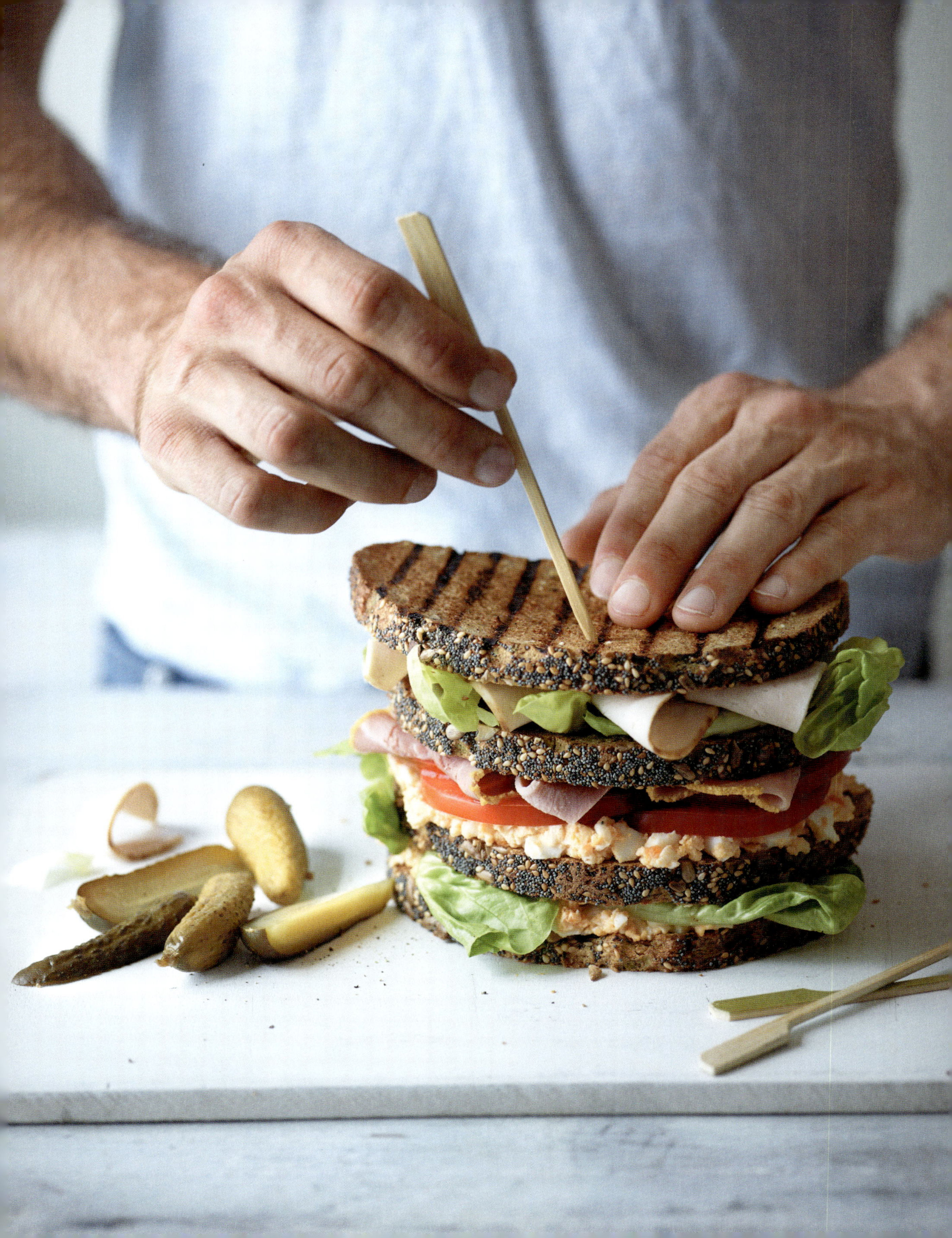

THAIPFANNE MIT RINDFLEISCH

2 Portionen

ZUM VORKOCHEN

ZUTATEN

- 1/2 EL Kokosöl
- 2 Sternanis
- 1 Chilischote, fein gehackt (wer es weniger scharf mag, entfernt die Kerne)
- 2 Knoblauchzehen, fein gehackt
- 3 Frühlingszwiebeln, in feinen Ringen
- 1 Stängel Zitronengras, nur der zarte weiße Teil, in feinen Streifen
- 250 g Hüftsteak oder Sirloin Steak, ohne sichtbare Fettränder, in 1 cm dicken Streifen
- 240 g frische Eiernudeln
- 2 TL Fischsauce
- 1 kleines Bund Koriander, nur die Blätter, grob gehackt
- Saft von 1 Limette

Schnell und überaus aromatisch – die Thaipfanne hat das Zeug zum Lieblingsessen. Wetten, sie steht bald jede Woche auf dem Tisch? Wenn die Eiernudeln zu langweilig werden, kann man auf Instantnudeln ausweichen oder mit Reisnudeln glutenfrei essen.

ZUBEREITUNG

Das Kokosöl im Wok oder in der Pfanne auf hoher Stufe erhitzen. Den Sternanis hinein geben, 30 Sekunden im Öl ziehen lassen, dann wieder entnehmen. Die Chili, den Knoblauch, die Frühlingszwiebeln und das Zitronengras hinzufügen und eine Minute anbraten.

Die Steakstreifen hinzufügen und weitere ein bis zwei Minuten anbraten, bis das Fleisch nahezu gar ist.

Die Nudeln und ein paar Esslöffel Wasser in den Wok geben – der dabei entstehende Dampf trägt dazu bei, die Eiernudeln aufzulockern und zu erwärmen. Alles ein paarmal wenden, bis das Fleisch gar ist und die Nudeln schön heiß sind.

Vom Herd nehmen, mit Fischsauce, Koriander und Limettensaft abschmecken und gleich servieren.

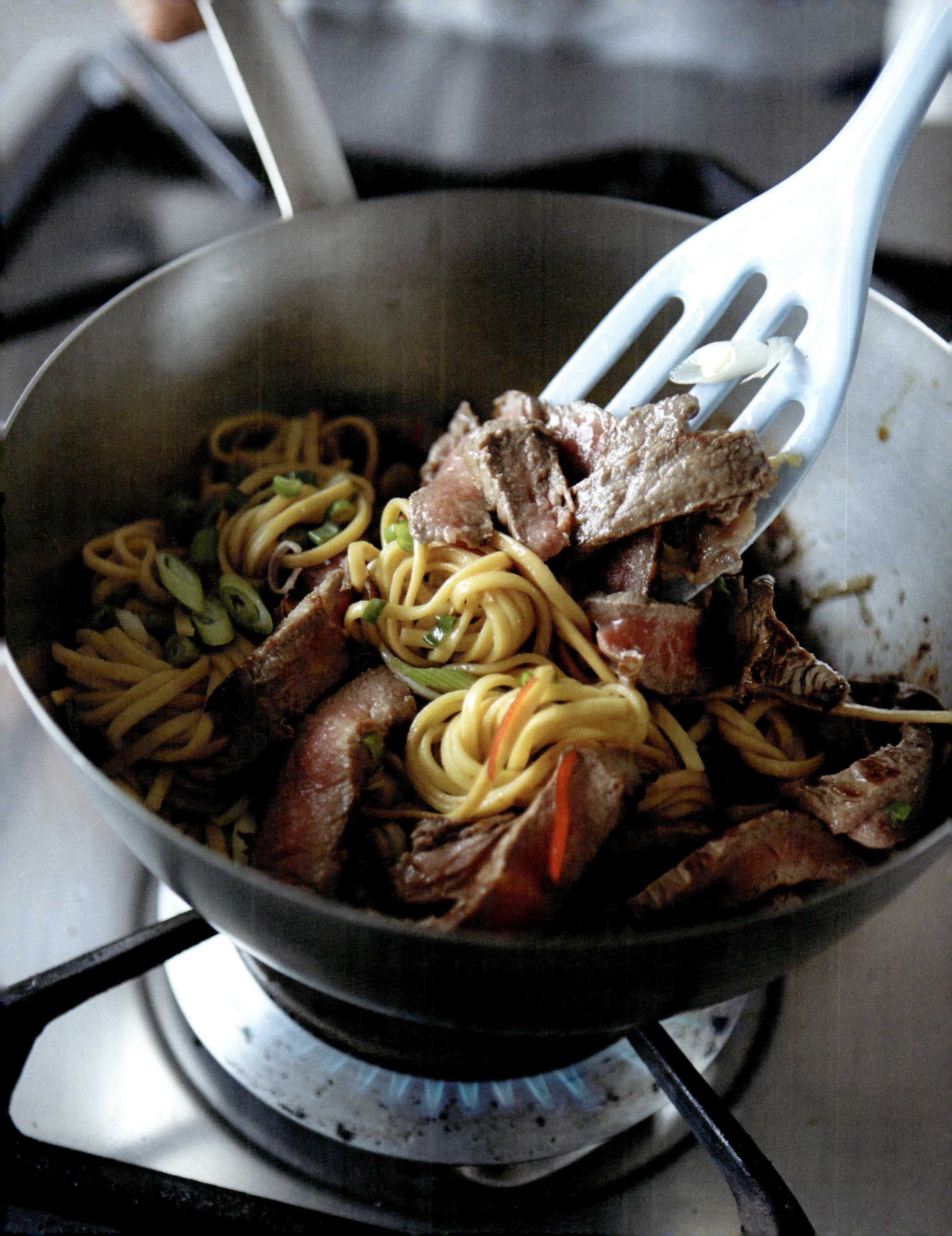

BAHN MI – VIETNAMESISCHES SANDWICH

1 Portion

ZUM VORKOCHEN

ZUTATEN

1/2 EL Kokosöl
1/2 rote Zwiebel, in feinen Ringen
300 g Schweinefilet, in 1 cm dicken Streifen
1 rote Chili, in Streifen (wer es weniger scharf mag, entfernt die Kerne)
3 TL Fischsauce
Saft von 2 Limetten
2 TL Honig
2 TL Sesamöl
1/2 großes Baguette
1 EL Chipotlepaste
1 Salatherz, nur die Blätter
1/4 Salatgurke, entkernt, halbiert, in Scheiben
Minz- und Korianderblätter

Die vietnamesische Originalversion dieses Sandwiches wird mit Schweinelende zubereitet und liefert damit erschwingliche, fettarme Proteine.

ZUBEREITUNG

Das Kokosöl im Wok oder in der Pfanne auf mittlerer bis hoher Stufe erhitzen. Die Zwiebel etwa zwei Minuten anbraten, dann auf höchste Stufe stellen und das Fleisch mit der Chili hinzufügen. Nach zwei bis drei Minuten sollte das Fleisch gar sein (ein größeres Stück anschneiden und prüfen, ob es nicht mehr rosa ist). Die Pfanne vom Herd nehmen und Fischsauce, Limettensaft, Honig und Sesamöl gleichmäßig unterrühren.

Das Baguette längs halbieren und gleichmäßig mit Chipotlepaste bestreichen. Auf die untere Seite des Sandwichs erst den Salat, dann Fleisch, Gurke und frische Kräuter schichten. Die zweite Baguettehälfte daraufklappen, fertig!

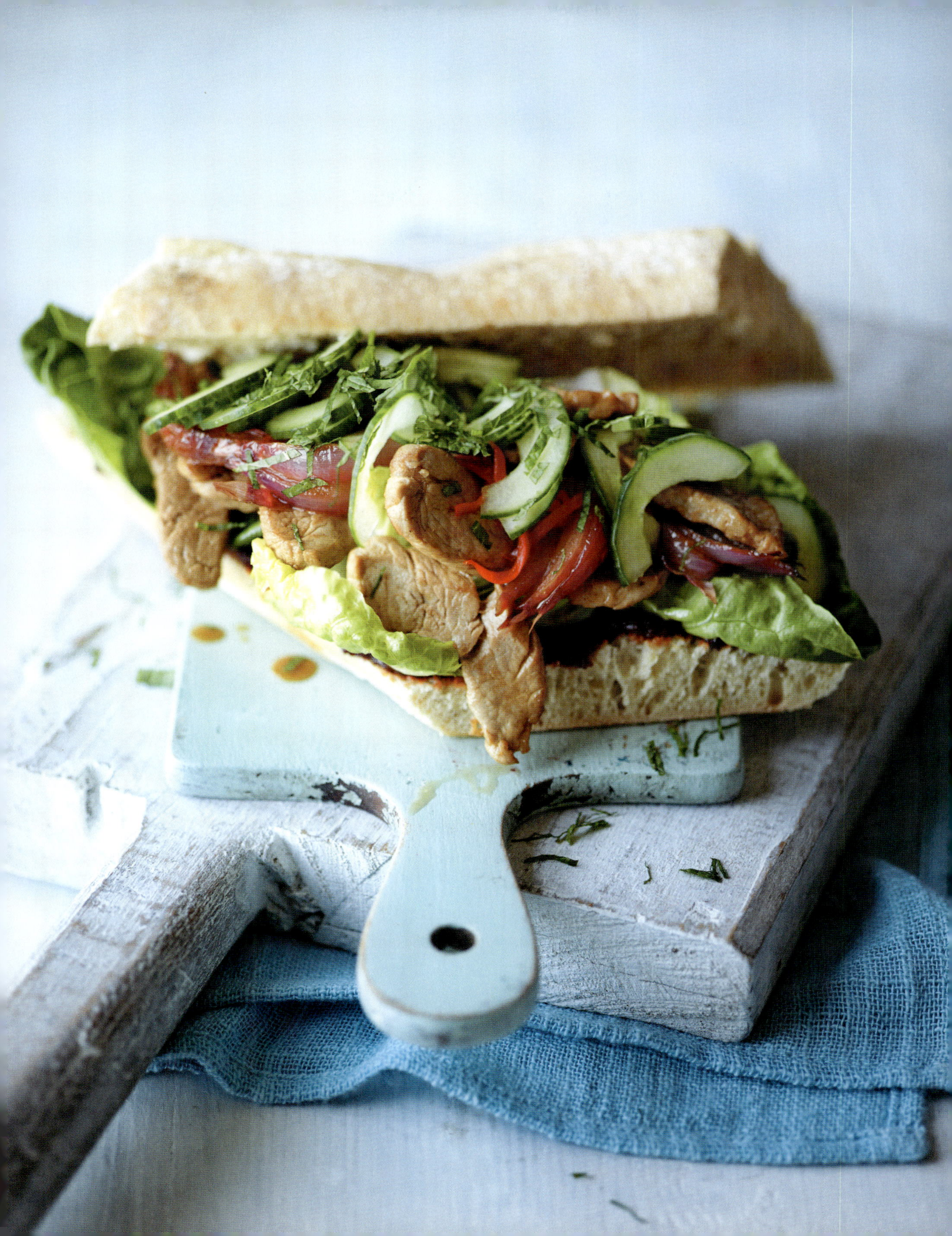

SAG ALOO MIT HUHN

1 Portion

ZUM VORKOCHEN

Kartoffeln müssen nicht öde sein. Dieses Gericht ist an die indische Küche angelehnt, aber vergleichsweise fettarm.

ZUTATEN

- 250 g Frühkartoffeln
- 1/2 EL Kokosöl
- 4 Frühlingszwiebeln, fein gehackt
- 2 Knoblauchzehen, fein gehackt
- 2 cm Ingwer, fein gehackt
- 1 EL Garam Masala
- 250 g Hähnchenbrustfilet ohne Haut, in 1 cm breiten Streifen
- Salz und Pfeffer
- 2 große Handvoll junger Spinat
- 1/2 Bund Koriander, nur die Blätter, grob gehackt

ZUBEREITUNG

Alle Kartoffeln mit einer Gabel anpiksen. In eine mikrowellenfeste Schüssel geben, etwas Wasser hinzufügen und zweieinhalb Minuten bei 900 Watt in der Mikrowelle garen. 30 Sekunden ruhen lassen, dann weitere drei Minuten garen. Die Kartoffeln erneut 30 Sekunden ruhen lassen, dann vorsichtig halbieren.

Das Kokosöl im Wok oder in einer großen Pfanne auf mittlerer bis hoher Stufe erhitzen. Die Frühlingszwiebeln, den Knoblauch und den Ingwer hinzufügen und unter Rühren eine Minute anbraten. Die Kartoffeln hinzufügen und unterheben. Mit Garam Masala bestreuen und unter ständigem Rühren 30 Sekunden weiterbraten – es soll nichts anbrennen! Das Huhn hinzugeben, dazu zwei Esslöffel Wasser, damit es besser gart und die Gewürze nicht verbrennen. Alles großzügig mit Salz und Pfeffer würzen und drei bis vier Minuten braten. Danach sollte das Huhn durchgebraten sein (bitte an einem großen Stück prüfen, ob nichts mehr rosa ist).

Den Spinat dazugeben und zusammenfallen lassen. Es kann übrigens gar nicht zu viel Spinat sein! Vom Herd nehmen, mit Koriander bestreuen und mit einem Schuss Zitronensaft abrunden.

PITAS MIT KICHERERBSENSALAT

1 Portion

ZUM VORKOCHEN

ZUTATEN

200 g Kichererbsen aus der Dose, abgetropft und abgespült
1/2 EL Kokosöl
1/2 rote Zwiebel, gehackt
1 Knoblauchzehe, fein gehackt
250 g Putenhackfleisch
2 TL gemahlener Kreuzkümmel
1 TL geräuchertes Paprikapulver
Salz und Pfeffer
1 Möhre, gerieben
1 rote Chili, in dünnen Streifen (wer es weniger scharf mag, entfernt die Kerne)
1/2 Bund Koriander, nur die Blätter, grob gehackt
1 Spritzer Zitronensaft
2 Pitas zum Anrichten

Dieses Gericht erinnert geschmacklich an Falafel. Wenn keine Kichererbsen zur Hand sind, kann man stattdessen kleine weiße Bohnen verwenden. Und statt der Pita kann man die Füllung natürlich auch in eine Tortilla wickeln.

ZUBEREITUNG

Einen Topf Wasser aufkochen, die Kichererbsen hinein geben und fünf Minuten kochen. Durch ein Sieb abgießen und unter kaltem Wasser abspülen.

In der Zwischenzeit das Kokosöl in einer großen Pfanne auf hoher Stufe erhitzen. Die Zwiebel und den Knoblauch hinzufügen und eine Minute anbraten, dann das Fleisch hinzugeben und weitere zwei Minuten anbraten. Größere Fleischbrocken beim Wenden aufbrechen. Mit Kreuzkümmel und Paprikapulver würzen und weitere 30 Sekunden braten. Danach sollte das Fleisch fertig sein. Großzügig mit Salz und Pfeffer abschmecken, dann die Möhre, die Chili und die Kichererbsen unterziehen und einen Teil der Kichererbsen mit dem Löffelrücken zerdrücken.

Sobald das Fleisch gut durchgebraten ist und die Kichererbsen heiß sind, die Pfanne vom Herd nehmen, den Koriander unterrühren und alles mit etwas Zitronensaft abschmecken. In die aufgeschnittenen Pitas füllen und gleich zubeißen!

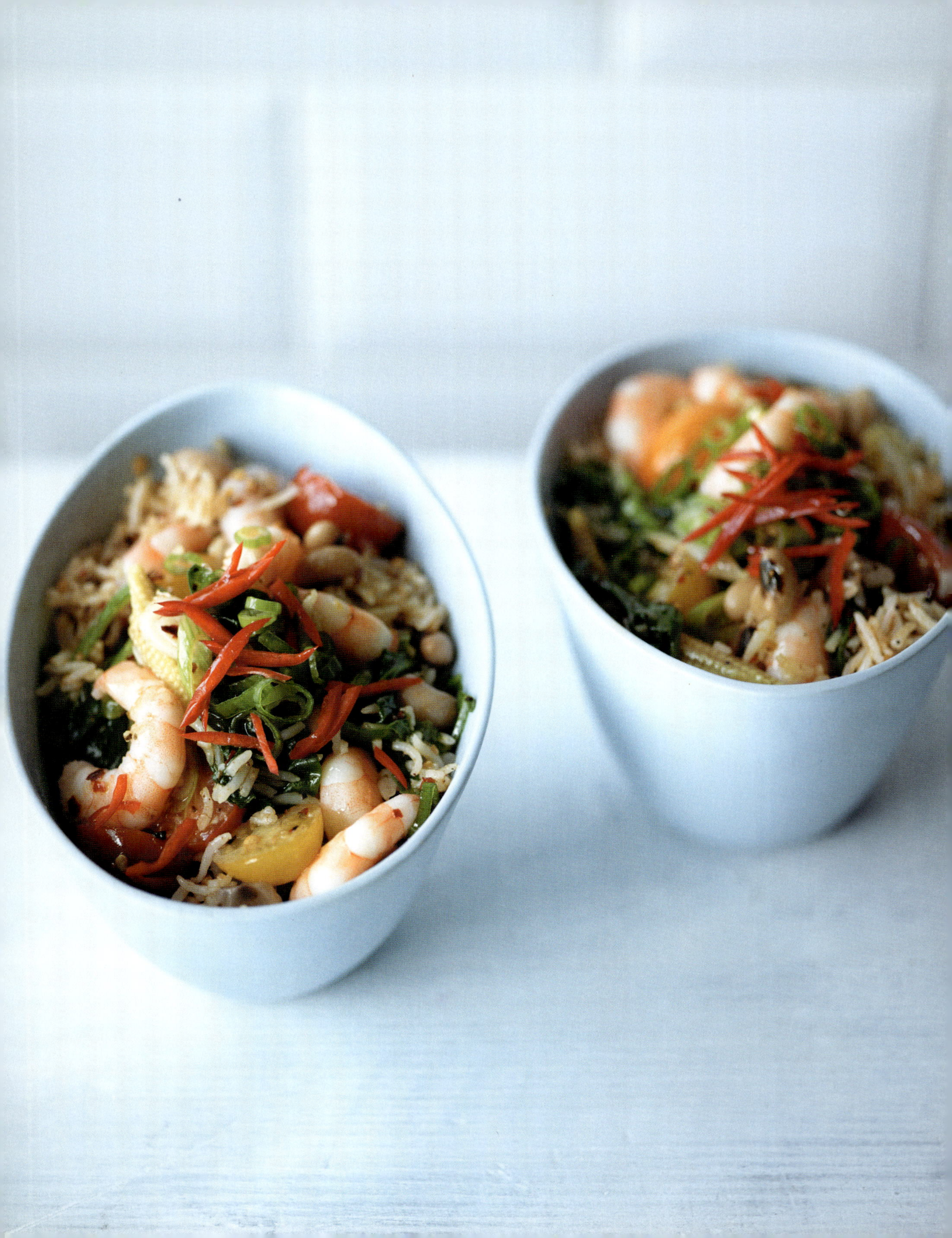

PIRI-PIRI-REIS MIT KNOBLAUCHGARNELEN

1 Portion

ZUM VORKOCHEN

ZUTATEN

- 1 EL Kokosöl
- 2 Frühlingszwiebeln, grob gehackt
- 1 rote Chili, grob gehackt (wer es weniger scharf mag, entfernt die Kerne)
- 6 Maiskölbchen, halbiert
- 4 Kirschtomaten, halbiert
- 2 TL Piri-Piri
- 100 g Augenbohnen oder Wachtelbohnen aus der Dose, abgetropft und abgespült
- 150 g vorgekochter Reis
- 1 große Handvoll junger Spinat
- 1 große Knoblauchzehe, gehackt
- 200 g rohe Garnelen, geschält
- 1 Spritzer Zitronensaft

Ich bin ein großer Fan von Piri Piri. Es zählt zu meinen Lieblingsgewürzen und passt zu fast allem. Die Bohnen liefern in diesem Rezept Extraproteine. Die Mengen lassen sich leicht verdoppeln, ob für Gäste oder für eine zweite Mahlzeit am Folgetag.

ZUBEREITUNG

Die Hälfte des Öls in einem Wok oder einer großen Pfanne auf hoher Stufe erhitzen. Die Frühlingszwiebeln, die Chili, den Mais und die Tomate hinzufügen und eine Minute anbraten. Das Piri-Piri-Gewürz hinzufügen, 30 Sekunden mitbraten, dann die Bohnen und zwei Esslöffel Wasser hinzugeben. Den Reis in das Gericht bröseln und alles zwei Minuten erhitzen. Größere Reisklumpen dabei mit dem Löffel aufbrechen. Den Spinat hinzugeben und unterheben, damit er zusammenfällt. Den Reis und das Gemüse auf einem Teller anrichten; die Pfanne mit Küchenkrepp auswischen.

Den Wok oder die Pfanne auf hoher Stufe erhitzen und das restliche Kokosöl hinein geben. Sobald es geschmolzen ist, den Knoblauch und die Garnelen hinein geben und die Garnelen unter gelegentlichem Wenden schön pink anbraten.

Die Knoblauchgarnelen auf den Reis geben und mit etwas Zitronensaft beträufeln.

NUDELSUPPE SINGAPUR

1 Portion

ZUM VORKOCHEN

ZUTATEN

1 EL Kokosöl
150 g Hähnchenbrustfilet, in 1 cm dicken Streifen
1 EL mildes Currypulver
8 Garnelen, geschält
2 Frühlingszwiebeln, grob gehackt
1 rote Chili, grob gehackt (wer es weniger scharf mag, entfernt die Kerne)
1 Knoblauchzehe, grob gehackt
50 g Zuckerschoten, längs halbiert
6 Maiskölbchen, längs halbiert
200 g frische Eiernudeln
Salz und Pfeffer
Saft von 1 Limette
1/4 Bund Koriander, nur die Blätter, grob gehackt

Nach dem Workout ist der Hunger so groß, dass man etwas zu essen braucht, und zwar zackig. Dieses Gericht ist dann genau das Richtige und mit der ungewohnten Kombination aus Huhn, Currypulver und Garnelen auch geschmacklich der Hit. Wenn Ihnen die Zusammenstellung zu fremd vorkommt, können Sie entweder das Huhn oder die Garnelen weglassen – dann benötigen Sie insgesamt entweder 200 Gramm Garnelen oder 200 Gramm Huhn.

ZUBEREITUNG

Das Öl in einem Wok oder einer großen Pfanne auf hoher Stufe erhitzen. Die Hühnerstreifen hinein geben und eine Minute anbraten, dabei einige Male wenden. Wenn das Huhn angebraten ist, die Hälfte des Currypulvers darüber streuen und gut umrühren.

Die Garnelen in den Wok geben und mit den anderen Zutaten mischen. Die Frühlingszwiebeln, die Chili, den Knoblauch und den Mais hinzufügen und ungefähr zwei Minuten gut anbraten, bis die Garnelen pink sind und das Huhn vollständig weiß. An einem größeren Stück Huhn prüfen, ob das Fleisch nirgendwo mehr rosa ist.

Die Nudeln und zwei Esslöffel Wasser hinzugeben – damit lösen sich eventuell angebrannte Zutaten aus der Pfanne, und die Nudeln werden lockerer.

Das restliche Currypulver über das Gericht streuen und großzügig mit Salz und Pfeffer abschmecken. Alles kräftig durchmischen. Die Nudeln in einer Schale oder einem Teller anrichten, mit Limettensaft beträufeln und mit gehacktem Koriander bestreuen.

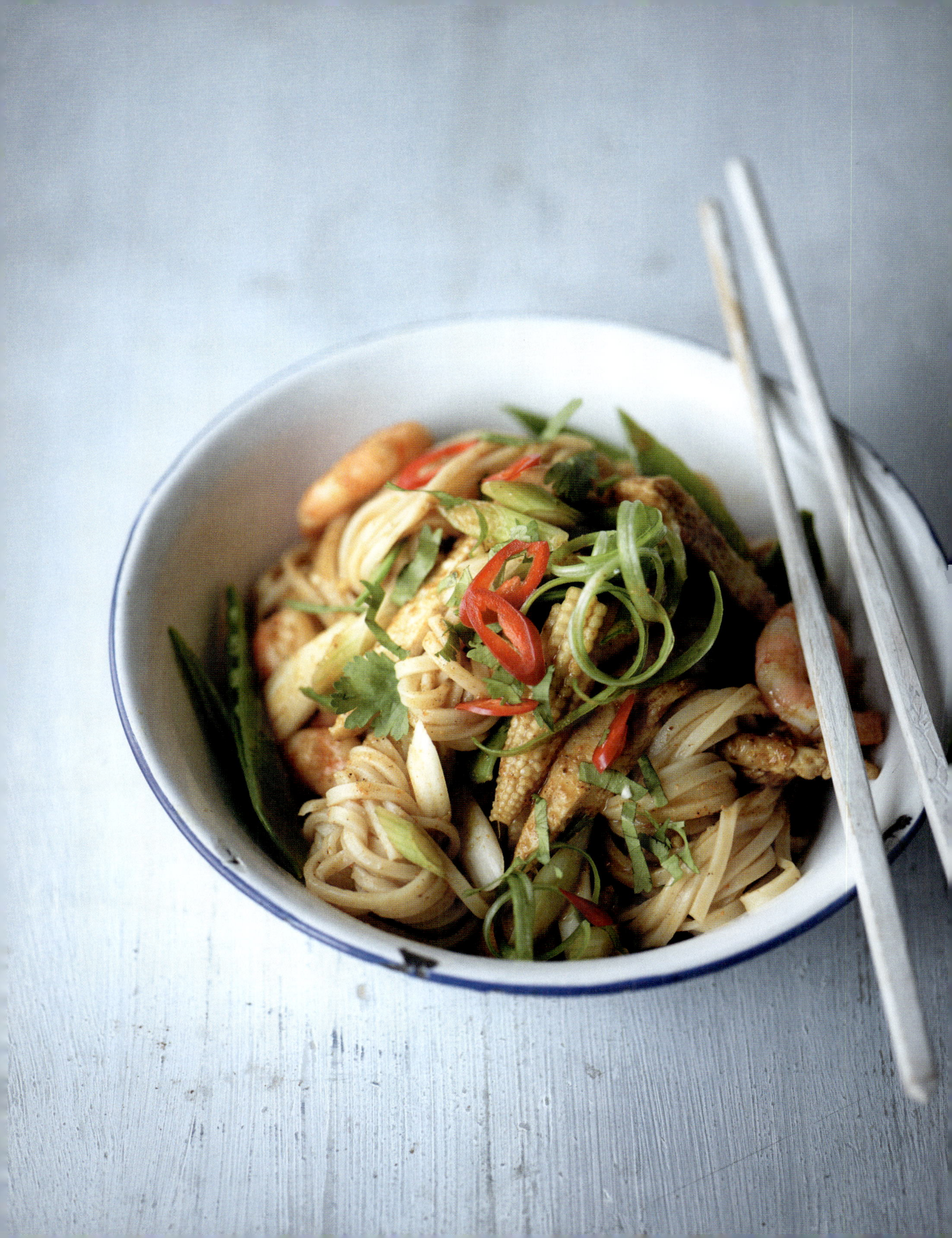

#BURGERME MIT SÜSSKARTOFFELFRITTEN

2 Portionen

ZUTATEN

- 2 große Süßkartoffeln, in Streifen
- 600 g Rinderhack (Tatar)
- 1 kleine rote Zwiebel, fein gehackt
- 1 Knoblauchzehe, fein gehackt
- Salz und Pfeffer
- 1 EL Kokosöl
- 2 TL Chipotlepaste
- 2 EL Crème fraîche
- 2 Burgerbrötchen
- 1 Tomate, in Scheiben
- 2 Gewürzgurken, in Scheiben
- Salatblätter

Sorry, aber ein Kochbuch ohne ein paar gesunde Burgerrezepte wäre einfach unvollständig. Burger machen mich glücklich, und ich garantiere Ihnen, dass dieser Sie nicht enttäuschen wird. Am besten legen Sie gleich los.

ZUBEREITUNG

Den Grill auf höchster Stufe vorheizen.

Die Süßkartoffelstreifen bei 900 Watt sieben Minuten in der Mikrowelle garen, dann 30 Sekunden ruhen lassen.

In der Zwischenzeit das Hackfleisch mit den Zwiebeln und dem Knoblauch verkneten. Kräftig mit Salz und Pfeffer würzen und zwei anständige, fingerdicke Burger daraus formen. Die Burger in der Grillpfanne oder auf dem Backblech von jeder Seite fünf Minuten grillen.

Das Kokosöl in einer großen Pfanne auf hoher Stufe erhitzen. Die Süßkartoffelfritten hinein geben und von allen Seiten in etwa drei Minuten knusprig braun braten. Auf Küchenkrepp abtropfen lassen und salzen.

Die Chipotlepaste und die Crème fraîche in einer kleinen Schüssel verrühren.

Die Burgerbrötchen halbieren und die Unterseiten belegen: Erst der Burger, dann die Tomate, die Gurkenscheiben, der Salat und die Sauce. Obenauf kommen die Süßkartoffelfritten, und jetzt rufen Sie „Hashtag BurgerMe“, bevor Sie die Zähne hineinschlagen!

LINSENCURRY MIT GARNELEN

1 Portion

ZUM VORKOCHEN
GUT EINZUFRIEREN

ZUTATEN

- 1/2 EL Kokosöl
- 1 kleine rote Zwiebel, gehackt
- 1 Zucchini, gewürfelt
- 1 rote Chili, in Streifen (nach Geschmack)
- 1 EL Currypaste
- 200 g stückige Tomaten
- 200 g rohe Garnelen, geschält
- 100 g Puy-Linsen, vorgekocht
- 100 g Basmatireis, vorgekocht
- 1/2 Bund Koriander, nur die Blätter, grob gehackt

Curry kochen dauert ewig, denkt man normalerweise, aber manche sind blitzschnell fertig. Statt des Huhns kann man auch Garnelen verwenden, sogar ein Stück Heilbutt würde gut passen. Und wenn Sie mal etwas ganz anderes probieren wollen, dann geht auch Aubergine anstelle der Zucchini. Sie muss nur etwas länger garen. Fertige Currypasten sind keine Sünde, sondern ein kulinarischer Gewinn.

ZUBEREITUNG

Das Kokosöl in einem Wok oder einer großen Pfanne auf mittlerer bis hoher Stufe erhitzen. Die Zwiebel und die Zucchini hinzufügen (nach Geschmack auch die Chili) und alles anbraten, bis das Gemüse weich wird.

Die Currypaste hinzufügen und 30 Sekunden mitbraten, dann die Tomatenwürfel hinein geben. Alles aufkochen, dann die Garnelen und die Linsen dazufügen. Das Curry eine Minute kochen lassen, bis die Linsen heiß und die Garnelen pink sind.

In der Zwischenzeit den Reis nach Packungsanweisung in der Mikrowelle garen.

Den Koriander unterziehen und alles auf dem Reis anrichten.

EIERNUDELN MIT ENTENSTREIFEN

1 Portion

ZUM VORKOCHEN

ZUTATEN

1/2 EL Kokosöl
240 g Entenbrustfilet, ohne Haut, in 1 cm breiten Streifen
1/2 TL Fünfgewürzpulver
3 Frühlingszwiebeln, in feinen Ringen
1 Knoblauchzehe, in feinen Streifen
100 g Zwergbäumchen (Brokkoli mit dünnen Stängeln; dickere Stängel längs halbiert)
250 g frische Eiernudeln
2 EL Hoisinsauce
1/4 kleine Salatgurke, in dünnen Streifen

Hin und wieder darf es mal ein anderer Vogel sein. Dieses schnelle, einfache Gericht ist eine nette Abwechslung zu Huhn und Pute. Fünfgewürzpulver und Hoisinsauce sorgen für einen ganz neuen Gaumenkitzel.

ZUBEREITUNG

Das Kokosöl im Wok oder in der Pfanne auf mittlerer bis hoher Stufe erhitzen. Die Entenstreifen hinzufügen und einige Minuten brutzeln lassen. Wenn sie gut gebräunt sind, auf höchste Stufe stellen, das Fünfgewürzpulver, die Frühlingszwiebeln, den Knoblauch und den Brokkoli hinzufügen, dazu zwei Esslöffel Wasser – sie verdampfen sofort und unterstützen das Garen. Alles zusammen rund drei Minuten kochen, dann die Nudeln hinzufügen und unterheben, bis sie heiß sind.

Vom Herd nehmen und die Hoisinsauce dazugeben. Alles erneut zu einem köstlichen Mix vermengen, auf einem Teller anrichten und mit den Gurkenstreifen belegen.

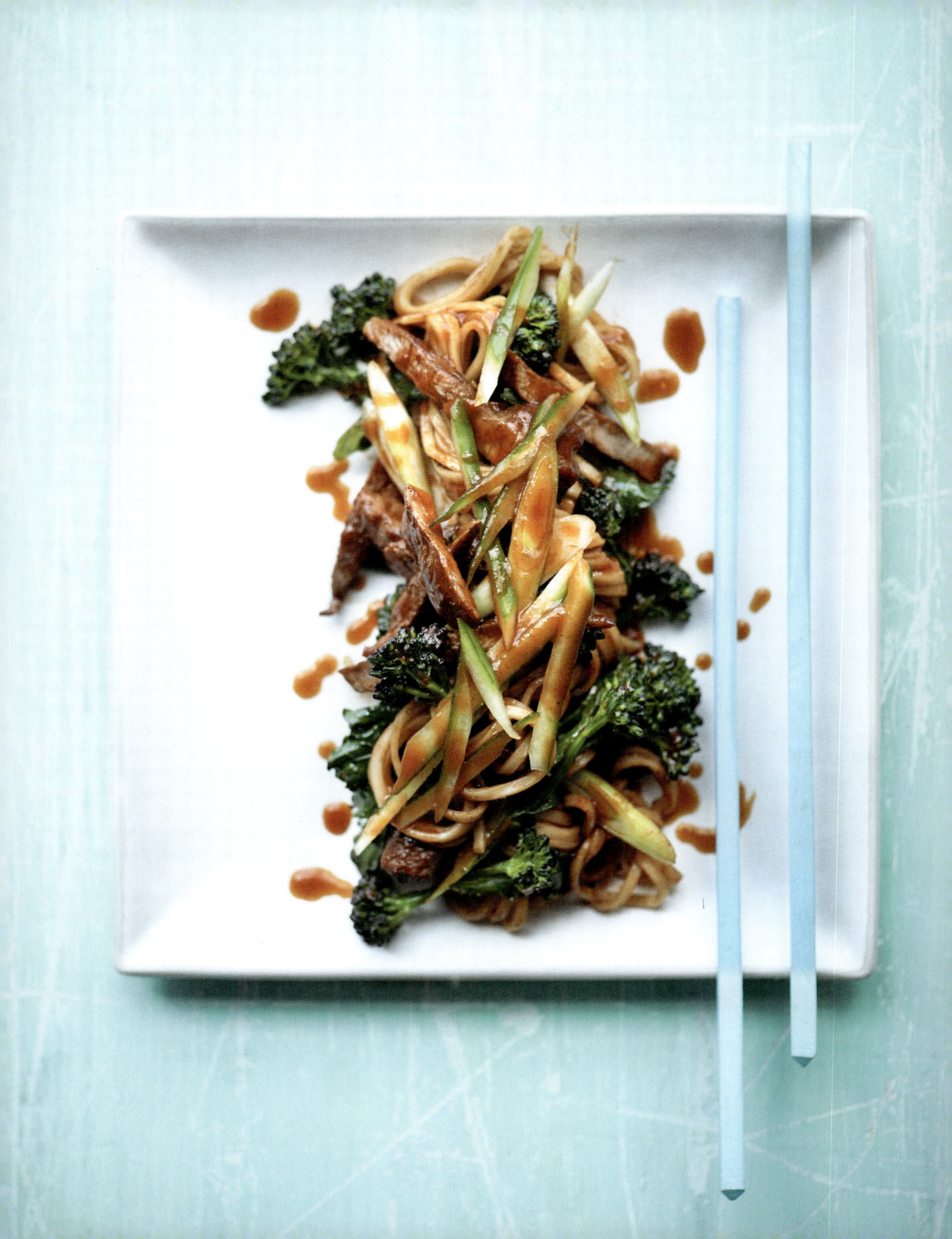

JOE'S MCLEANIE BURGER

2 Portionen

Noch ein Burger? Schuldig im Sinne der Anklage (aber hatte ich nicht gesagt, dass ich Burger liebe?). Pute darf es das ganze Jahr über geben – mit diesen köstlichen Zutaten wird mein supermagerer Burgerheld auch Sie beglücken!

ZUTATEN

400 g Putenhackfleisch
3 TL Fischsauce
1/2 Bund Koriander, nur die Blätter, grob gehackt
2 TL Sesamöl
4 Frühlingszwiebeln, in feinen Ringen
Salz und Pfeffer
2 Burgerbrötchen
2 EL griechischer Joghurt, Vollfettstufe
3 TL Chipotlepaste
Tomatenscheiben und Salatblätter zum Anrichten

ZUBEREITUNG

Den Grill auf höchster Stufe vorheizen.

Das Hackfleisch mit Fischsauce, Koriander, Sesamöl und Frühlingszwiebeln in eine große Schüssel geben. Großzügig mit Salz und Pfeffer würzen, dann gut durchkneten. Je stärker man das Fleisch knetet, desto besser halten die Burger beim Braten zusammen. Zwei gleich große Fleischküchlein formen.

Die Burger auf die Grillpfanne oder ein Backblech setzen und fünf Minuten pro Seite grillen, bis sie vollständig durchgebraten sind. Prüfen Sie die Garstufe, indem Sie einen Burger in der Mitte einschneiden: Das Fleisch soll ganz weiß und nirgends mehr rosa sein.

Die Burgerbrötchen halbieren. Den Joghurt mit der Chipotlepaste verrühren und die Hälften damit bestreichen. Die fertig gegrillten Burger daraufsetzen und fröhlich mit Tomate und Salat belegen – je höher, desto besser!

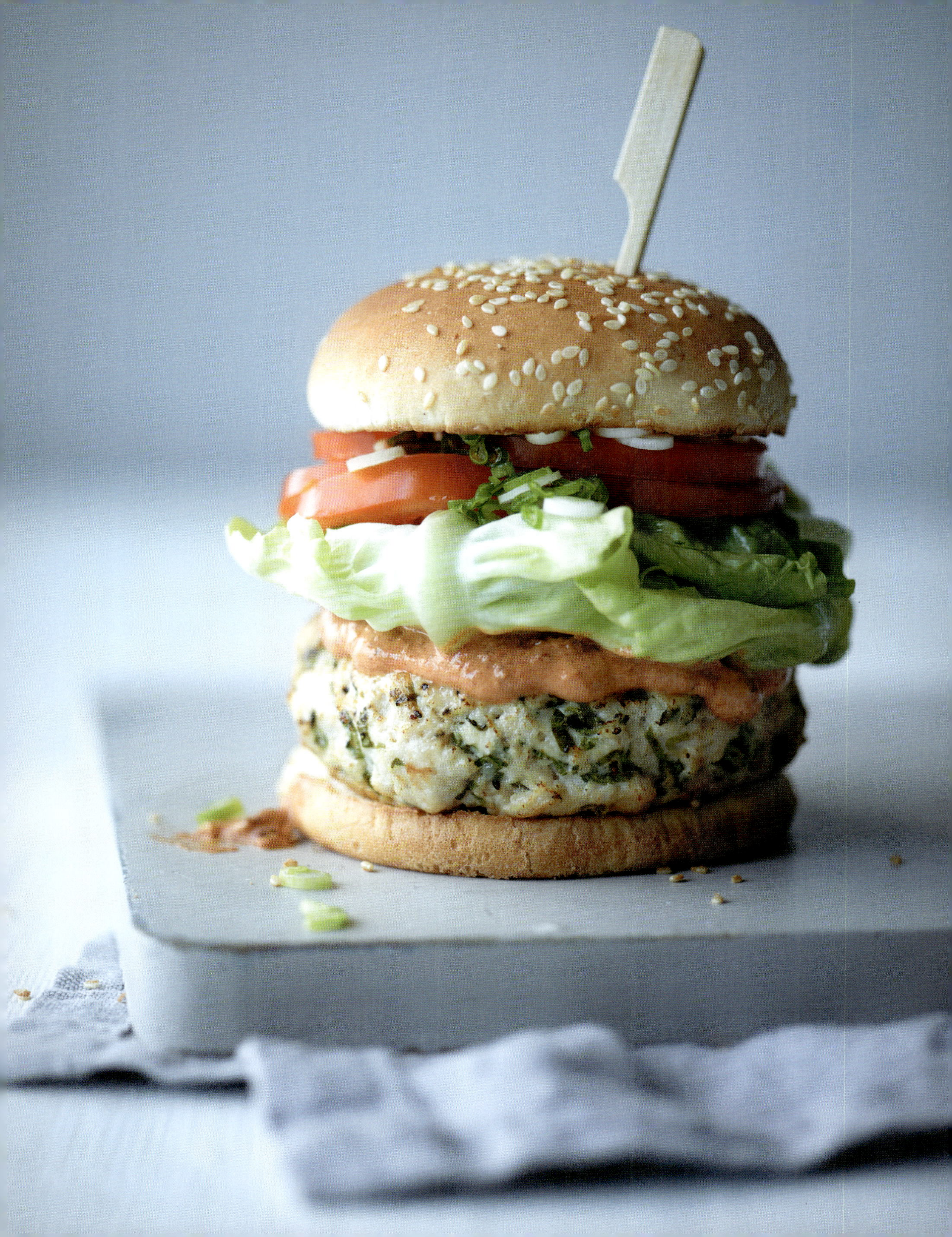

KOCHMUFFELPFANNE

1 Portion

ZUM VORKOCHEN

ZUTATEN

- 1 EL Kokosöl
- 1 Knoblauchzehe, fein gehackt
- 1 cm Ingwer, fein gehackt
- 240 g Hähnchenbrustfilet, in 1 cm dicken Streifen
- 2 Frühlingszwiebeln, grob gehackt
- 1 Möhre, grob gehackt
- 40 g Tiefkühlerbsen
- 50 g Maiskölbchen, grob gehackt
- 250 g vorgekochter Basmatireis
- 1 EL helle Sojasauce
- 2 TL Sesamöl
- 1/2 rote Chili, fein gehackt (nach Geschmack)

Haben Sie mitunter einen faulen Tag und möchten möglichst wenig Arbeit in der Küche? Ich schon, und dann ist dieses unkomplizierte Pfannengericht genau das Richtige für mich. Vorgekochten, abgepackten Reis kann man fertig kaufen; das ist sehr praktisch, und man braucht nicht mal die Mikrowelle anzuwerfen. Zum gebratenen Reis passt praktisch jedes Gemüse, so kann man prima Reste aufbrauchen. Am besten kochen Sie gleich die doppelte Menge – dann dürfen Sie morgen noch mal faul bleiben! #Guilty

ZUBEREITUNG

Das Kokosöl in einer großen Pfanne oder im Wok auf hoher Stufe erhitzen. Knoblauch und Ingwer 30 Sekunden darin anbraten.

Das Huhn hinzufügen und zwei Minuten anbraten, bis es von außen angebräunt ist. Die Frühlingszwiebeln, die Möhre, die Erbsen und den Mais hinzufügen und alles weitere zwei bis drei Minuten anbraten, bis das Huhn vollständig gar ist. Prüfen Sie ein dickeres Stück: Das Fleisch darf innen nicht mehr rosa sein.

Den Reis direkt aus der Packung hinzufügen und mit einem Esslöffel Wasser noch eine Minute mit allen anderen Zutaten erhitzen.

Den Wok oder die Pfanne vom Herd nehmen und das Gericht mit Sojasauce und Sesamöl abschmecken. Mit ein bisschen roter Chili bekommt es den letzten Schliff.

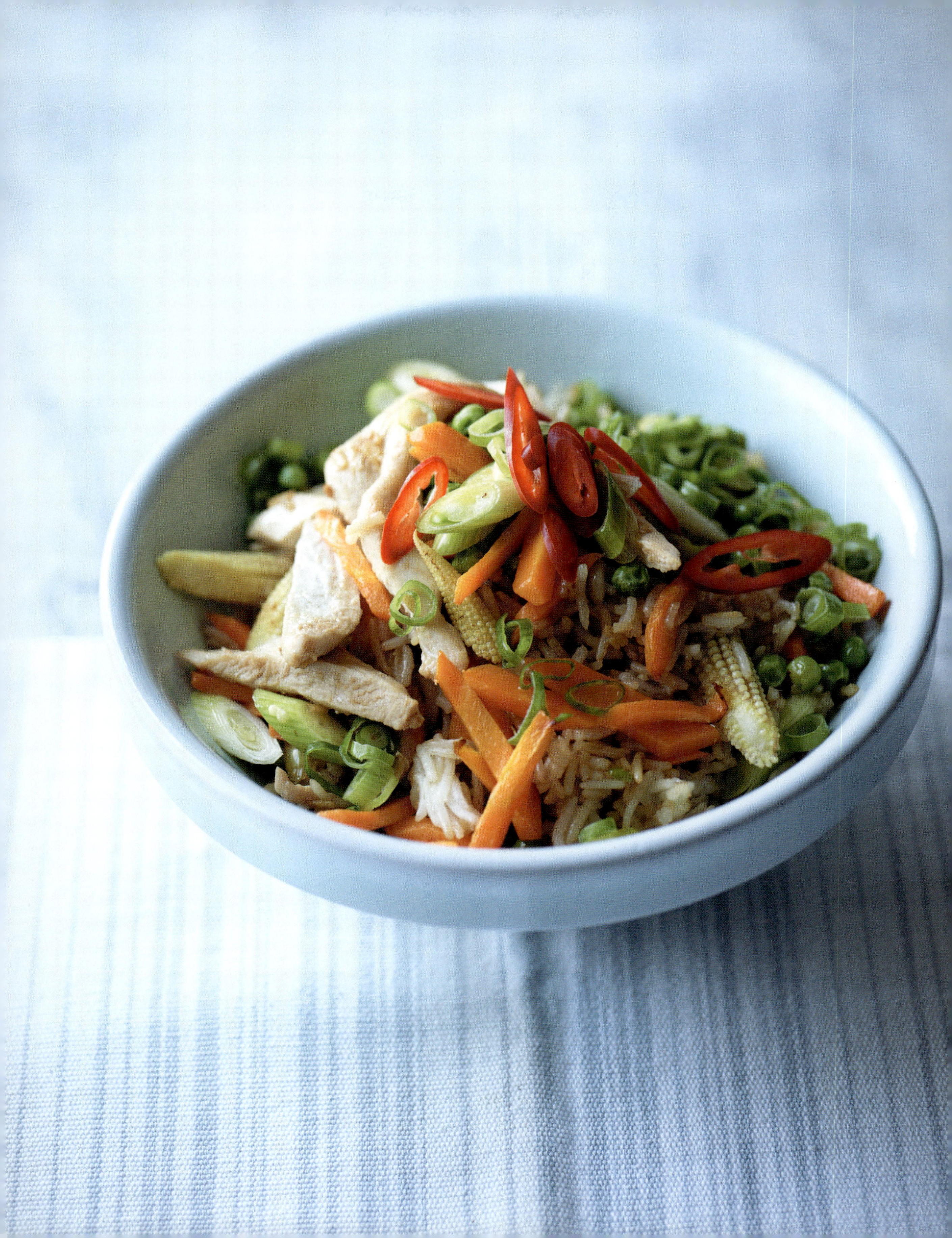

PASTA MIT SAFTIGEN FLEISCHBÄLLCHEN

2 Portionen

ZUM VORKOCHEN
GUT EINZUFRIEREN
(nur die Fleischbällchen, nicht die Pasta)

ZUTATEN

- 1 EL Kokosöl
- 1 kleine rote Zwiebel, gewürfelt
- 2 Knoblauchzehen, fein gehackt
- 2 Zweige frischer Thymian
- 1 Dose stückige Tomaten (400 g)
- 400 g küchenfertige Putenhackbällchen (etwa 12 Stück; oder nach dem Rezept auf Seite 103 selbst herstellen)
- 2 große Handvoll junger Spinat
- Salz und Pfeffer
- 400 g frische Tagliatelle
- 1/2 Bund Basilikum, nur die Blätter, grob gehackt

Pasta? Ja, klar! Nur keine Angst – man kann durchaus Nudeln essen und trotzdem Fett verbrennen. Dieser Berg Essen macht pappsatt. Frische Pasta ist schneller fertig, aber keine Bedingung. Und statt fix und fertiger Putenhackbällchen kann man auch welche aus Schweine- oder Rinderhack verwenden.

ZUBEREITUNG

Einen großen Topf Wasser für die Pasta zum Kochen bringen.

In einer großen Pfanne oder einem zweiten Topf das Kokosöl auf mittlerer bis hoher Stufe erhitzen. Die Zwiebel, den Knoblauch und den Thymian hinein geben und unter Rühren zwei Minuten anbraten, bis die Zwiebel anfängt, weich zu werden. Die Tomaten dazugeben und einmal aufkochen. Die Fleischbällchen vorsichtig in die Sauce einlegen, die Hitze herunterschalten und den Deckel aufsetzen (wer keinen passenden Deckel hat, nimmt einen großen Teller oder notfalls ein Backblech). Die Fleischbällchen etwa sechs Minuten kochen lassen. Eines anschneiden, um zu prüfen, ob es noch irgendwo rosa ist. Den Spinat in die Sauce geben, unterrühren und zusammenfallen lassen. Mit Salz und Pfeffer abschmecken und den Topf vom Herd nehmen.

Die Tagliatelle in das kochende Wasser geben und zwei Minuten kochen (getrocknete Nudeln nach Packungsanweisung). Abgießen und wieder in den Topf zurückfüllen. Die Hälfte der Sauce über die Pasta geben und gut vermengen. Die Tagliatelle mit der Sauce auf zwei Teller verteilen, den Rest der Sauce darauf anrichten und mit Basilikum bestreuen.

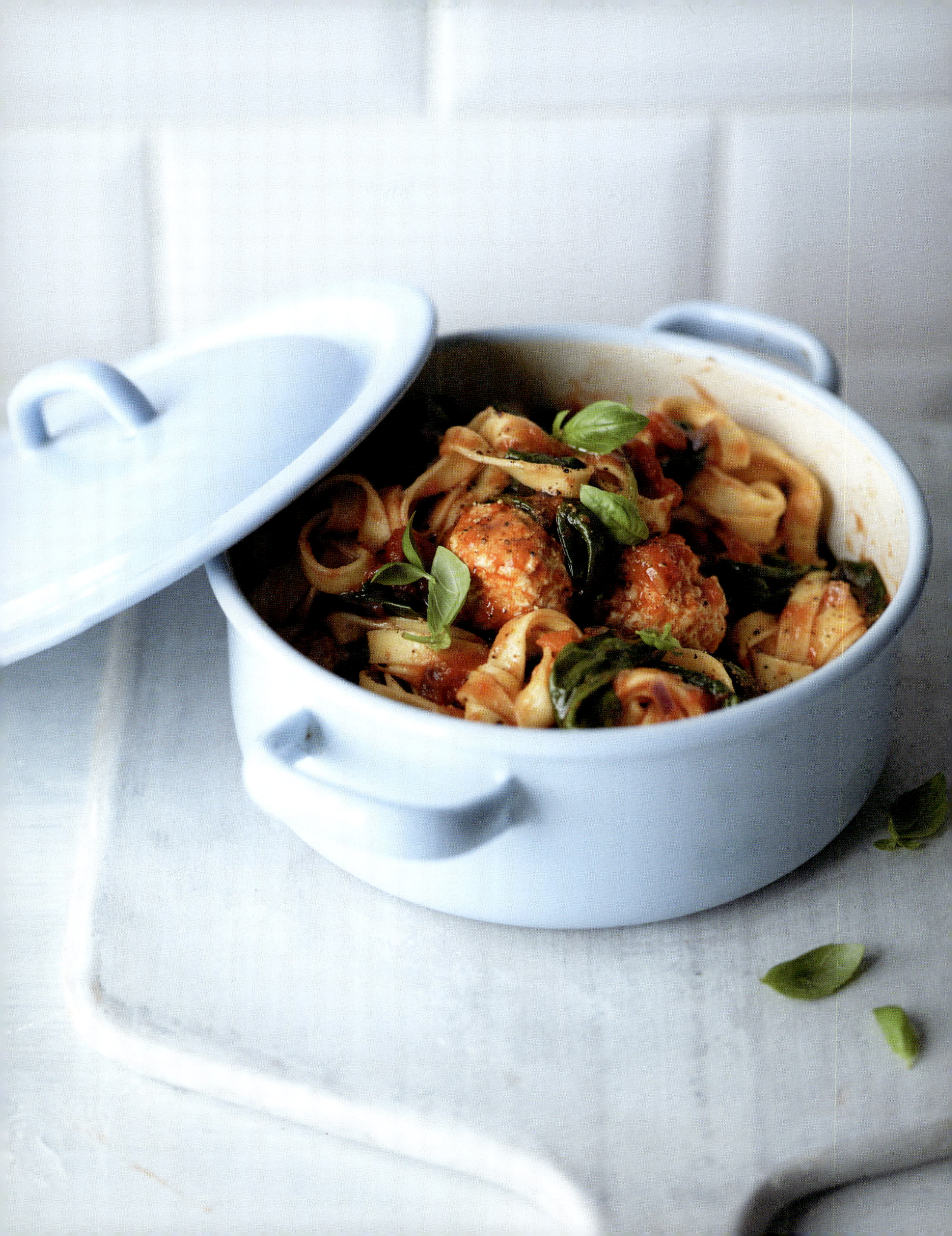

KEDGEREE

1 Portion

ZUM VORKOCHEN
GUT EINZUFRIEREN

ZUTATEN

1/2 EL Kokosöl
2 Frühlingszwiebeln, in dünnen Ringen
275 g geräucherter Heilbutt, ohne Haut, in kleinen Stücken
1 Zucchini, in 2 cm dicken Würfeln
100 g Tiefkühlerbsen
1 EL mildes Currypulver
1 Ei
250 g vorgekochter Basmatireis
100 ml fettarme Milch
1 große Handvoll junger Spinat
1 rote Chili, in feinen Streifen (wer es weniger scharf mag, entfernt die Kerne)

Dieses Kedgeree (ein in England beliebtes Gericht aus der indischen Küche) schmeckt unglaublich gut. Nach einem Workout liefert es nicht nur neue Energie, sondern macht auch die Geschmacksnerven glücklich.

ZUBEREITUNG

Einen Topf Wasser für das Ei zum Kochen bringen.

Das Kokosöl in einer großen Pfanne auf mittlerer bis hoher Stufe erhitzen. Die Frühlingszwiebeln, den Heilbutt und die Zucchini darin unter Rühren zwei bis drei Minuten anbraten. Die Erbsen hinzufügen und garen, bis sie aufgetaut sind, dann das Currypulver darüber streuen und eine weitere Minute garen.

Das ist ein guter Zeitpunkt, um das Ei vorsichtig in das siedende Wasser aufzuschlagen. Das Ei vier Minuten pochieren (dann ist das Eigelb noch flüssig), vorsichtig mit einem Schaumlöffel aus dem Wasser heben und auf Küchenkrepp abtropfen lassen.

In der Zwischenzeit den Reis in die Pfanne bröseln, ein bis zwei Minuten mitbraten und restliche Klümpchen mit einem Holzlöffel aufbrechen. Die Milch hineingießen, alles noch einmal aufkochen und etwa 30 Sekunden kochen lassen. Zuletzt den Spinat unterziehen und zusammenfallen lassen.

Das Kedgeree auf einem Teller anrichten, das pochierte Ei daraufsetzen, mit Chilistreifen garnieren und auftischen.

GNOCCHI MIT TOMATENSAUCE

2 Portionen

ZUM VORKOCHEN
GUT EINZUFRIEREN

ZUTATEN

- 1 EL Olivenöl
- 1 rote Zwiebel, gewürfelt
- 1 Knoblauchzehe, gehackt
- 1 Zweig Rosmarin
- 6 Minibratwürstchen, ungebrüht
- 1 EL Balsamicoessig
- 1 Dose stückige Tomaten (400 g)
- 300 g frische Gnocchi
- 1/2 Bund Basilikum, nur die Blätter, grob gehackt

Dieses italienische Gericht tut immer gut. Die Gnocchi sind im Nu fertig, und die gut gewürzten Würstchen sorgen bei geringstmöglichem Aufwand für großen Genuss.

ZUBEREITUNG

Für die Gnocchi einen großen Topf Wasser zum Kochen bringen.

Das Olivenöl in einer großen Pfanne auf mittlerer bis hoher Stufe erhitzen. Die Zwiebel, den Knoblauch und den Rosmarin hinzufügen und unter gelegentlichem Umrühren zwei bis drei Minuten kochen.

Aus den Würstchen nacheinander mit den Fingern je drei Fleischbällchen ausdrücken – am Ende sollten es 18 Wurstbällchen sein. Die leeren Wurstpellen wegwerfen.

Die Fleischbällchen zu den anderen Zutaten in der Pfanne geben und rundum in Öl, Zwiebeln und Knoblauch wenden. Auf hohe Stufe schalten, den Essig dazugießen und fast vollständig verdampfen lassen. Die Tomaten hinzugeben, aufkochen und alles fünf bis sechs Minuten auf kleiner Stufe garen.

In der Zwischenzeit die Gnocchi im kochenden Wasser zwei Minuten (oder nach Packungsanweisung) ziehen lassen, dann abgießen.

Ein Fleischbällchen einschneiden, um zu prüfen, ob es vollständig durchgegart ist. Die Gnocchi auf zwei Teller verteilen, die Sauce darüber geben und mit gehacktem Basilikum bestreuen.

SAMMY DER SEEBARSCH IM SPAGHETTINEST

1 Portion

ZUTATEN

80 g ungekochte Spaghetti
1/2 EL Olivenöl
250 g Seebarschfilet (2 x 125 g), mit Haut
Salz und Pfeffer
80 g Zwergbäumchen (Brokkoli mit dünnen Stängeln; dickere Stängel längs halbiert)
80 g Grünkohl, ohne dicke Stängel
6 Kirschtomaten
1/2 rote Chili, in groben Streifen (wer es weniger scharf mag, entfernt die Kerne)

Auf Instagram kann man sehen, dass ich meinen Gerichten gern Namen gebe. Dieses hier habe ich Sammy getauft. Es sieht raffiniert aus, ist aber unglaublich einfach – und man kann alle Gemüsereste aus dem Kühlschrank darin verwerten. Am besten ist natürlich zarter Brokkoli!

ZUBEREITUNG

Einen großen Topf Salzwasser zum Kochen bringen. Die Spaghetti hinein geben und zwei Minuten kürzer garen, als auf der Packung angegeben ist.

In der Zwischenzeit das Öl auf mittlerer Stufe in einer Pfanne erhitzen. Den Seebarsch mit Salz und Pfeffer würzen und vorsichtig mit der Haut nach unten in das heiße Öl legen. Nach zwei bis drei Minuten wenden, die Pfanne vom Herd nehmen und den Fisch in der Resthitze noch zwei Minuten garen. Vorsichtig aus der Pfanne heben, dann die Haut abziehen und diese wegwerfen.

Inzwischen sollten die Spaghetti fast fertig sein. Das komplette Gemüse ins Kochwasser geben und noch zwei Minuten mitgaren. Die Tomaten platzen dabei vielleicht auf, aber das macht nichts. Sobald alles gar ist, die Spaghetti mit dem Gemüse durch ein Sieb abgießen.

Die Pfanne (ohne den Fisch) wieder auf den Herd stellen und auf mittlerer bis hoher Stufe erhitzen. Die Spaghetti mit dem Gemüse hinein geben, großzügig mit Salz und Pfeffer abschmecken und alles eine Minute wenden. Dieses kurze Anbraten in der Pfanne verleiht dem Gericht sein besonderes Aroma.

Die Spaghetti mit dem Gemüse auf einem Teller anrichten, den Fisch in großen Stücken daraufsetzen und mit Chilistreifen garnieren.

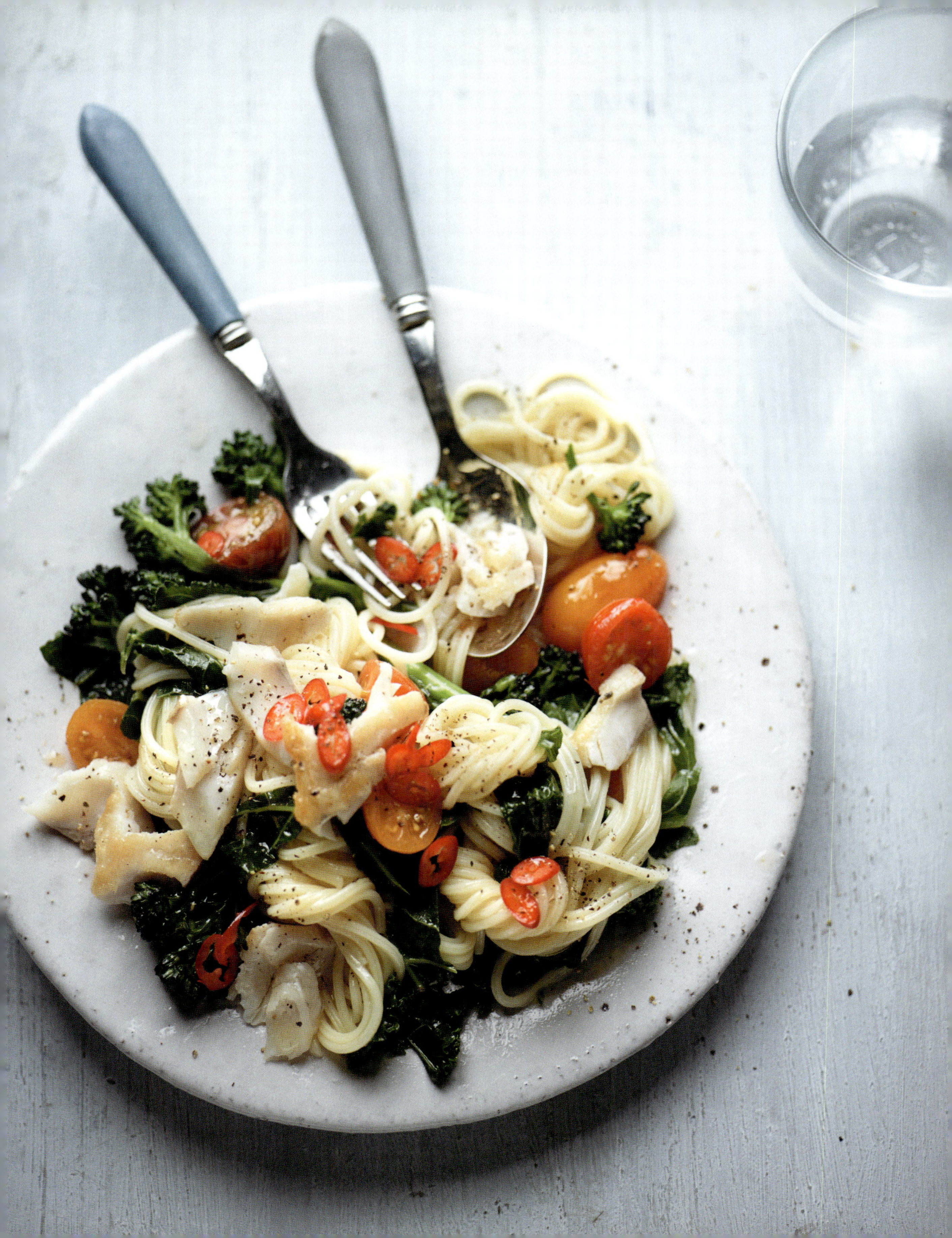

QUINOAPFANNE MIT HUHN

Quinoa zählte ziemlich lange zu den obskuren Biolebensmitteln, ist aber heutzutage überall zu finden – mit etwas Glück sogar vorgekocht und abgepackt, so dass man nicht einmal die 20 Minuten Kochzeit einkalkulieren muss. Dank des hohen Proteingehalts ist Quinoa für den Muskelaufbau bestens geeignet.

1 Portion

ZUM VORKOCHEN

ZUTATEN

- **1/2 EL Kokosöl**
- **3 Frühlingszwiebeln, in feinen Ringen**
- **1/2 rote Paprika, entkernt und fein gewürfelt**
- **1/2 Zucchini, gewürfelt**
- **240 g Hähnchenbrustfilet, in 1 cm dicken Streifen**
- **2 TL geräuchertes Paprikapulver**
- **Salz und Pfeffer**
- **225 g vorgekochte Quinoa**
- **25 g Feta, zerkrümelt**
- **1 kleines Bund Petersilie, nur die Blätter, grob gehackt**
- **1 Spritzer Zitronensaft**

ZUBEREITUNG

Das Kokosöl im Wok oder in einer großen Pfanne auf mittlerer bis hoher Stufe zerlassen. Frühlingszwiebeln, Paprika und Zucchini darin zwei bis drei Minuten anbraten.

Auf hohe Stufe stellen und das Hühnerfleisch hinzufügen. Mit Paprikapulver sowie etwas Salz und Pfeffer würzen. Weitere drei bis vier Minuten braten, bis das Fleisch ganz durchgebraten ist (einen dickeren Streifen anschneiden – er soll innen weiß und nirgends mehr rosa sein).

Die Quinoa unterrühren und eine Minute mitbraten, bis sie schön heiß ist.

Die Quinoapfanne auf einem Teller anrichten, den Feta darüber zerbröseln, mit Petersilie bestreuen und mit etwas Zitronensaft abschmecken.

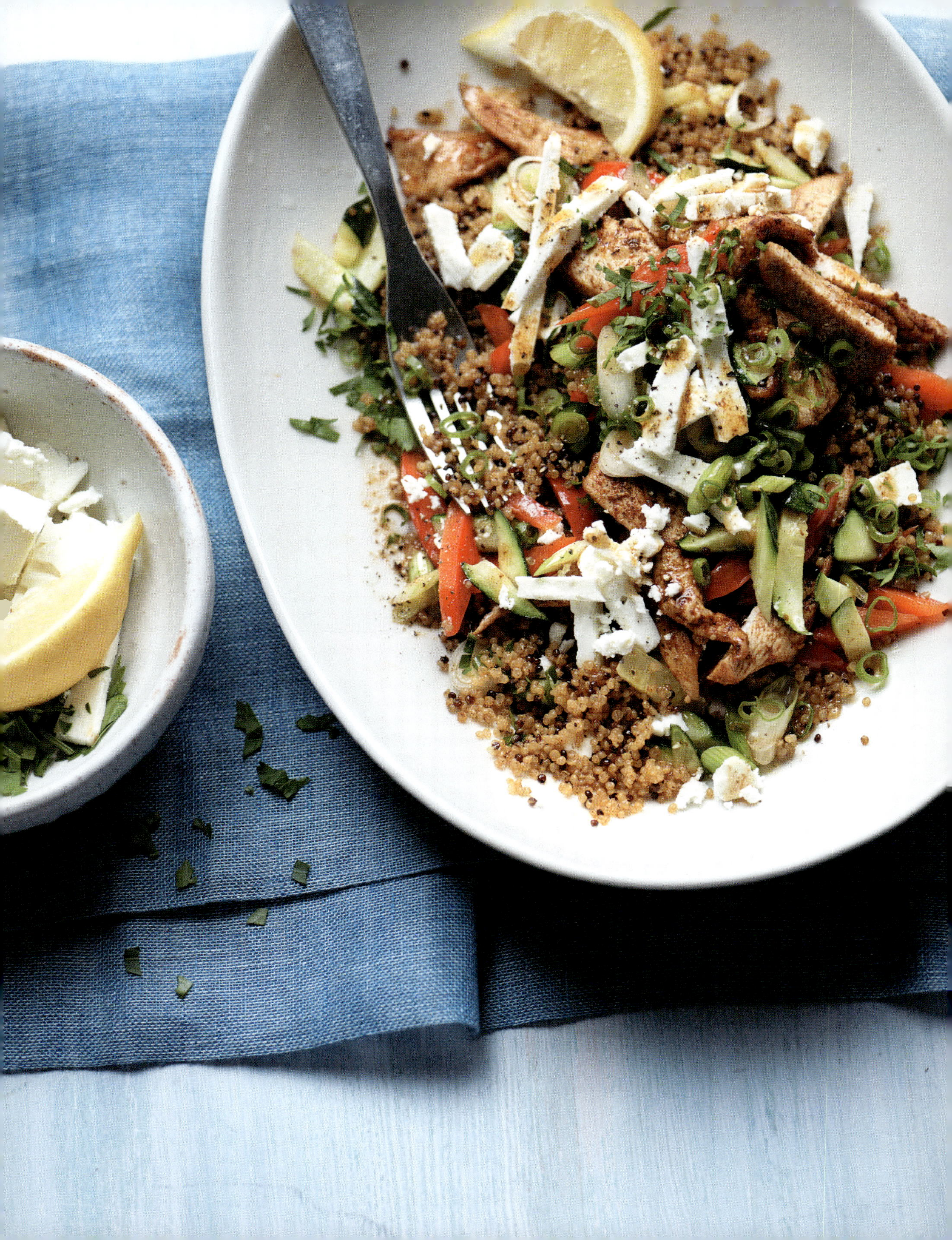

SCHNELLE TORTILLAPIZZA

2 Portionen

Ein Rezept für alle Pizzafreunde – anderes als die übliche käsetriefende Pizza mit dickem Boden, aber dafür auch preiswerter, schneller und mit deutlich weniger Fett. Den Belag kann man natürlich fröhlich variieren.

ZUTATEN

- 4 Handvoll junger Spinat
- 2 große Tortillas
- 200 g stückige Tomaten (1/2 Dose)
- 200 g Kidneybohnen aus der Dose, abgespült und abgetropft
- 1/2 TL getrockneter Oregano
- 8 schwarze Oliven, entsteint und halbiert
- 250 g Bratenaufschnitt oder Kochschinken, in Scheiben
- 2 große Eier
- Salz und Pfeffer
- grüner Salat zum Anrichten (nach Belieben)

ZUBEREITUNG

Wasser im Kocher erhitzen und den Backofen auf 230°C vorheizen (Umluft 210°C, Gas Stufe 8).

Den Spinat in ein großes Sieb füllen und mit kochendem Wasser übergießen, bis er zusammenfällt. Schnell unter kaltem Wasser abschrecken, dann mit beiden Händen gründlich ausdrücken.

Die Tortillas auf ein mit Backpapier ausgelegtes Backblech legen. Die Tomatenwürfel mit den Bohnen und dem Oregano verrühren und auf den Tortillas verteilen. Den Spinat gleichmäßig auf beide Tortillas aufteilen, dann die Oliven und den Braten oder Schinken auflegen. In die Mitte jeweils eine kleine Mulde drücken und je ein Ei hineinschlagen. Die Pizzen mit Salz und Pfeffer würzen und im heißen Ofen etwa zwölf Minuten backen, bis die Ränder braun werden und das Eiweiß gestockt ist.

Die Pizzen auf einem Flammkuchenbrett servieren und dazu möglichst einen großen grünen Salat reichen.

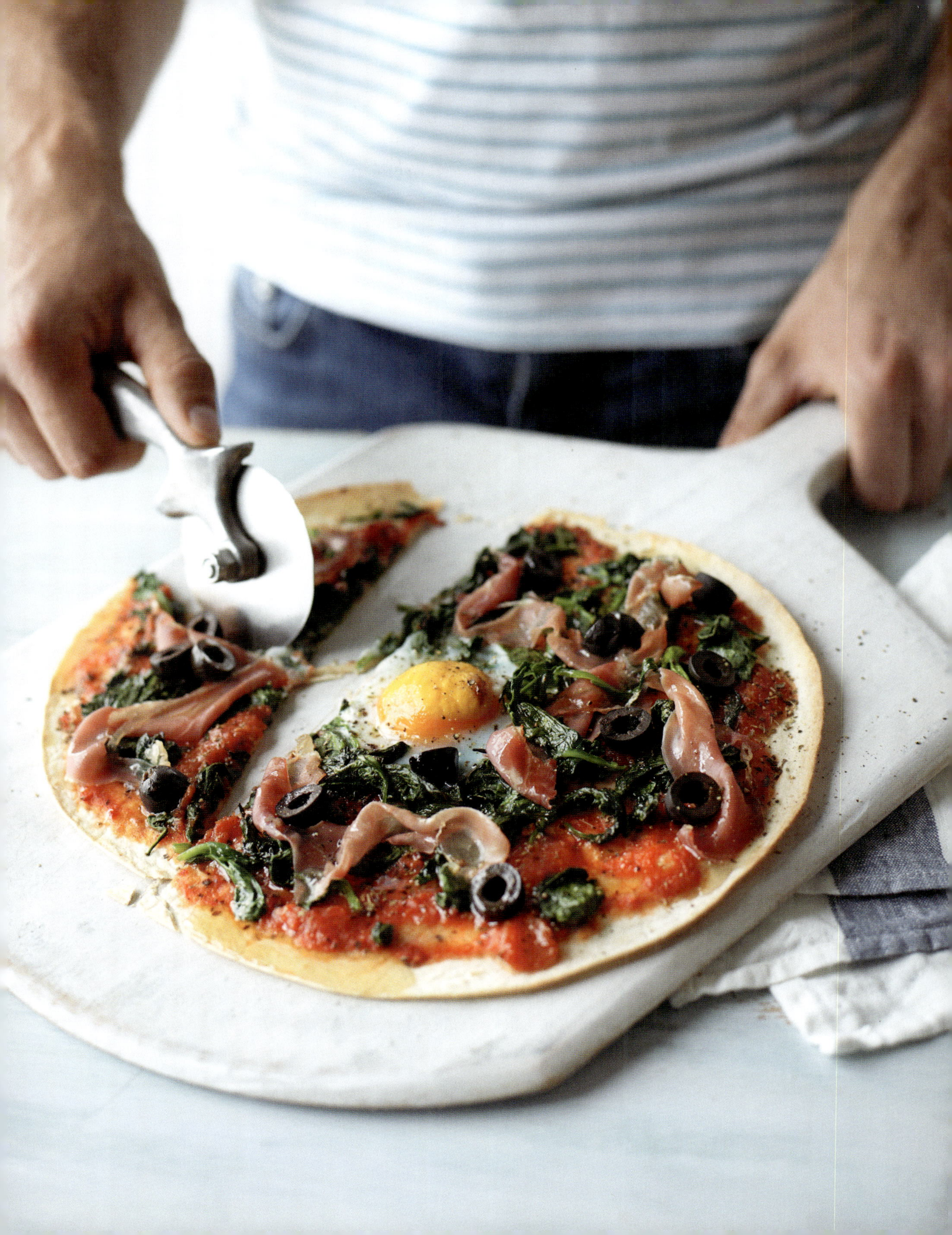

AUBERGINEN-PUTEN-PFANNE

2 Portionen

ZUM VORKOCHEN
GUT EINZUFRIEREN

Aubergine, Kichererbsen und indische Gewürze passen himmlisch zusammen. Dieses herzhafte Gericht macht nach dem Workout angenehm satt.

ZUTATEN

- 1 EL Kokosöl
- 4 Frühlingszwiebeln, in 1 cm dicken Ringen
- 2 Knoblauchzehen, in feinen Streifen
- 1 kleine Aubergine, in 1 cm dicken Würfeln
- 1 rote Chili, grob gehackt (wer es weniger scharf mag, entfernt die Kerne)
- 400 g Putensteaks (4 x 100 g)
- Salz und Pfeffer
- 1 TL Garam Masala
- 1 EL Tomatenmark
- 1 Dose Kichererbsen (400 g), abgespült und abgetropft
- 1/2 Bund Koriander, nur die Blätter, grob gehackt

ZUBEREITUNG

Den Grill auf höchster Stufe vorheizen.

Das Kokosöl in einem Wok oder einer Pfanne auf mittlerer bis hoher Stufe erhitzen. Die Frühlingszwiebeln, den Knoblauch, die Aubergine und die Chili drei bis vier Minuten darin anbraten.

In der Zwischenzeit die Putensteaks würzen und von jeder Seite vier bis fünf Minuten grillen. Das dickste Stück bitte einschneiden, um zu prüfen, ob es vollständig weiß und nirgends mehr rosa ist. Die Steaks aus dem Ofen nehmen und ruhen lassen.

Das Garam Masala und das Tomatenmark zu dem Gemüse in der Pfanne geben und unter Rühren eine Minute mitgaren. Die Gewürze sollen dabei nicht anbrennen. 200 Milliliter Wasser und die Kichererbsen hinzufügen, großzügig mit Salz und Pfeffer würzen, aufkochen und zwei Minuten kochen lassen.

Das Gemüse auf zwei Tellern anrichten, die Putensteaks daraufsetzen und alles mit Koriander bestreuen.

LINSENEINTOPF MIT WÜRSTCHEN

2 Portionen

ZUM VORKOCHEN
GUT EINZUFRIEREN

ZUTATEN

- 1/2 EL Kokosöl
- 10 Cipollata-Bratwürstchen
- 1 rote Paprika, entkernt und in dünnen Streifen
- 1/2 Zucchini, in 1 cm dicken Würfeln
- 10 Kirschtomaten
- 2 Zweige Thymian
- 250 g vorgekochte Puy-Linsen
- 150 ml Hühnerbrühe
- Salz und Pfeffer
- 1/2 Bund Petersilie, nur die Blätter, grob gehackt (nach Geschmack)

Ich höre schon die Frage: Wie um alles in der Welt kocht man in 15 Minuten einen Linseneintopf? Der Trick sind die kleinen Würstchen und die vorgekochten Linsen. Dieses Gericht schmeckt so gut, als hätte es vier Stunden auf dem Herd gestanden, also probieren Sie es ruhig aus.

ZUBEREITUNG

Das Kokosöl in einer großen Pfanne auf mittlerer bis hoher Stufe erhitzen. Die Würstchen drei Minuten anbraten und dabei mehrfach wenden.

Die Paprika, die Zucchini, die Tomaten und den Thymian zu den Würstchen geben und drei bis vier Minuten mitbraten, bis das Gemüse langsam weich wird. Die Linsen und die Brühe hinzufügen und großzügig mit Salz und Pfeffer würzen. Alles vermengen, leicht aufkochen und drei bis vier Minuten garen.

Wenn die Linsen richtig heiß und die Würste gar sind, alles mit Petersilie bestreuen und sofort servieren.

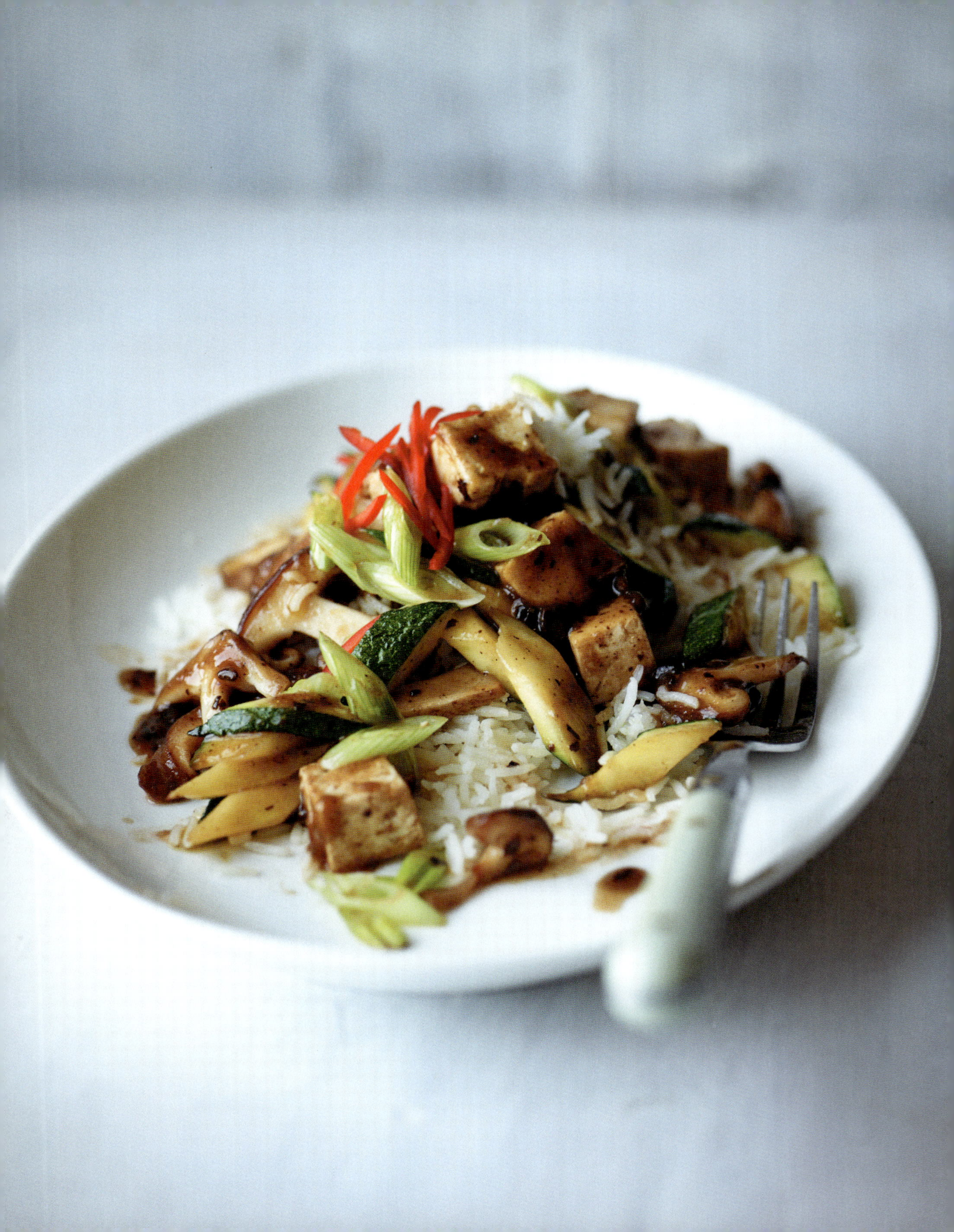

TOFU MIT SHIITAKE-PILZEN UND REIS

Viele vegetarische Rezepte habe ich als bekennender Fleischliebhaber bisher nicht geliefert. Dieses hier schmeckt Fleischessern, Pescetariern und Vegetariern gleichermaßen. Mit den richtigen Zutaten und Gewürzen ist Tofu kein bisschen fade, und wenn die Portion groß genug ausfällt, reichen auch die Proteine aus.

2 Portionen

ZUM VORKOCHEN

ZUTATEN

1 EL Kokosöl
1 Zucchini, in 1 cm dicken Würfeln
1 rote Chili, grob gehackt (wer es weniger scharf mag, entfernt die Kerne)
2 Knoblauchzehen, grob gehackt
6 Frühlingszwiebeln, in 1 cm breiten Ringen
8 Shiitakepilze, grob gehackt
2 EL schwarze Bohnensauce
400 g fester Tofu, in 2 cm dicken Würfeln
250 g Jasmin- oder Basmatireis, vorgekocht

ZUBEREITUNG

Das Kokosöl im Wok oder in einer großen Pfanne auf mittlerer bis hoher Stufe erhitzen. Die Zucchiniwürfel eine Minute darin anbraten. Die Chili, den Knoblauch, die Frühlingszwiebeln und die Pilze hinzufügen und unter Rühren drei bis vier Minuten braten, bis das Gemüse weich wird.

Die schwarze Bohnensauce sowie 150 Milliliter Wasser hinzufügen. Alles aufkochen, dann die Tofuwürfel hinein geben und in etwa zwei Minuten sanft erhitzen.

Den Reis in der Mikrowelle aufwärmen, auf zwei Teller verteilen und mit dem köstlich würzigen Tofu toppen.

TERIYAKI-PFANNE

Ein Gericht, das man am liebsten jeden Tag auf den Tisch bringen würde. Zur Tür hereinspazieren, alles in den Wok schmeißen, und hinterher hält sich sogar der Abwasch in Grenzen. Ein echtes 15-Minuten-Rezept!

1 Portion

ZUM VORKOCHEN

ZUTATEN

- 1/2 EL Kokosöl
- 3 Frühlingszwiebeln, in feinen Ringen
- 2 Knoblauchzehen, in dünnen Scheiben
- 2 cm Ingwer, fein gehackt oder gerieben
- 240 g Hähnchenbrustfilet, in 1 cm dicken Streifen
- 2 Köpfe Pak Choi, nur die Blätter
- 225 g frische Eiernudeln
- 1 große Handvoll junger Spinat
- 1/2 EL Honig
- 1 EL helle Sojasauce
- 2 TL Reisweinessig
- 1 rote Chili, in feinen Streifen (wer es weniger scharf mag, entfernt die Kerne)

ZUBEREITUNG

Das Kokosöl im Wok oder in einer großen Pfanne auf mittlerer bis hoher Stufe erhitzen. Frühlingszwiebeln, Knoblauch und Ingwer zehn Sekunden darin anbraten, dann die Hühnerstreifen hinzufügen und eine Minute braten.

Den Pak Choi, die Nudeln, den Spinat und ein paar Esslöffel Wasser hinzufügen – der entstehende Dampf lässt das Gemüse besser garen und hilft, die Nudeln zu trennen. Nach zwei bis drei Minuten ist das Gemüse zusammengefallen, und das Huhn sollte vollständig gar sein. Prüfen Sie an einem dickeren Stück, ob das Fleisch innen nirgends mehr rosa ist.

Vom Herd nehmen, Honig, Sojasauce und Reisweinessig hinzufügen und gründlich vermengen. Alles auf einem Teller anrichten und mit Chilistreifen garnieren.

★ TOP-TIPP

Sie finden keine frischen Eiernudeln im Kühlregal? Dann nehmen Sie einfach getrocknete. Die müssen vor dem Braten allerdings gekocht werden. Für ein glutenfreies Essen tauschen Sie die Sojasauce gegen Tamari und die Eiernudeln gegen Reisnudeln.

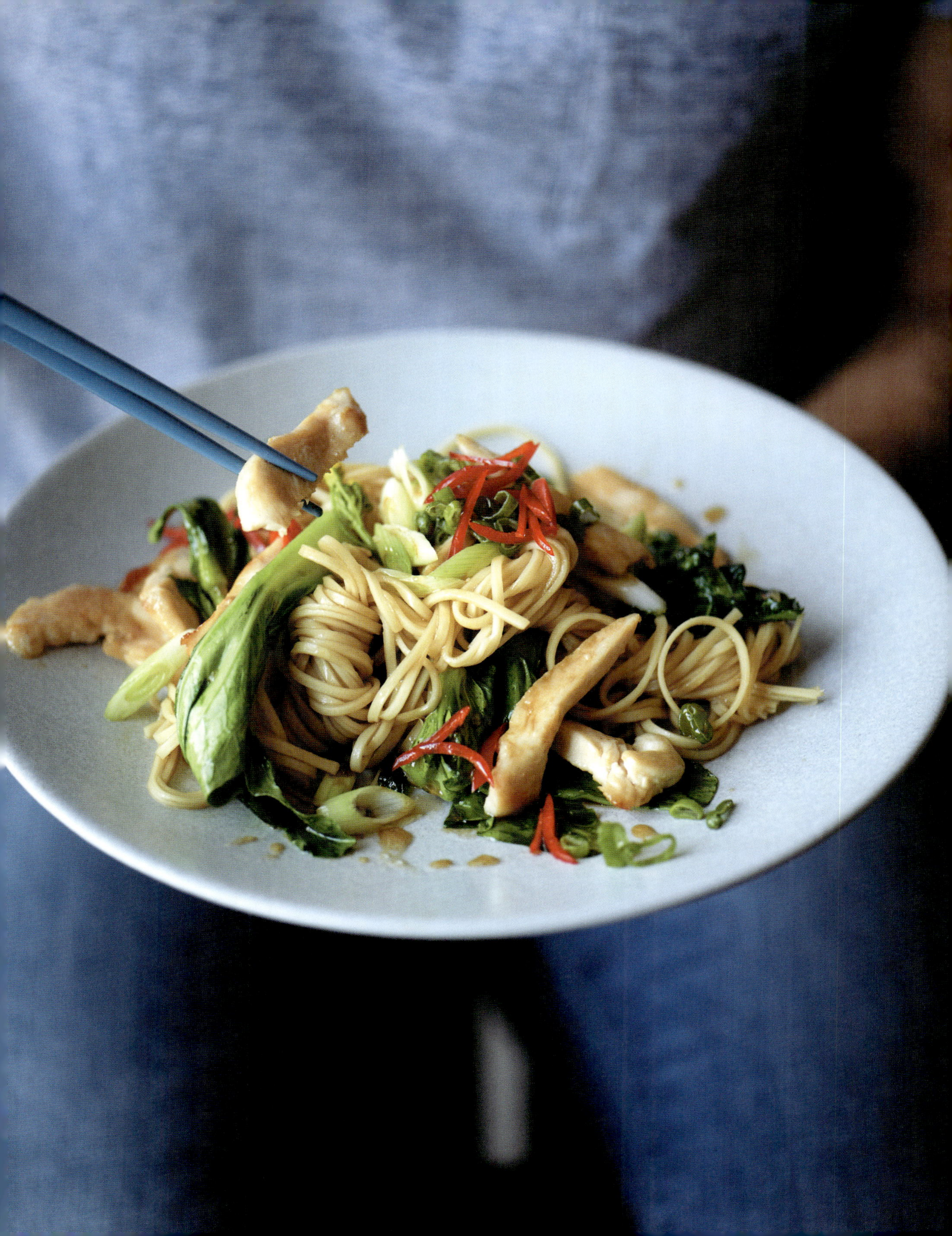

BARBECUE-CHICKEN-WRAP

1 Portion

ZUM VORKOCHEN

Ein blitzschneller Wrap mit Barbecuesauce, der nach dem Training fantastisch schmeckt. Fest in Alufolie eingewickelt kann man so einen Wrap auch gut mitnehmen.

ZUTATEN

- **240 g Hähnchenbrustfilet**
- **Salz und Pfeffer**
- **1 EL Tomatenketchup**
- **1/2 TL geräuchertes Paprikapulver**
- **1 EL Worcestershiresauce**
- **2 große Tortillawraps**
- **1 Salatherz, gerupft**
- **6 Kirschtomaten, halbiert**
- **4 EL Wachtelbohnen aus der Dose, abgespült und abgetropft**
- **2 EL körniger Frischkäse**

ZUBEREITUNG

Den Grill auf höchste Stufe vorheizen.

Ein großes Stück Frischhaltefolie auf einer Arbeitsfläche oder einem Schneidbrett ausbreiten. Das Filet auf die Folie legen und mit einem zweiten Stück Folie abdecken. Mit einem Nudelholz, einem schweren Topf oder einem anderen stumpfen Gegenstand auf die Hälfte der ursprünglichen Dicke flach klopfen, dann in der Grillpfanne oder auf dem Backblech vier Minuten grillen (nicht wenden!).

Während des Grillens den Ketchup mit Paprikapulver und Worcestershiresauce zu einer Barbecuesauce verrühren. Das Filet wenden, noch zwei Minuten länger grillen, dann mit etwas Sauce bepinseln und weitere drei bis vier Minuten grillen, bis es auch an der dicksten Stelle innen vollständig weiß ist (vorsichtig einschneiden und prüfen).

Das gegarte Huhn in lange Streifen schneiden. Die Tortillas mit der restlichen Barbecuesauce bestreichen, dann mit dem Huhn, dem Salat, den Tomaten, den Bohnen und dem körnigen Frischkäse belegen und zusammenrollen.

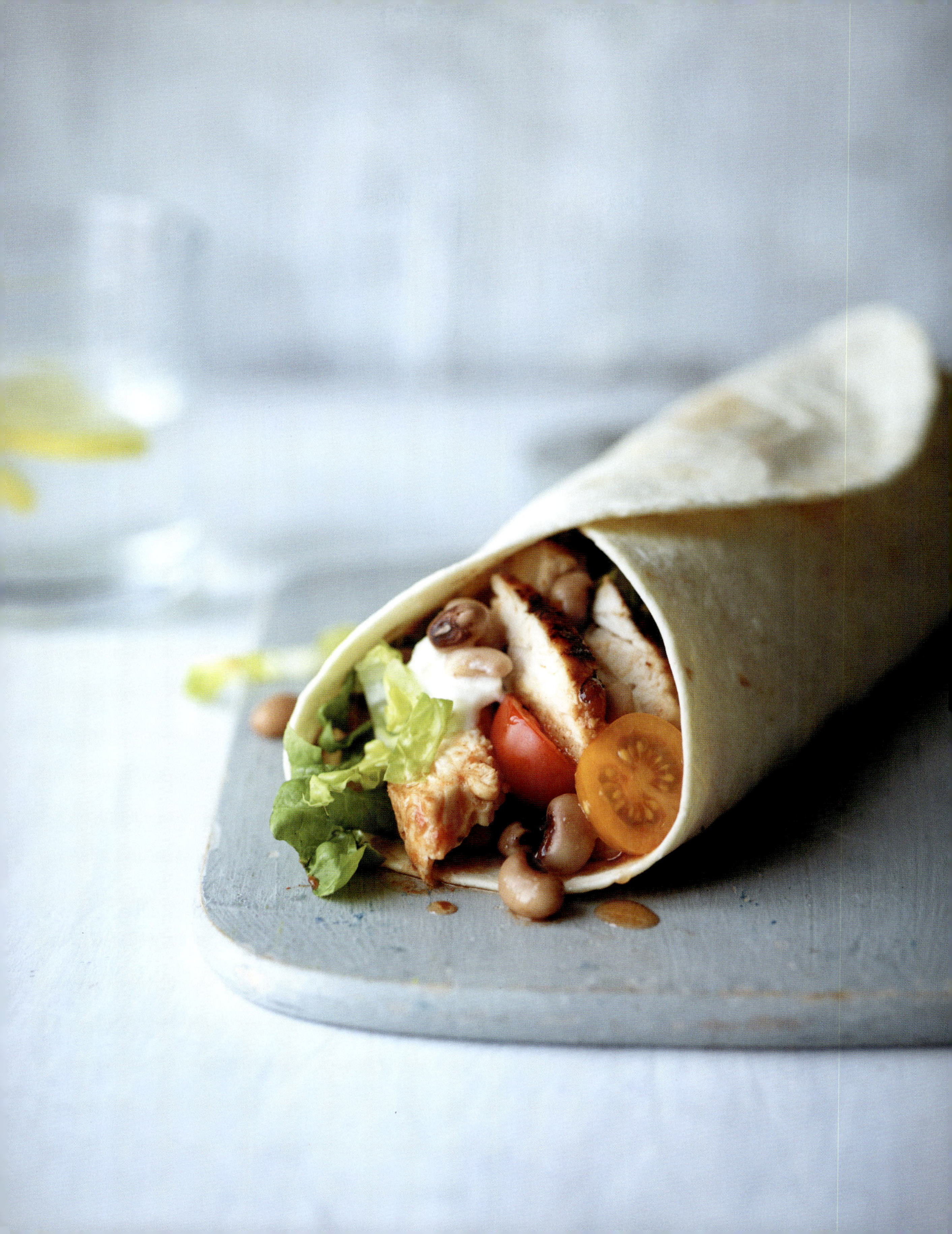

TOMATENDAAL MIT HUHN

2 Portionen

DAUERT ETWAS LÄNGER
ZUM VORKOCHEN
GUT EINZUFRIEREN

ZUTATEN

- 500 g gelbe Palerbsen
- 1 1/2 EL Kokosöl
- 1 TL Kreuzkümmelsamen
- 1 frisches Lorbeerblatt oder 2 getrocknete
- 1 große rote Zwiebel, gewürfelt
- 4 Knoblauchzehen, fein gehackt
- 2 rote Chilis, gewürfelt (wer es weniger scharf mag, entfernt die Kerne)
- 5 cm Ingwer, gewürfelt
- 1/2 TL Kurkuma, gemahlen
- 1 EL Garam Masala
- 5 große Tomaten, grob gehackt
- 200 bis 250 ml Hühnerbrühe
- 520 g Hähnchenbrustfilet, in 1 cm dicken Streifen
- Salz und Pfeffer
- 1 Bund Koriander, nur die Blätter, grob gehackt

Bei diesem Rezept ist der Aufwand eher eine Stunde als eine Viertelstunde. Lassen Sie sich jedoch nicht abschrecken, denn es ist derart aromatisch und tut nach dem Workout so gut, dass sich das Warten lohnt. Zum Glück kann man Tomatendaal gut vorkochen und für später einfrieren.

ZUBEREITUNG

Die Palerbsen in eine große Schüssel füllen, mit warmem Leitungswasser bedecken und mindestens 20 Minuten einweichen.

Einen Esslöffel Kokosöl auf mittlerer bis hoher Stufe in einem großen Topf zerlassen und den Kreuzkümmel und das Lorbeerblatt 30 Sekunden darin anrösten. Die Zwiebelwürfel hinzufügen und zwei bis drei Minuten anbraten, dann den Knoblauch, die Chilis und den Ingwer eine weitere Minute mitbraten.

Mit Kurkuma und Garam Masala würzen und 30 Sekunden unablässig wenden. Die Tomaten und die Hühnerbrühe hinzufügen und alles zusammen aufkochen. Jetzt die eingeweichten Erbsen abgießen, abspülen und in die Pfanne geben. Etwa 40 Minuten kochen, dabei regelmäßig umrühren und bei Bedarf etwas Wasser hinzufügen. Die Erbsen sollten am Ende vollständig gegart sein und zu zerfallen beginnen.

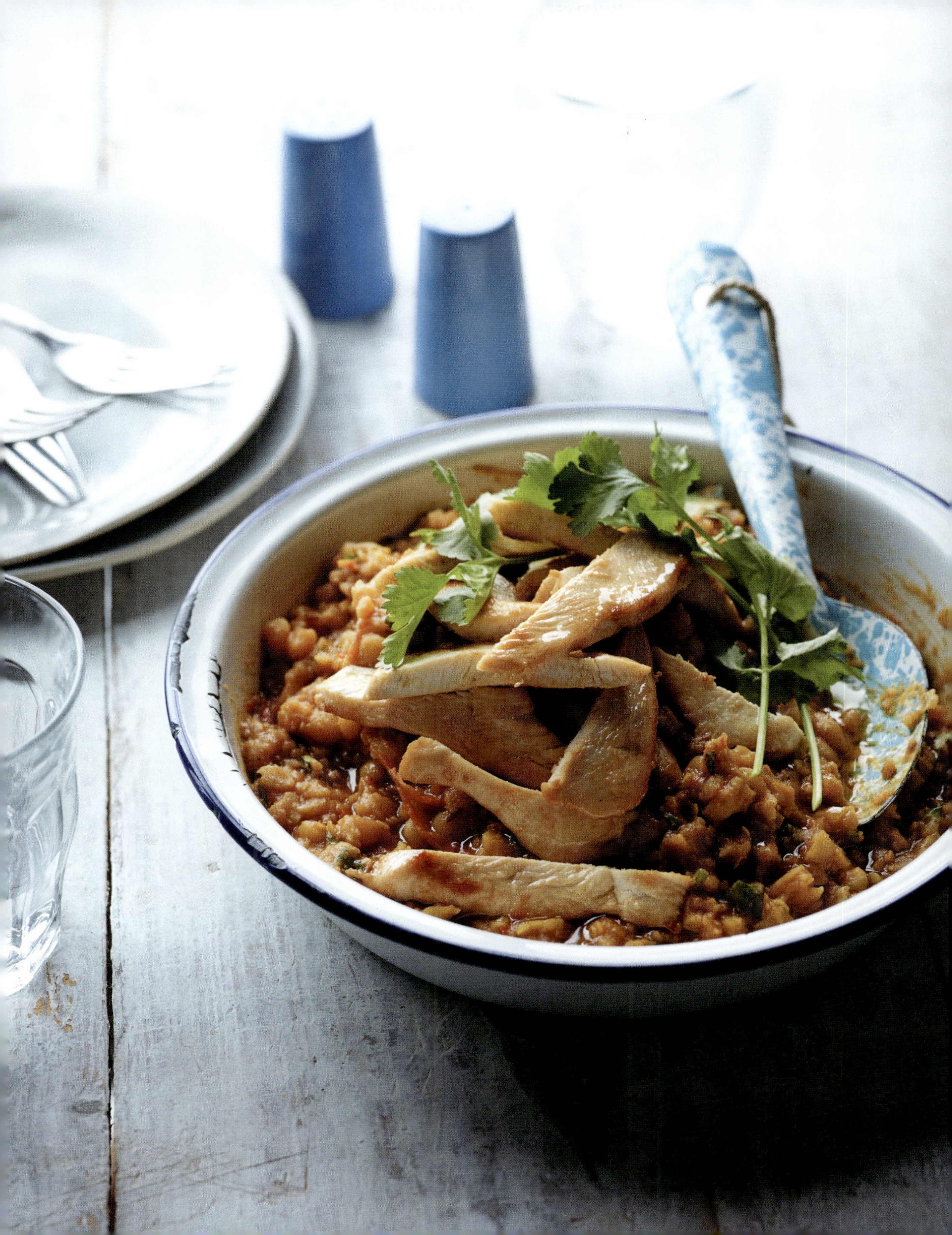

Wenn das Daal fast fertig ist, das restliche Kokosöl in einer Pfanne zerlassen und das Huhn hinein geben. Kräftig salzen und pfeffern und in drei Minuten gut durchbraten. Ein dickeres Stück einschneiden: Es soll vollständig weiß und nirgends mehr rosa sein.

Den Koriander unter das Daal rühren, alles in zwei Teller füllen und die Hähnchenstreifen darauf anrichten.

LASAGNE DELLA MAMMA

4 Portionen

DAUERT ETWAS LÄNGER
ZUM VORKOCHEN
GUT EINZUFRIEREN

ZUTATEN

- **1 1/2 EL Olivenöl**
- **1 kg fettarmes Rinderhack (Tatar)**
- **1 große rote Zwiebel, gewürfelt**
- **1 Möhre, gewürfelt**
- **1 Zucchini, gewürfelt**
- **2 Knoblauchzehen, fein gehackt**
- **1 EL Tomatenmark**
- **1 Dose stückige Tomaten (400 g)**
- **18 Lasagneblätter**
- **1 Bund Basilikum, nur die Blätter, grob zerrupft (nach Belieben)**
- **knuspriges Weißbrot als Beilage**

Das Spezialrezept meiner Mutter. Sie würde sagen, es sei das Einzige, was sie kochen könne. Sie ist Italienerin und hat dieses Rezept einst jede Woche zubereitet. Da es sich nun einmal um Lasagne handelt, braucht das Gericht alles in allem etwa 75 Minuten – die Vorbereitungszeit nimmt aber lange nicht so viel in Anspruch, und wenn es erst einmal im Ofen steckt, kann man sich entspannen. Sie werden diese Lasagne bestimmt bald genauso lieben wie ich.

ZUBEREITUNG

Einen halben Esslöffel Olivenöl in einem großen Topf auf hoher Stufe erhitzen. Die Hälfte des Hackfleischs hinzugeben und zwei bis drei Minuten anbraten. Große Stücke dabei mit dem Löffel aufbrechen. In eine Schüssel geben, wieder einen halben Esslöffel Öl erhitzen und die zweite Hälfte Hackfleisch anbraten.

Sobald das gesamte Fleisch gebraten ist, den Topf auswischen und den letzten halben Esslöffel Olivenöl auf mittlerer bis hoher Stufe erhitzen. Die Zwiebel, die Möhre, die Zucchini und den Knoblauch unter regelmäßigem Rühren fünf Minuten anbraten, bis das Gemüse weich wird und leicht anbräunt. Das Tomatenmark, die Rinderbrühe und die Tomaten hinzufügen und auch das angebratene Fleisch wieder in den Topf geben. Alles aufkochen und 20 Minuten garen.

Den Backofen auf 190°C (Umluft 170°C, Gas Stufe 5) erhitzen.

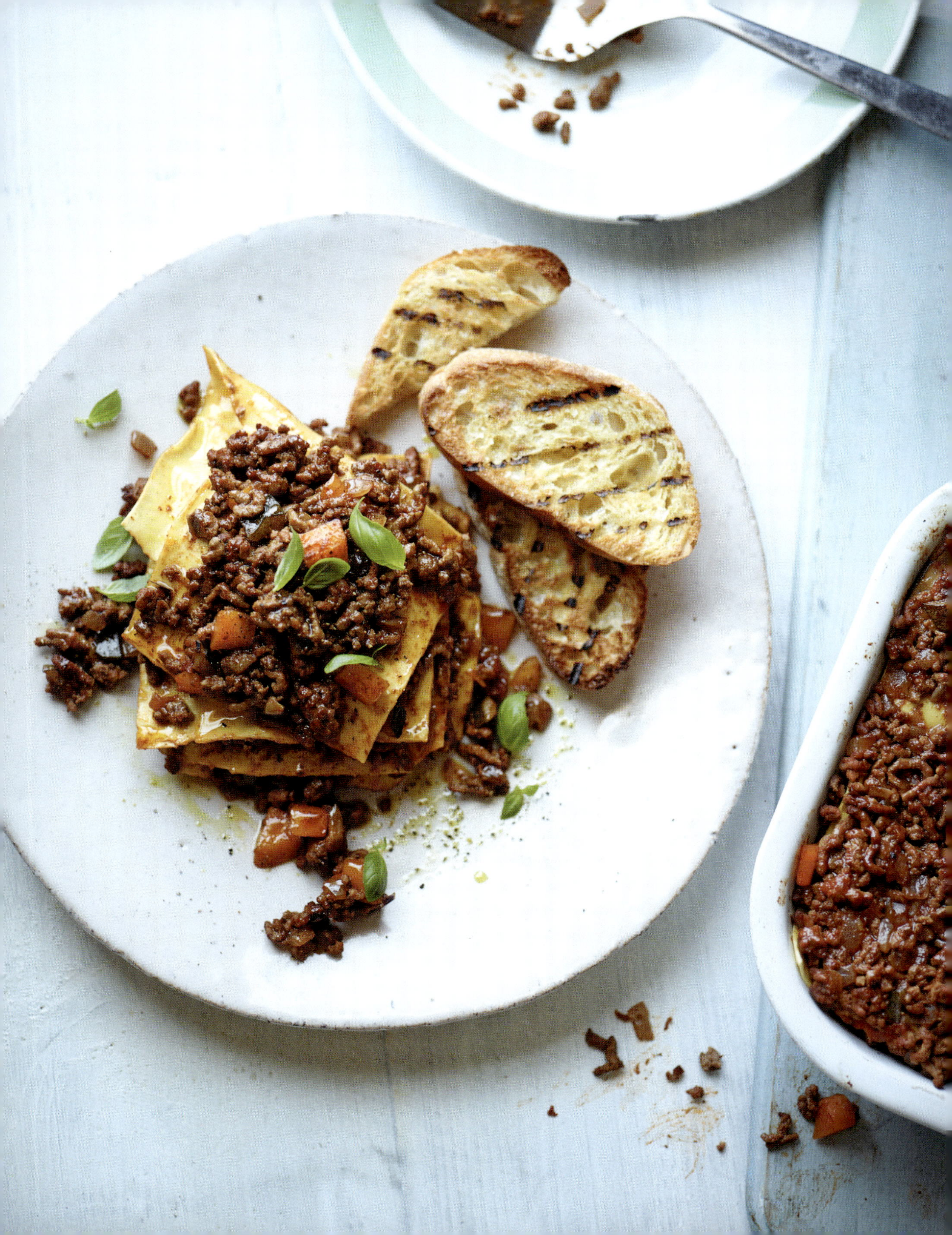

Eine Auflaufform von 30 x 15 Zentimetern zuerst mit einem Viertel der Fleischsauce füllen. Sechs Scheiben Lasagne darauf auslegen (sie dürfen ruhig überlappen) und so lange wiederholen, bis Sie vier Schichten Sauce und drei Schichten Lasagnenudeln haben. Die oberste Lage ist Fleisch. Fest mit Alufolie abdecken und 40 Minuten im Ofen backen, bis alles gut heiß ist und die Lasagneblätter gekocht sind – eine Gabel sollte locker hindurchgleiten können.

Das Basilikum zerrupfen und über die Lasagne streuen. Als Beilage gibt es frisches Brot und einen grünen Salat.

SPANISCHES OMELETT

Dieses superleckere Kartoffelomelett beansprucht etwa 30 Minuten deiner Zeit, aber dafür schmeckt es sowohl heiß als auch kalt. Deshalb kann man es auch wunderbar in einer Lunchbox mit zur Arbeit nehmen.

1 Portion

DAUERT ETWAS LÄNGER
ZUM VORKOCHEN

ZUTATEN

- **12 Frühkartoffeln**
- **1 EL Olivenöl**
- **5 Frühlingszwiebeln, in Ringen**
- **1 rote Chili in dünnen Streifen (wer es weniger scharf mag, entfernt die Kerne)**
- **2 Handvoll junger Spinat (und etwas zum Anrichten)**
- **300 g gekochter Schinken oder Braten (Huhn), in Streifen oder grob zerrupft**
- **8 Eier**
- **Salz und Pfeffer**
- **Brot als Beilage**
- **Kirschtomaten als Beilage**

ZUBEREITUNG

Die Frühkartoffeln mit einer Gabel einstechen und bei 900 Watt drei Minuten in der Mikrowelle garen. Zwei Minuten ruhen lassen, dann weitere zwei Minuten garen. Danach müssten sie fertig sein. Abkühlen lassen und in Scheiben schneiden.

Den Backofengrill auf höchster Stufe vorheizen.

Das Olivenöl in einer beschichteten, ofenfesten Pfanne von 20 Zentimeter Durchmesser auf mittlerer bis hoher Stufe erhitzen. Die Kartoffeln darin zwei Minuten anbraten und gelegentlich wenden. Die Frühlingszwiebeln und die Chili hinzufügen und eine Minute mitbraten. Den Spinat und den Schinken oder Braten (in Streifen oder Stücken) hinzugeben und eine halbe Minute mitbraten, bis der Spinat zusammenfällt.

Die Eier in einer Schüssel mit Salz und Pfeffer verrühren und in die Pfanne gießen. Das Ei mit einem Holzlöffel oder Spatel ein bis zwei Minuten wie Rührei vom Boden abschaben, bis ein Großteil davon gegart ist. Noch eine Minute stehen lassen, dann die Pfanne unter den Grill schieben (wenn sie einen Kunststoffgriff hat, gehört der nicht unter den Grill!). Übergrillen, bis die Oberfläche des Omeletts gerade eben gestockt ist.

Das Omelett auf einen Teller gleiten lassen und als Beilage frisches Brot und einen kleinen Salat aus Kirschtomaten und dem übrigen Spinat reichen.

JOE'S COTTAGE PIE MIT SÜSSKARTOFFELN

Dieses Gericht braucht zwar etwas länger (75 Minuten), doch die Zubereitung ist ganz leicht, und wenn es erst einmal im Ofen brutzelt, heißt es nur noch: Geduld. Dank der Süßkartoffelschicht schmeckt es unglaublich lecker.

4 Portionen

DAUERT ETWAS LÄNGER
GUT EINZUFRIEREN

ZUTATEN

- **4 Süßkartoffeln, geschält und in Stücken**
- **Salz und Pfeffer**
- **1 EL Kokosöl**
- **1 kg fettarmes Rinderhack (Tatar)**
- **1 Zwiebel, grob gehackt**
- **1 rote Paprika, entkernt und gewürfelt**
- **2 Möhren, gerieben**
- **1 Zucchini, gerieben**
- **2 EL Tomatenmark**
- **200 ml Rinderbrühe**
- **75 g Tiefkühlerbsen**
- **3 EL Worcestershiresauce**

ZUBEREITUNG

Den Backofen auf 200°C vorheizen (Umluft 180°C, Gas Stufe 6).

Einen großen Topf Wasser zum Kochen bringen. Die Süßkartoffeln hinzufügen und in etwa zehn Minuten sehr weich kochen. Durch ein Sieb gießen, kurz abdampfen lassen, um mehr Feuchtigkeit loszuwerden, und in den Topf zurückfüllen. Die Kartoffeln großzügig mit Salz und Pfeffer würzen und zu einem geschmeidigen Brei verarbeiten.

Während die Kartoffeln kochen, die Hälfte des Kokosöls in einer großen Pfanne auf hoher Stufe erhitzen. Das Fleisch hinzugeben und anbräunen, größere Brocken dabei mit dem Löffel aufbrechen. Je nach Pfannengröße müssen Sie eventuell mit zwei Portionen nacheinander arbeiten. Das angebratene Hackfleisch in eine Schüssel füllen.

Das restliche Kokosöl in derselben Pfanne auf mittlerer bis hoher Stufe erhitzen. Die Zwiebel, die Paprika, die Möhren und die Zucchini hinzufügen und unter Rühren fünf bis sechs Minuten garen, bis das Gemüse weicher wird. Das Tomatenmark hinzufügen und noch 30 Sekunden mitkochen, dann das Fleisch wieder in die Pfanne geben und gründlich unterheben. Die Brühe angießen, einmal aufkochen und 20 Minuten köcheln lassen.

Die Pfanne vom Herd nehmen, die Erbsen und die Worcestershiresauce unterziehen und alles in eine große Auflaufform umfüllen. Den Auflauf mit dem Kartoffelbrei abdecken.

Die Cottage Pie rund 20 Minuten im Ofen backen, bis die Süßkartoffeln eine leichte Kruste bilden.

CANNELLONI MIT PUTENSPINAT

4 Portionen

DAUERT ETWAS LÄNGER
ZUM VORKOCHEN
GUT EINZUFRIEREN

ZUTATEN

1 1/2 EL Olivenöl
1 große rote Zwiebel, gewürfelt
3 Knoblauchzehen, fein gehackt
1 kg Putenhackfleisch
3 große Handvoll junger Spinat
300 g Ricotta
Salz und Pfeffer
1 Bund Basilikum, nur die Blätter, grob gehackt
16 Cannelloni (trocken)
2 Dosen stückige Tomaten (à 400 g)
knuspriges Brot und ein Beilagensalat

Auch bei diesem Gericht lohnt sich der Extraaufwand. Eine einmalige Investition von 75 Minuten ergibt gleich vier After-Workout-Mahlzeiten für die nächsten Tage. Sie mögen kein Putenhackfleisch? Dann nehmen Sie stattdessen Rindfleisch.

ZUBEREITUNG

Den Backofen auf 180°C vorheizen (Umluft 160°C, Gas Stufe 4).

Einen Esslöffel Olivenöl in einer großen Pfanne auf mittlerer bis hoher Stufe erhitzen. Die Zwiebel und den Knoblauch hinzufügen und zwei Minuten anbraten, bis die Zwiebeln weich sind und etwas Farbe annehmen, dabei regelmäßig umrühren.

Auf hohe Stufe schalten, die Hälfte des Hackfleischs hinzufügen und zwei bis drei Minuten anbraten, dabei größere Brocken mit dem Löffel aufbrechen. Das Fleisch so lange garen, bis es nirgends mehr rosa ist, und dann in eine Schüssel umfüllen. Das Anbraten mit dem restlichen Olivenöl und dem restlichen Hackfleisch wiederholen. Wenn diese zweite Portion Hackfleisch braun ist, den Spinat in die Pfanne geben und unterziehen, danach alles in die Schüssel mit dem übrigen Fleisch geben.

Den Ricotta in die Schüssel zu dem Fleisch geben, alles kräftig mit Salz und Pfeffer und der Hälfte des Basilikums würzen und gründlich vermengen. Die Hackfleischmischung mit den Fingern und einem Teelöffel in die Cannelloni stopfen – es muss nicht perfekt werden. Was übrig bleibt, kommt später in die Sauce.

Wenn alle Cannelloni gefüllt sind, die erste Dose Tomatenwürfel in eine große Auflaufform gießen und eventuelle Reste der Füllung unterrühren. Danach die gefüllten Cannelloni in die Auflaufform legen und die zweite Dose Tomaten darübergießen. Die Auflaufform mit Alufolie abdecken

Die Cannelloni im Backofen 35 bis 40 Minuten backen, danach sollte die Pasta weich sein. Den Auflauf aus dem Backofen nehmen, das restliche Basilikum darüberstreuen und als Beilage einen Salat und knuspriges Brot servieren.

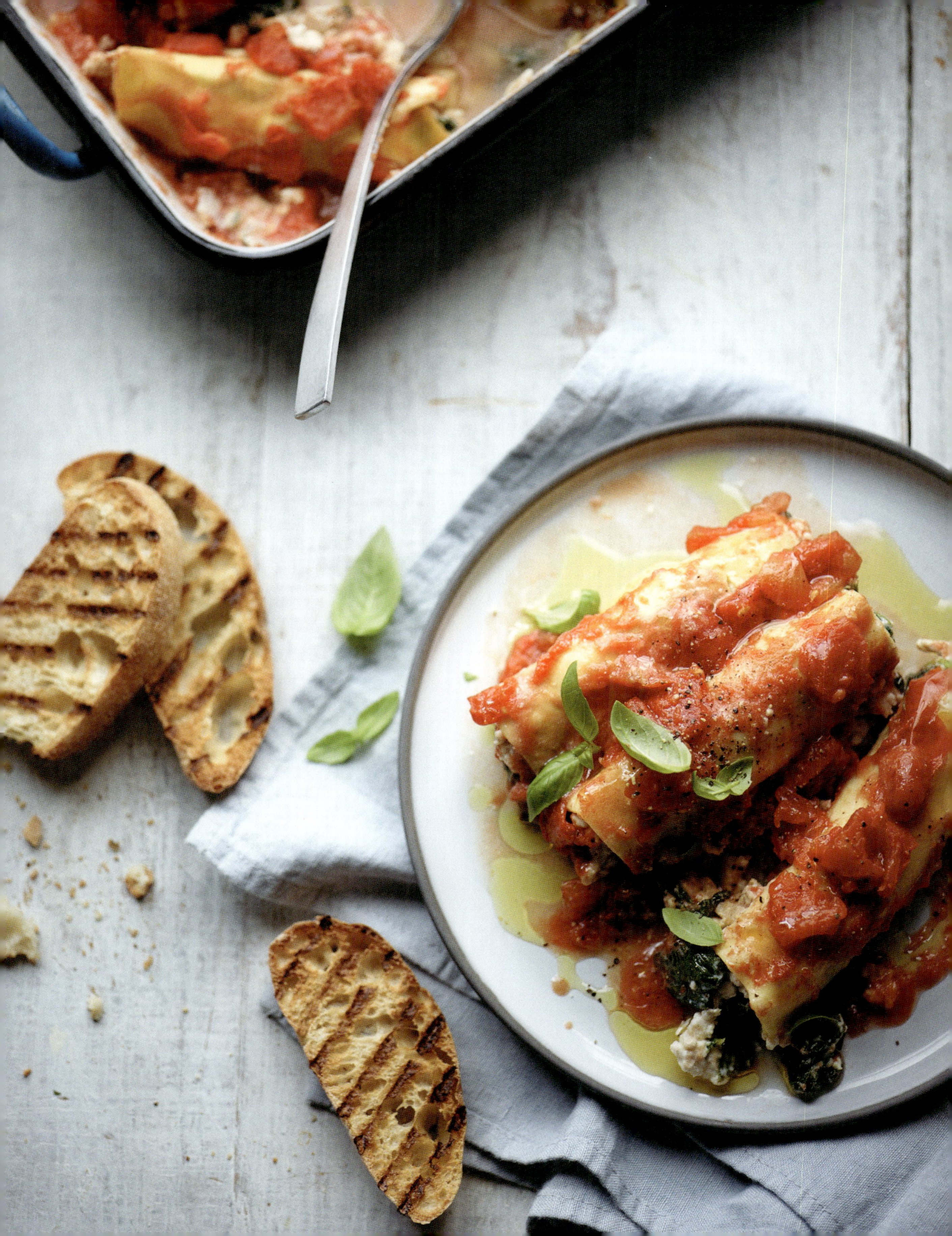

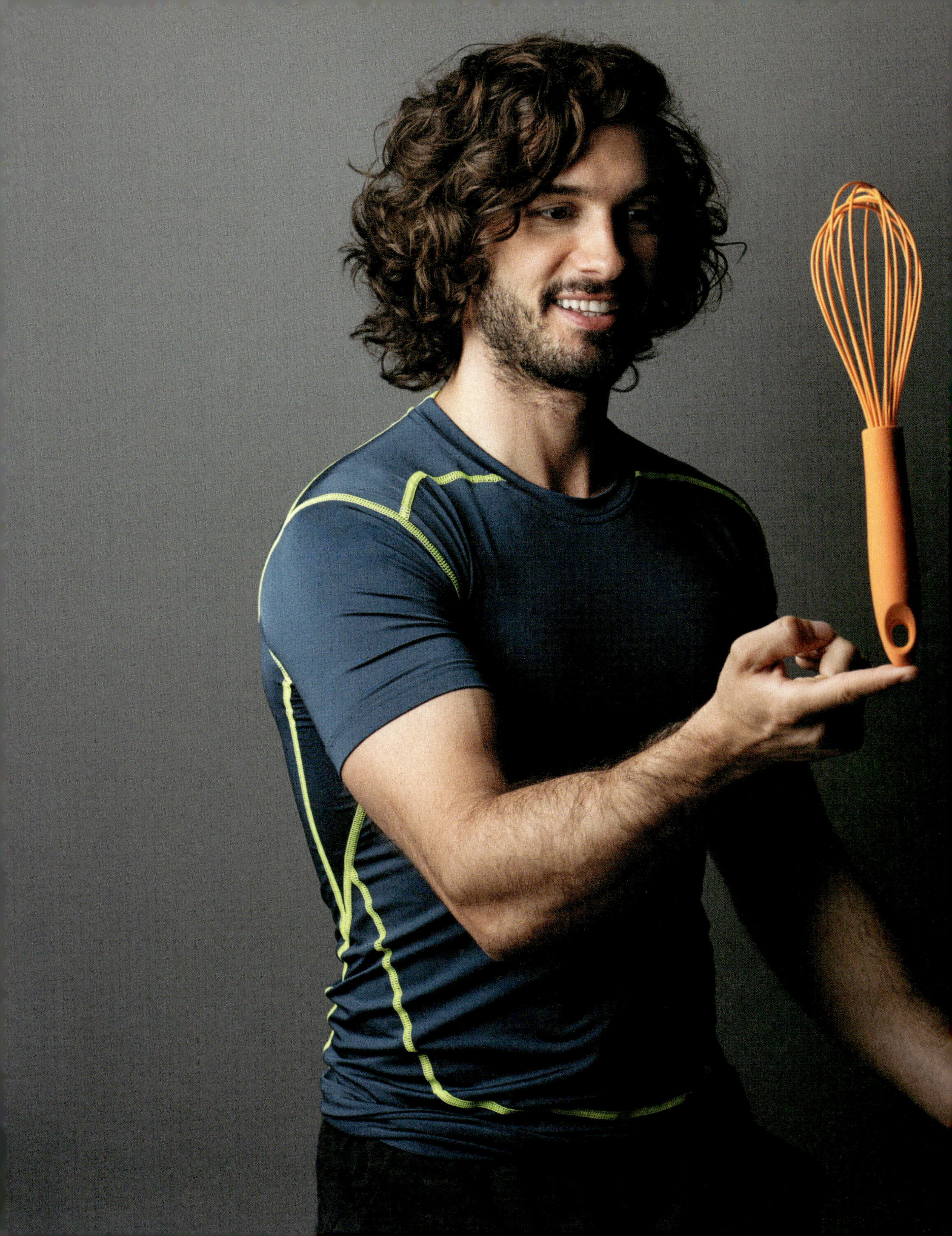

5

SNACKS UND SÜSSES

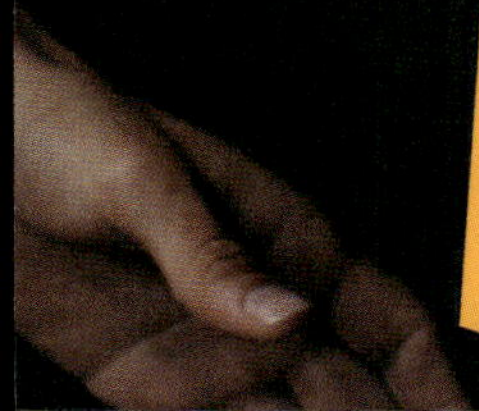

THUNFISCHSALAT

2 Portionen

ZUTATEN

4 EL Reisweinessig
1 TL Salz
1/2 Salatgurke, entkernt, in 1 cm dicken Würfeln
400 g Thunfisch, in 1 cm dicken Würfeln (oder kleiner)
Reiscracker zum Anrichten

Sushifreunde werden auf dieses Gericht fliegen. Hochwertigen frischen Thunfisch kann man sehr gut roh essen. Erkundigen Sie sich aber bitte beim Einkauf bei Ihrem Fischhändler oder an der Fischtheke nach der Frische, und sagen Sie, dass Sie den Fisch roh essen möchten. Schwangere oder Menschen mit einem geschwächten Immunsystem sollten dieses Gericht nicht verzehren.

ZUBEREITUNG

Den Essig in eine kleine Schüssel gießen und gut mit dem Salz verrühren. Die Gurkenwürfel hinzugeben und fünf Minuten ziehen lassen.

Den Essig abgießen und die Gurkenwürfel mit dem Thunfisch mischen. Als Beilage für diesen köstlichen Snack gibt es Reiscracker.

★ TOP-TIPP

Wer hart arbeitet und intensiv trainiert, hat sich meine 15-Minuten-Köstlichkeiten absolut verdient. Achtung, Suchtpotenzial! Am besten teilen Sie diese Leckereien mit Ihren Freunden. So haben Sie gleich einen Stein im Brett und immer einen Trainingspartner.

MAISPUFFER

2 große Küchlein

ZUM VORKOCHEN
GUT EINZUFRIEREN

ZUTATEN

1 Dose Zuckermais (340 g), abgetropft
1 rote Chili, entkernt und in Streifen, plus ein wenig extra zum Anrichten
3 Frühlingszwiebeln, in feinen Ringen
75 g Feta, zerkrümelt
75 g Weizenmehl
1 Prise Backpulver
1 Ei
Salz und Pfeffer
1 EL Kokosöl
1 Avocado, in Scheiben
Saft von einer Limette zum Anrichten
etwas Sesamöl zum Beträufeln

Foto Seite 187

Die Puffer sind fantastisch und sehr einfach herzustellen. Sie schmecken heiß oder kalt, so dass man sie schon am Vorabend vorbereiten und dann morgens zur Arbeit mitnehmen kann. Das Rezept lässt sich problemlos verdoppeln, die zweite Hälfte kann man für später einfrieren.

ZUBEREITUNG

Den Mais, die Chili (falls gewünscht), die Frühlingszwiebeln, den Feta, das Ei und drei bis vier Esslöffel Wasser in eine große Schüssel geben. Mit Salz und Pfeffer würzen und zu einem klumpigen Teig verarbeiten.

Die Hälfte des Kokosöls in einer beschichteten Pfanne auf kleiner bis mittlerer Stufe erhitzen. Die Hälfte des Teigs in das heiße Öl geben und gleichmäßig in der Pfanne verstreichen. Zwei Minuten ausbacken, ohne den Puffer umzudrehen oder anzustupsen – das reicht für 20 Liegestütze!

Den Puffer wenden und weitere zwei Minuten backen. Aus der Pfanne nehmen und auf Küchenkrepp legen, um überschüssiges Öl aufzusaugen. In der Zwischenzeit den zweiten Puffer ausbacken.

Als Beilage gibt es die Avocado, einen Spritzer Limettensaft und nach Geschmack etwas Sesamöl und eine Prise Chili.

Für 12 bis 14 kleine oder 4 große Puffer

ZUM VORKOCHEN
GUT EINZUFRIEREN

ZUTATEN

1 Dose Thunfisch (160 g), abgetropft
1 Zucchini, gerieben
80 g Weizenmehl
1 Prise Backpulver
1 Ei
1 EL Kokosöl
helle Sojasauce zum Anrichten

ZUCCHINIPUFFER MIT THUNFISCH

So lecker! Und eine Dose Thunfisch steht doch immer noch irgendwo im Schrank herum. Die Puffer kann man bestens auf Vorrat backen und einfrieren.

ZUBEREITUNG

Den Thunfisch in eine Schüssel bröckeln. Die Zucchiniraspel, das Mehl und das Ei hinzufügen und alles zu einem dickflüssigen Teig verrühren. Wenn der Teig zu zäh ausfällt, noch etwas Wasser hinzugeben.
Etwas Öl auf mittlerer Hitze in einer Pfanne zerlassen. Den Teig in mehreren Häufchen in die Pfanne setzen. Lassen Sie dabei etwas Abstand, denn er zerläuft rasch zu einem kleinen Puffer. Bei sieben bis acht Zentimeter Durchmesser kommt man auf ein Dutzend Puffer – alternativ backen Sie vier große runde Puffer aus.
Pro Seite zwei bis drei Minuten backen, dann aus der Pfanne heben und auf Küchenkrepp abtropfen lassen.
Etwas Sojasauce zum Dippen zu den Puffern reichen.

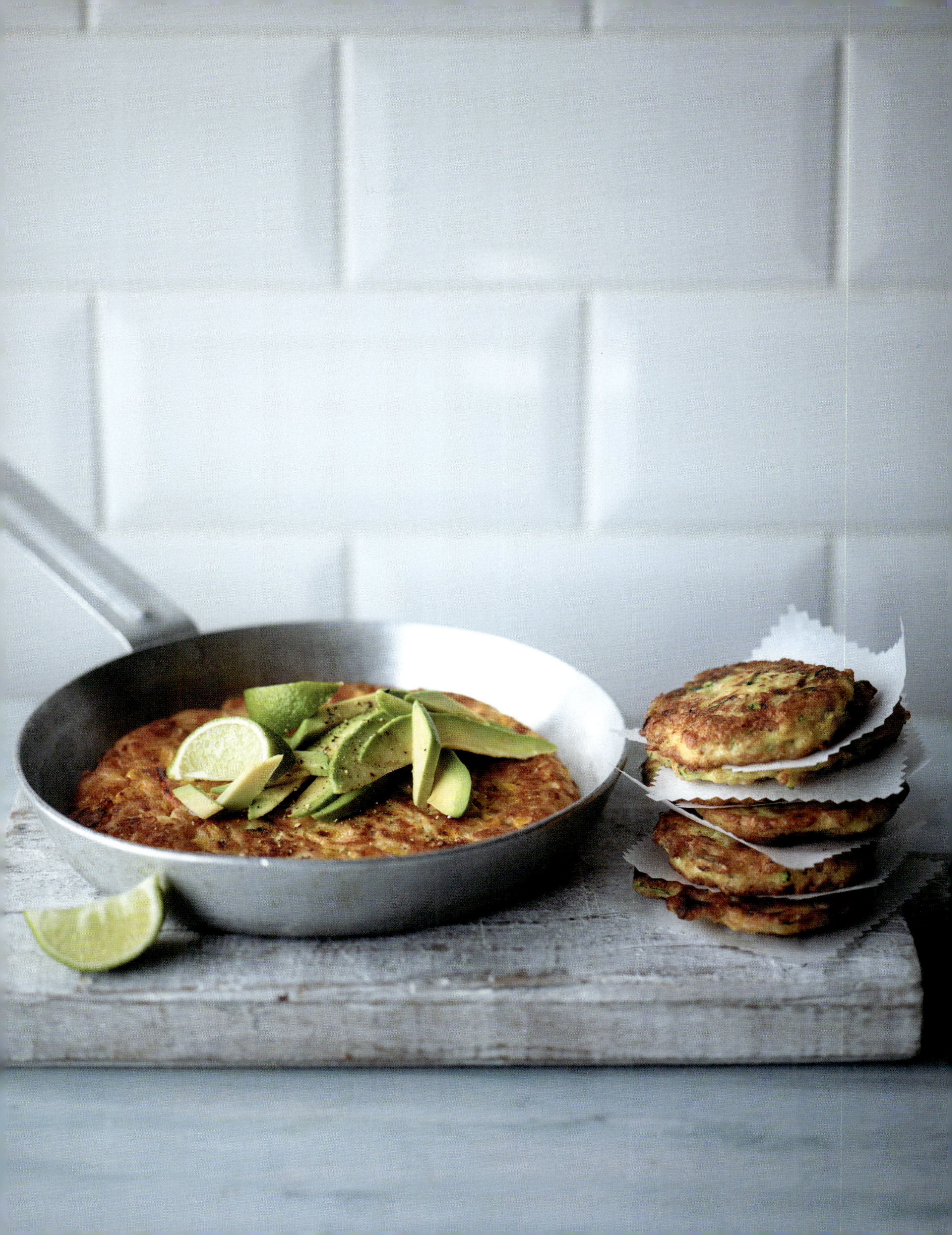

PIKANTE CASHEWKERNE

Für 400 g

ZUTATEN

400 g Cashewnüsse
2 TL Oliven- oder Erdnussöl
2 TL gemahlener Kreuzkümmel
1 1/2 TL geräuchertes Paprikapulver

ZUBEREITUNG

Den Backofen auf 190°C vorheizen (Umluft 170°C, Gas Stufe 5).

Alle Zutaten mischen, auf einem Backblech verteilen und zwölf bis 15 Minuten im Ofen rösten, bis die Nüsse knusprig und leicht gebräunt sind. Aus dem Ofen nehmen und salzen. Luftdicht verschlossen sind diese Nüsse bis zu fünf Tage haltbar.

WASABINÜSSCHEN

Für 400 g

ZUTATEN

400 g ungesalzene Erdnusskerne
4 TL Wasabipulver
2 TL Olivenöl

ZUBEREITUNG

Den Backofen auf 190°C vorheizen (Umluft 170°C, Gas Stufe 5).

Alle Zutaten mischen, auf einem Backblech verteilen und 12 bis 15 Minuten im Ofen rösten, bis die Nüsse knusprig und leicht gebräunt sind. Aus dem Ofen nehmen und salzen. Luftdicht verschlossen sind die Wasabinüsschen bis zu vier Tage haltbar.

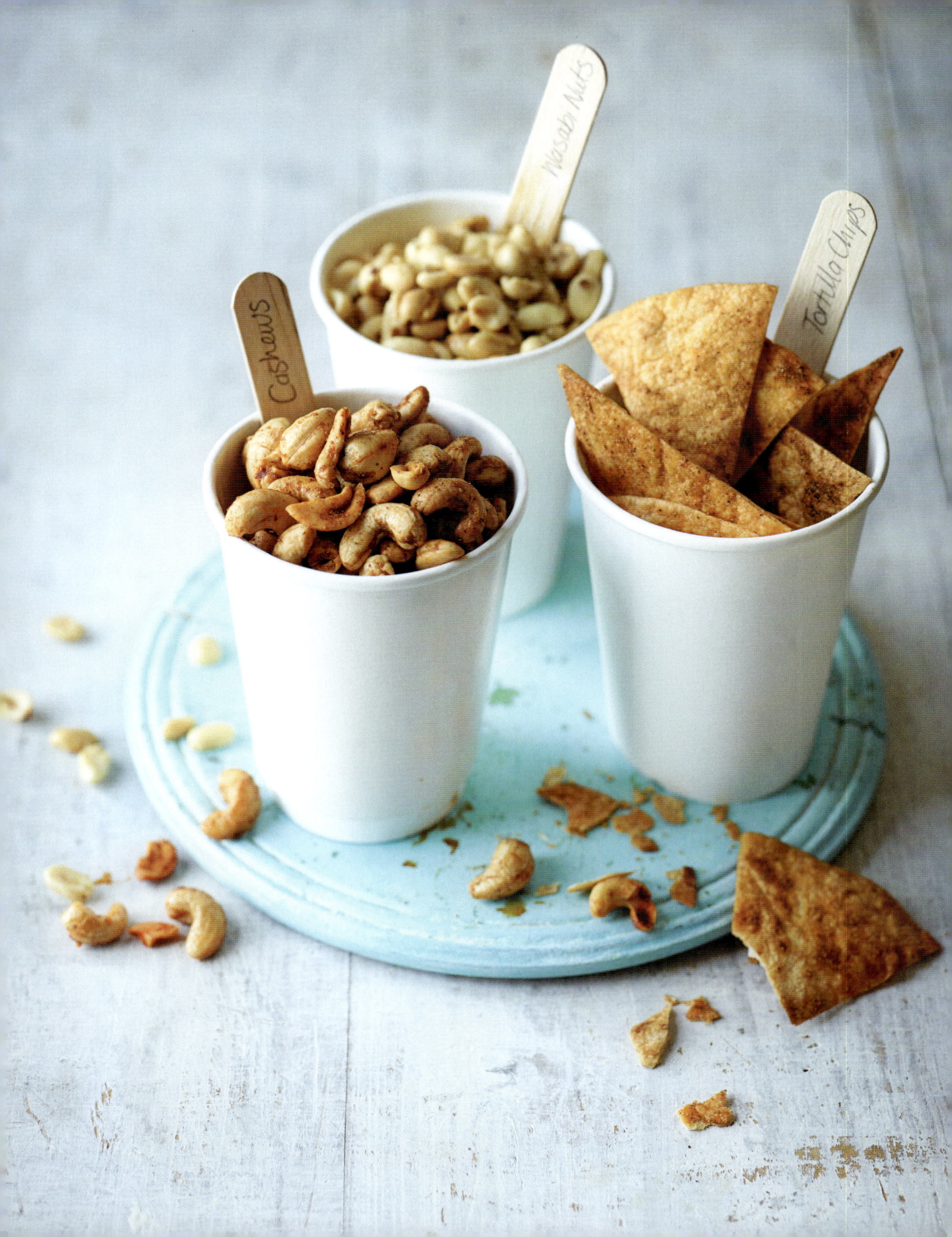
Wasabi Nuts
Cashews
Tortilla Chips

TORTILLACHIPS

Für 24 Stück

ZUTATEN

- 3 Mini-Tortillawraps
- Olivenöl aus der Sprühflasche
- 2 TL gemahlener Kreuzkümmel
- 1 TL geräuchertes Paprikapulver
- 1 TL Selleriesalz

Foto Seite 189

ZUBEREITUNG

Den Backofen auf 190°C vorheizen (Umluft 170°C, Gas Stufe 5).

Die Tortillas nacheinander von beiden Seiten mit etwas Öl besprühen, dann vierteln und jedes Viertel noch einmal halbieren. Möglichst viele dieser 24 Dreiecke auf einem Backblech auslegen (eventuell brauchen Sie zwei Bleche oder müssen in zwei Portionen arbeiten).

Die Gewürze und das Salz gründlich mischen und gleichmäßig über die Teigdreiecke streuen. Die Tortillachips im Ofen in sechs bis sieben Minuten goldbraun knusprig backen.

★ TOP-TIPP

Nüsse sind auf jeder Party der Renner und deutlich gesünder als Kartoffelchips. Trotzdem enthalten sie natürlich viele Kalorien, also sollte man es nicht übertreiben. Ich empfehle insgesamt maximal 20 bis 30 Gramm Nüsse pro Tag.

BROKKOLIPESTO MIT PINIENKERNEN

2 Portionen

ZUM VORKOCHEN

Ein delikater Snack, der luftdicht verschlossen im Kühlschrank drei Tage hält. Natürlich kann man ihn auch mit anderem grünen Gemüse wie Spinat oder Grünkohl zubereiten. Ich dippe am liebsten Blumenkohlröschen, Möhren und Gurkenstreifen hinein.

ZUTATEN

2 Köpfe Brokkoli, nur die Röschen
4 EL Pinienkerne
3 EL Parmesan, fein gerieben
2 Bund Basilikum, nur die Blätter
1 Knoblauchzehe, grob gehackt
Saft und fein geriebene Schale von 1 Zitrone
75 ml Olivenöl
Salz und Pfeffer
rohe Gemüsestreifen zum Knabbern

Foto Seite 193

ZUBEREITUNG

Einen Topf Wasser zum Kochen bringen. Die Brokkoliröschen hinein geben und eine Minute kochen. Den Brokkoli durch ein Sieb abgießen und unter fließendem, kalten Wasser abspülen.

Den Brokkoli in den Mixer geben und die Pinienkerne, den Parmesan, das Basilikum, den Knoblauch, den Zitronensaft und die Zitronenschale sowie das Olivenöl hinzugeben. Großzügig mit Salz und Pfeffer würzen, dann stoßweise zu einer gleichmäßigen Masse pürieren. Wahrscheinlich brauchen Sie etliche Intervalle und müssen immer wieder die Ränder der Küchenmaschine abschaben.

Zum Pesto rohes Gemüse servieren.

KRÄUTERQUARK

2 Portionen

Perfekt für alle, die es gern frisch und würzig mögen. Der Kräuterquark ist auch von Hand schnell zubereitet, wenn man keine Küchenmaschine besitzt. Viel länger dauert es auch nicht.

ZUTATEN

- 180 g Speisequark
- 2 EL Schnittlauch, gehackt
- 2 EL Estragon, gehackt
- 2 EL Basilikum, gehackt
- 1 kleine Knoblauchzehe, in feinen Scheiben
- 6 sonnengetrocknete Tomaten, grob gehackt
- 50 g Walnüsse, grob zerkrümelt
- Sellerie-, Möhren- und Gurkenstreifen zum Dippen

ZUBEREITUNG

Alle Zutaten bis auf die Walnüsse und die Gemüsestreifen in die Küchenmaschine geben, zwei Esslöffel warmes Wasser hinzufügen und gleichmäßig zerkleinern.

Den Dip in einer Schale anrichten, die Walnüsse darüber streuen und die Gemüsestreifen hineintunken.

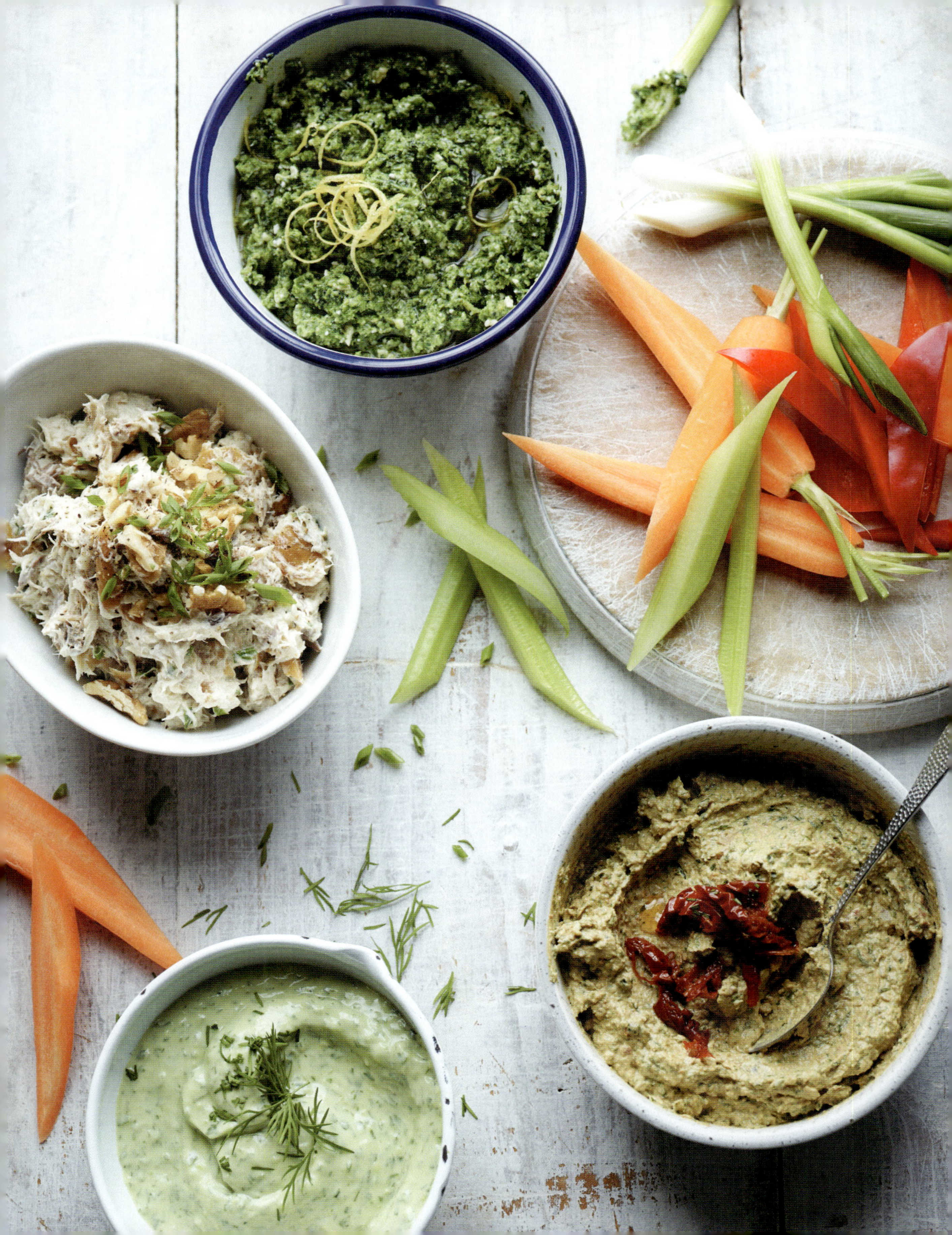

RÄUCHERMAKRELEN-PASTETE

4 Portionen

Ungekochte Blumenkohlröschen schmecken zu dieser Pâté unglaublich gut. Luftdicht verschlossen hält sie sich im Kühlschrank maximal vier Tage.

ZUTATEN

300 g Räuchermakrele
75 g Crème fraîche
Saft von 1 Zitrone
schwarzer Pfeffer, frisch gemahlen
1 kleines Bund Schnittlauch, fein gehackt
35 g Walnüsse, grob gehackt
Möhrenstreifen, Blumenkohlröschen und Paprikastreifen zum Dippen

Foto Seite 193

ZUBEREITUNG

Von der Makrele die Haut abziehen und den Fisch mit den Fingern in Flocken zerrupfen. Die Crème fraîche und den Zitronensaft zufügen und kräftig mit frisch gemahlenem schwarzem Pfeffer würzen. Alles mit einer Gabel durchkneten, bis Sie mit der Konsistenz zufrieden sind. Ich mag es lieber, wenn es nicht zu gleichmäßig ist.

Den Schnittlauch unterheben, dann die Pâté mit den Walnüssen bestreuen. Die Pâté mit Möhren, Blumenkohlröschen und roten Paprikastreifen servieren.

AVOCADODIP

2 Portionen

ZUTATEN

1 große Avocado, grob gehackt
245 g griechischer Vollmilchjoghurt
Saft von 1 Zitrone
1 Knoblauchzehe, gerieben oder fein gehackt
1 kleine Handvoll Schnittlauch, fein gehackt
1 kleine Handvoll Dill, fein gehackt
1 kleine Handvoll Petersilie, fein gehackt
Salz und Pfeffer
6 große Streifen Staudensellerie zum Servieren

Foto Seite 193

Bei diesem cremigen Dip kommen Avocadofreunde voll auf ihre Kosten. Die Zubereitung dauert nur fünf Minuten, und die gesunden Fette liefern jede Menge Energie.

ZUBEREITUNG

Die Avocadostücke in die Küchenmaschine geben. Den Joghurt, den Zitronensaft, den Knoblauch, den Schnittlauch, den Dill und die Petersilie hinzufügen. Mit Salz und Pfeffer würzen und zu einer Creme verarbeiten.

Zum Avocadodip Selleriestangen reichen.

★ TOP-TIPP: SCHNELLE SNACKS

Wenn die Zeit für einen selbst gemachten Snack nicht ausreicht, finden Sie hier ein paar Ideen:

★ 1 Messlöffel Wheyprotein mit Wasser
★ 20 bis 30 g Nüsse
★ 85 g Beef Jerky (Trockenfleisch)
★ 1 hart gekochtes Ei
★ 75 bis 100 g Früchte (Melone, Heidelbeeren, Erdbeeren, Himbeeren, Apfel oder Birne). Frische Früchte sollte es nur einmal am Tag geben und auch nicht jeden Tag, denn sie bremsen die Fettverbrennung eher.

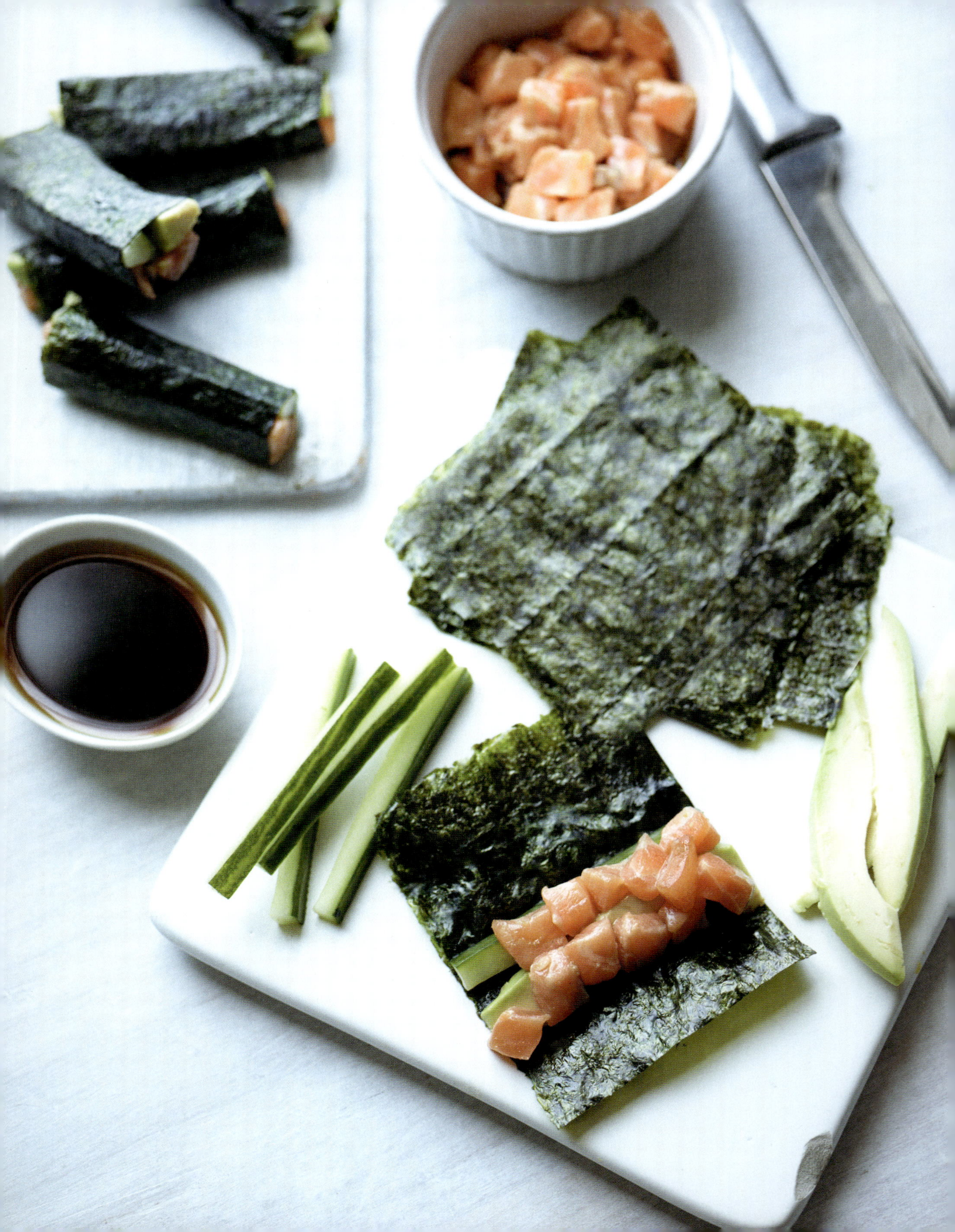

LACHS-AVOCADO-SUSHI

2 Portionen

ZUTATEN

- 400 g roher Lachs, in 1 cm dicken Würfeln oder kleiner
- 1 cm Ingwer, fein gerieben
- 1 1/2 EL helle Sojasauce
- 2 TL Sesamöl
- 2 TL Reisweinessig
- 1 Avocado, halbiert und geschält
- 2 große Blätter Nori-Algen (20 × 20 cm)
- 1/4 Salatgurke, entkernt und in 8 Längsstreifen geschnitten

Noch so ein köstlicher Snack mit vielen gesunden Fetten. Dieses Gericht ist so eindrucksvoll, dass man es bei Einladungen auch als Vorspeise anbieten kann. Achten Sie aber unbedingt darauf, dass der Fisch wirklich frisch ist. Sagen Sie dem Fischhändler, dass Sie ihn roh anbieten wollen. Menschen mit einem angeschlagenen Immunsystem und Schwangere sollten auf rohen Fisch lieber verzichten.

ZUBEREITUNG

Den Lachs mit dem Ingwer, der Sojasauce, dem Sesamöl und dem Essig in eine Schüssel geben und gründlich vermischen.

Die Avocado längs halbieren und jeweils in vier Streifen schneiden. Wir haben also acht Streifen Avocado.

Die Nori-Algen in je vier gleich große Quadrate schneiden.

Die Algen nebeneinander auslegen und in die Mitte je einen Streifen Avocado und einen Streifen Gurke setzen. Die Lachsmischung neben den Avocado- und Gurkenstreifen gleichmäßig auf die Quadrate verteilen.

Einen Finger in etwas Wasser tunken und die Algenblätter am Rand anfeuchten, damit sie besser kleben.

Mit der Hand zusammenrollen und dieses minimalistische Gericht frisch genießen.

Für 16 Stück

DAUERT ETWAS LÄNGER

ZUTATEN

- 2 rote Bete, gegart und geschält (etwa 140 g), grob gehackt
- 175 g gemahlene Mandeln
- 120 g Maronenpüree
- 30 g Kakaopulver
- 45 g Honig
- 1 Messlöffel (30 g) Proteinpulver Vanille
- 2 TL Vanilleextrakt
- 4 Eier

ROTE-BETE-BROWNIES

Ein Kochbuch ganz ohne süße Rezepte ist für mich unvorstellbar. Diese Brownies sind sehr saftig und viel gesünder als normale Schokoladenbrownies. Dennoch bleiben sie die Ausnahme und gehören nicht jeden Tag auf den Teller – eher einmal die Woche nach einem Workout. Der Zeitaufwand bewegt sich eher bei 30 als bei 15 Minuten, aber Süßes muss man sich eben auch in der Küche hart erarbeiten.

ZUBEREITUNG

Den Backofen auf 180°C vorheizen (Umluft 160°C, Gas Stufe 4).

Alle Zutaten in der Küchenmaschine zu einem glatten Teig verarbeiten.

Den Teig in eine mit Backpapier ausgelegte Brownieform (28 x 15 cm) füllen und 18 Minuten backen.

Die Brownies aus dem Ofen nehmen, etwas abkühlen lassen und in 16 Stücke schneiden.

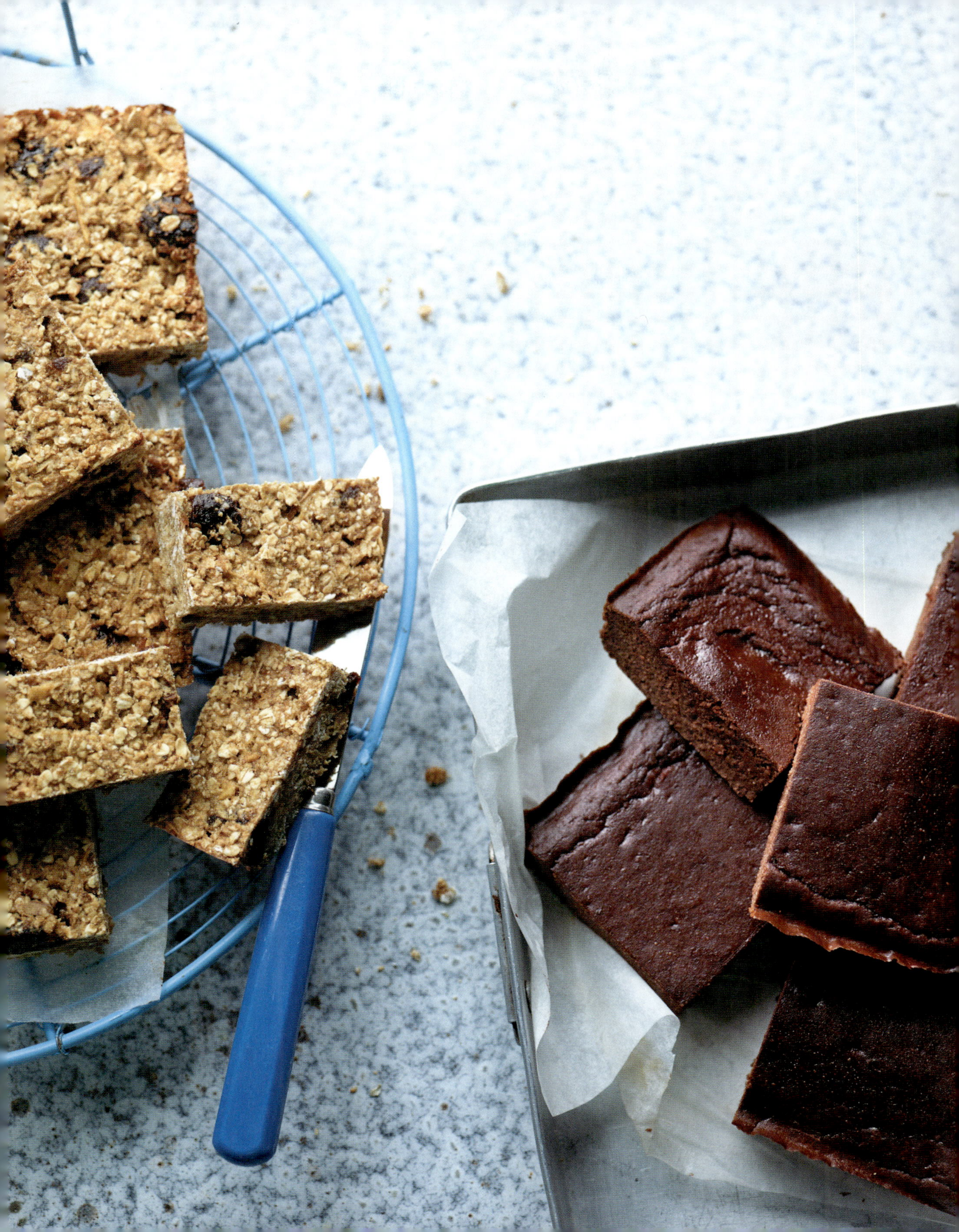

POST-WORKOUT-RIEGEL

1 Portion

DAUERT ETWAS LÄNGER
ZUM VORKOCHEN

ZUTATEN

12 Datteln, entsteint
100 g Reiscracker
220 g Haferflocken
1 Messlöffel (30 g) Proteinpulver Vanille
2 Äpfel, entkernt und gerieben
1/2 TL Backpulver
100 g getrocknete Kirschen, halbiert

Foto Seite 199

Noch so ein kleiner Knabberspaß, der in einer halben Stunde fertig ist. Auch die Post-Workout-Riegel sind nichts für alle Tage, sondern sollten nur einmal in der Woche für Abwechslung sorgen. Futtern Sie also nicht alle 24 Stück auf einmal, sondern teilen Sie den Leckerbissen mit Freunden. Es gibt auch gar keinen Grund, alles auf einmal zu essen, denn luftdicht verschlossen sind die Riegel fünf Tage haltbar.

ZUBEREITUNG

Den Backofen auf 160°C vorheizen (Umluft 140°C, Gas Stufe drei).

Im Wasserkocher Wasser aufkochen. Die Datteln mit dem kochenden Wasser übergießen und fünf Minuten einweichen.

Die Reiscracker in der Küchenmaschine zu feinen Krümeln mahlen und dann in eine große Schüssel füllen.

Die Datteln abgießen, in der Küchenmaschine gleichmäßig hacken und mit den übrigen Zutaten zu den Reiskrümeln in die Schüssel geben. Alles gründlich verrühren, vielleicht auch mit den Händen etwas kneten (die Masse kann recht zäh ausfallen).

Eine Brownieform mit Backpapier auslegen, die Masse einfüllen und 25 Minuten backen. Etwas abkühlen lassen und dann in Stücke schneiden.

KNUSPERMÜSLI

1 Einweckglas voll

DAUERT ETWAS LÄNGER
ZUM VORKOCHEN

ZUTATEN

175 g gemischte Nüsse (Cashewnüsse, Pekannüsse, Walnüsse, Mandeln)
1 TL gemahlener Zimt
1 Apfel, entkernt und gerieben (mit Schale)
175 g Haferflocken
20 g Honig
40 g Rosinen

Wozu gezuckertes Müsli kaufen, wenn die eigene knusprig süße Version zu Hause in einer halben Stunde fertig ist? Mein Knuspermüsli schmeckt mit griechischem Joghurt und frischen Beeren zum Frühstück am allerbesten. Trotzdem sollte es das nicht jeden Morgen geben. Eier sind morgens einfach unschlagbar.

ZUBEREITUNG

Den Backofen auf 180°C vorheizen (Umluft 160°C, Gas Stufe 4).

Alle Zutaten bis auf die Rosinen in einer großen Schüssel mischen. Die ganze Mischung auf ein großes Backblech kippen und in einer Lage verteilen.

25 Minuten backen, dabei das Backblech einige Male herausziehen und alles gründlich mischen, damit das Müsli gleichmäßig geröstet wird.

Aus dem Ofen nehmen und abkühlen lassen, erst dann die Rosinen untermischen.

JOE'S PROTEIN-MILCHREIS

1 Portion

DAUERT ETWAS LÄNGER

ZUTATEN

100 g Milchreis
500 ml Mandelmilch
1 EL Honig
1 Messlöffel (30 g) Proteinpulver Vanille

Ein netter Snack nach dem Workout für alle mit einem süßen Zahn, besonders wenn man frische Beeren dazugibt. Die Zubereitung nimmt rund eine halbe Stunde in Anspruch.

ZUBEREITUNG

Den Reis, die Mandelmilch, den Honig und 150 Milliliter Wasser in einen Topf geben. Einmal aufkochen und 20 bis 25 Minuten köcheln lassen. Dabei insbesondere am Ende, wenn der Pudding dick und cremig wird, regelmäßig umrühren.

Vom Herd nehmen und etwas abkühlen lassen, erst dann das Proteinpulver unterrühren. Das Proteinpulver bitte nicht gleich auf dem Herd einrühren, sonst wird es klumpig, weil die Molke gerinnt.

Am besten gleich frisch und warm verzehren. Wer es besonders raffiniert mag, füllt den Milchreis in ein Souffléförmchen und überbäckt ihn unter dem heißen Grill, bis die Oberfläche appetitlich gebräunt ist.

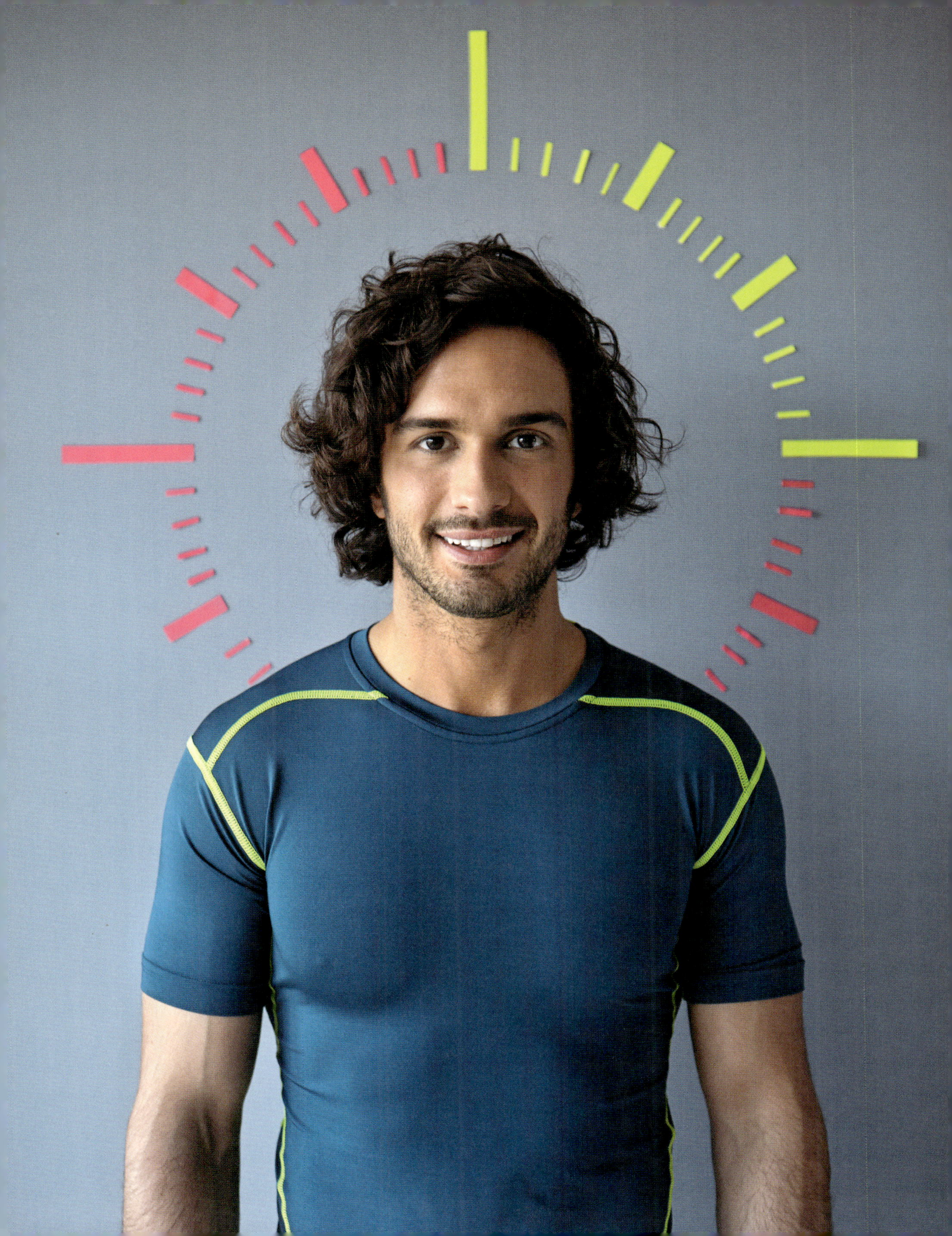

BANANENCUPCAKES MIT PEKANNÜSSEN

Für 12 Stück

DAUERT ETWAS LÄNGER
ZUM VORKOCHEN

ZUTATEN

100 g Pekannüsse, plus 12 zum Dekorieren
70 g Maronenpüree
3 sehr reife Bananen, geschält und in groben Stücken (etwa 190 g Fruchtfleisch)
30 g Honig
1 Messlöffel (30 g) Proteinpulver Vanille
2 TL Vanilleextrakt
50 g gemahlene Mandeln
4 Eier
12 TL Crème fraîche

Diese Cupcakes sind in 20 Minuten fertig. Sie zählen zu meinen Leibspeisen und machen süchtig, also Vorsicht! Wenn man sie jeden Tag isst, verbrennt man selbstverständlich kein Fett. Es handelt sich also um eine besondere Ausnahme, oder man bringt die Cupcakes zu einer Party mit. Je schwärzer die Bananen, desto besser – pechschwarz ist hier perfekt.

ZUBEREITUNG

Den Backofen auf 190°C vorheizen (Umluft 170°C, Gas Stufe 5). Eine Muffinform mit Papierförmchen auslegen.

Alle Zutaten bis auf die zusätzlichen Pekannüsse und die Crème fraîche in der Küchenmaschine zu einem glatten Teig verrühren.

Den Teig gleichmäßig auf die Muffinförmchen aufteilen und 18 Minuten backen. Die Cupcakes sollten inzwischen aufgegangen und auf der Oberfläche appetitlich goldgelb sein.

Abkühlen lassen. Zuletzt jeden Cupcake mit einem Teelöffel Crème fraîche und einer Pekannuss dekorieren.

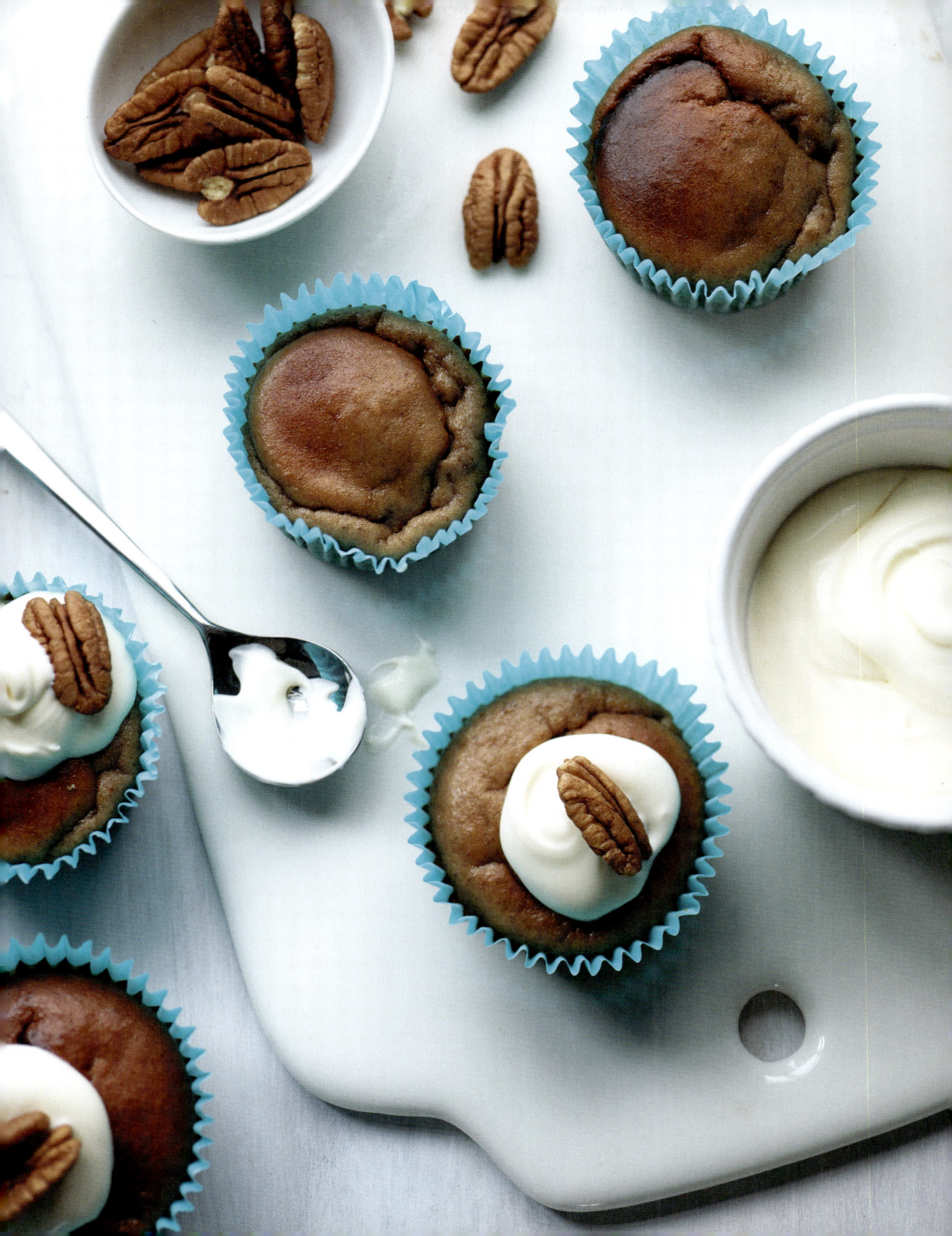

BANANENEIS MIT MANDELN

2 Portionen

DAUERT ETWAS LÄNGER
(Die Zubereitung geht schnell, aber das Eis muss vier Stunden gefroren werden.)

ZUTATEN

4 Bananen, geschält und in groben Stücken
1 EL Mandelmus
50 ml Mandelmilch
1 Messlöffel (30 g) Proteinpulver Vanille
geröstete Mandelblättchen zum Dekorieren (nach Belieben)

Ich liebe Eis, und deshalb möchte ich Ihnen dieses gesunde Eisrezept nicht vorenthalten. Natürlich kann man dafür auch andere gefrorene Früchte nehmen, zum Beispiel Erdbeeren oder Himbeeren. So können Sie immer wieder variieren.

ZUBEREITUNG

Ein kleines Backblech mit Backpapier auslegen und die Bananenstücke in einer Lage darauf auslegen. Das Backblech mindestens vier Stunden einfrieren, bis die Bananenstücke vollständig gefroren sind.

Die gefrorenen Bananenstücke mit der Mandelbutter, der Mandelmilch und dem Proteinpulver in die Küchenmaschine geben und pulsierend gleichmäßig zerkleinern.

Nach Geschmack mit gerösteten Mandelblättchen bestreuen. Ein Hochgenuss!

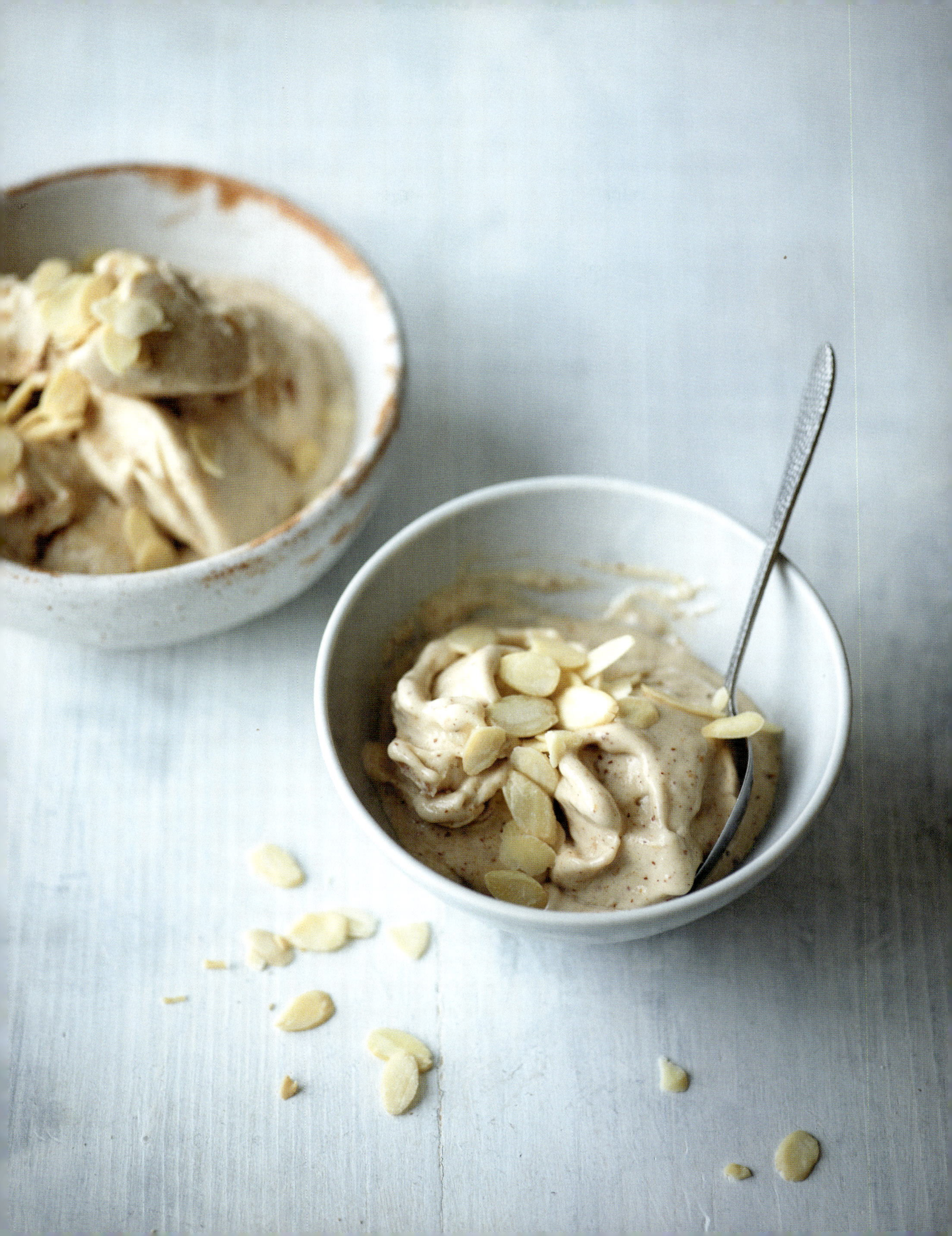

SCHOKO-MANDEL-PROTEINKUCHEN

So wirklich gesund ist dieses Rezept natürlich nicht, aber jeder muss mal über die Stränge schlagen, und dieser Kuchen liefert wenigstens reichlich Nährstoffe. Je höher der Kakaoanteil der Schokolade, desto besser – ich nehme für diesen Kuchen einen Kakaoanteil von 85 Prozent. Sie haben kein Maronenpüree? Dann nehmen Sie doch Mandelbutter. Insgesamt ist der Kuchen nach 30 Minuten fertig.

6 Portionen

DAUERT ETWAS LÄNGER
ZUM VORKOCHEN

ZUTATEN

- **120 g Datteln, entsteint**
- **125 g Maronenpüree**
- **10 g Kakaopulver, plus ein wenig extra zum Bestreuen**
- **100 g gemahlene Mandeln**
- **100 g Schokolade (85% Kakao), geschmolzen**
- **2 Messlöffel (60 g) Proteinpulver Vanille**
- **4 Eier**
- **Saft und fein geriebene Schale von 1 Orange**

ZUBEREITUNG

Den Backofen auf 180°C vorheizen (Umluft 160°C, Gas Stufe 4). Eine runde Kuchenform von 23 Zentimeter Durchmesser mit Backpapier auslegen.

Wasser im Wasserkocher zum Kochen bringen. 150 Milliliter kochendes Wasser über die Datteln gießen und die Datteln fünf Minuten darin einweichen.

Die Datteln mit dem Einweichwasser in die Küchenmaschine gießen und gleichmäßig pürieren. Danach die restlichen Zutaten hinzufügen und zu einem glatten Teig verarbeiten.

Den Teig in die vorbereitete Kuchenform geben und 20 Minuten backen. Der Kuchen geht im Ofen auf, fällt aber beim Abkühlen wieder zusammen.

Den Kuchen aus der Form nehmen und mit Kakaopulver bestreuen. Und jetzt ab zum Training, dann dürfen Sie diese Köstlichkeit hinterher mit gutem Gewissen genießen.

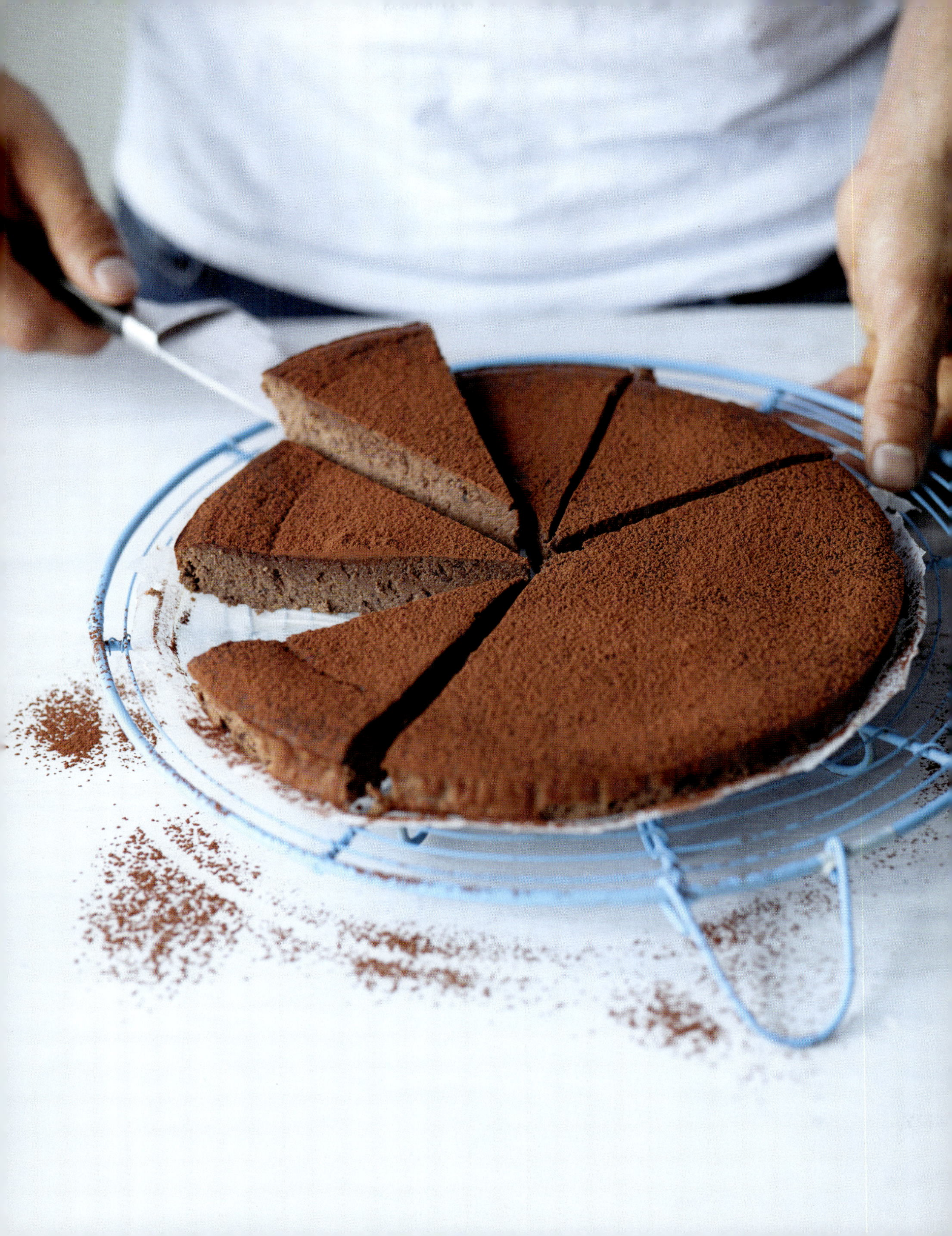

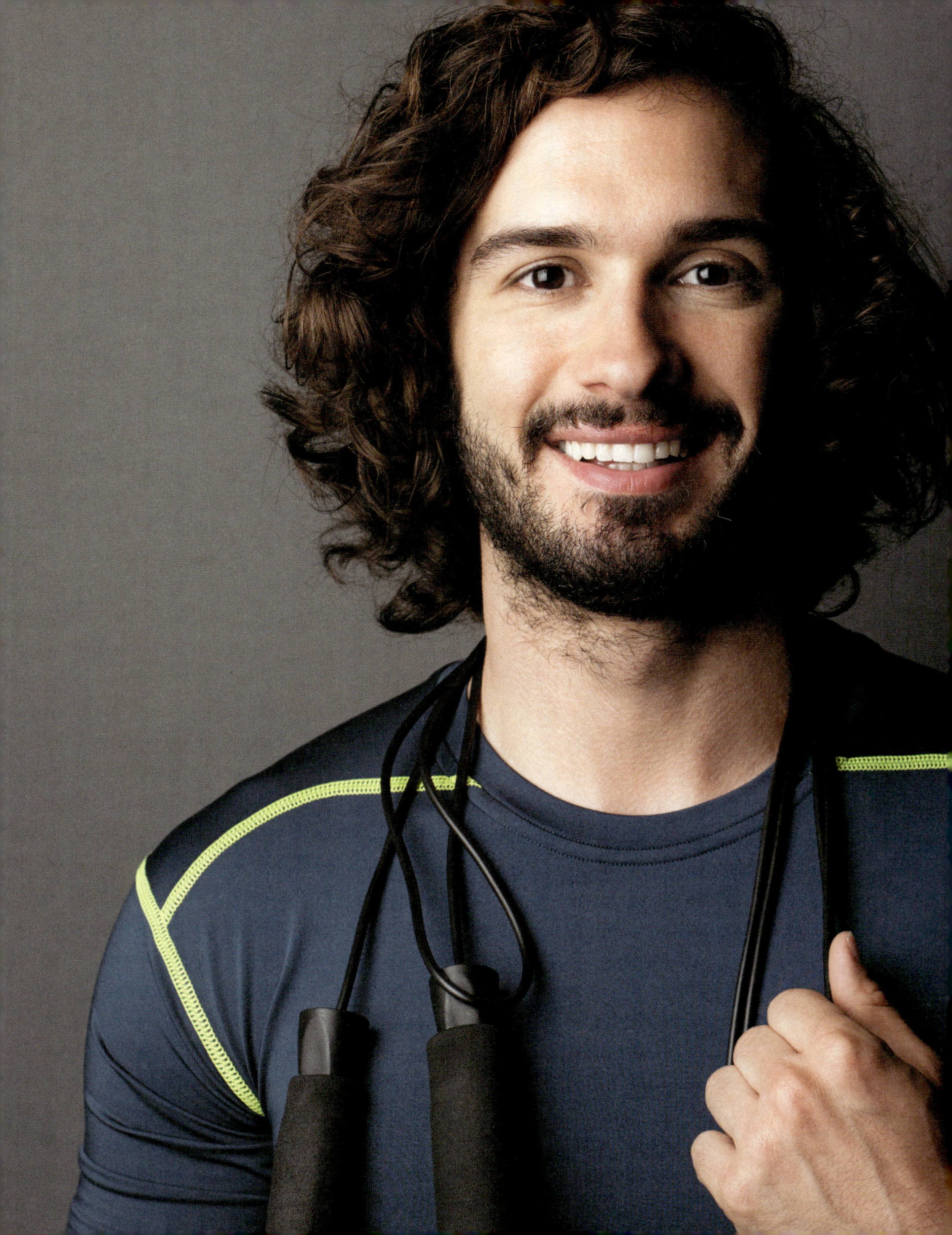

6

FETTVERBRENNUNG UND MUSKELAUFBAU MIT HIIT

HIGH INTENSITY INTERVAL TRAINING (HIIT)

HIIT zählt zu den effektivsten Trainingsmethoden für die Fettverbrennung. Es klingt etwas einschüchternd, ist es aber nicht, denn die Durchführung beruht stets auf dem eigenen Fitnessstand und den persönlichen Fähigkeiten. Alle Teilnehmer meines 90-Tage-Programms *Shift, Shape and Sustain* ziehen es durch, unabhängig von Alter oder Fitness. Die Resultate sind beeindruckend. HIIT sorgt nicht nur für schnelle Fettverbrennung, sondern macht unglaublich fit, weil Herz und Gefäße so sehr davon profitieren. Man strengt sich zwar jedes Mal richtig an, aber in nicht einmal 20 Minuten ist der Spuk auch schon vorbei. Und hinterher fühlt man sich wie neugeboren – besonders sobald die Fettpolster zurückgehen und man sieht, wie sehr sich die Mühe lohnt.

WAS IST HIIT?

HIIT bedeutet wiederholte, kurze, maximale Anstrengung, gefolgt von gemächlicheren Erholungsphasen oder echten Pausen. Nach 20 Sekunden Anstrengung folgen beispielsweise 40 Sekunden Ruhe. Diesen Wechsel wiederholen Sie 15 bis 20 Minuten lang, und das war's dann auch schon. Training erledigt, Körperfett adé!

Der Ausgangspunkt ist stets der gegenwärtige persönliche Fitnessstand. Anfänger können auf dem Laufband beispielsweise abschnittsweise mit Steigung gehen oder joggen. Wer fitter ist, kann einen Sprint einlegen. In den Intensivphasen soll der Puls bis knapp unter das individuelle Maximum steigen. In den ruhigeren Phasen sinkt er dann wieder ab.

Im Gegensatz zu Low-Intensity-Training, zum Beispiel stetigem Joggen, das nur während der tatsächlichen Trainingszeit Kalorien verbrennt, sorgt HIIT noch bis zu 18 Stunden nach dem Training für einen erhöhten Energiebedarf. Dieser sogenannte „Nachbrenneffekt" ist eine Phase, in der der Körper sich intensiv bemüht, Gewebe und Organe besser mit Sauerstoff zu versorgen und wieder zur Ruhe zu kommen.

„Bleiben Sie am Ball und trainieren Sie wie ein Superheld!"

Dank der erhöhten Stoffwechselaktivität verbrennt er währenddessen mehr Kalorien, also mehr Fett. Je intensiver man trainiert, desto stärker ist dieser Effekt. Man sollte also immer darauf aus sein, wirklich die eigenen Grenzen auszuloten. Wenn Sie gesundheitliche Probleme haben, sollten Sie bitte zuvor mit Ihrem Arzt sprechen. Wer während einer HIIT-Einheit noch sprechen, simsen oder tweeten kann, strengt sich nicht ausreichend an – bleiben Sie am Ball und trainieren Sie wie ein Superheld!

WIE STELLE ICH DAS AN?

Die HIIT-Prinzipien lassen sich auf jedem Cardio-Gerät umsetzen, ob Laufband, Crosstrainer, Rudermaschine oder Ergometer. Ebenso geeignet sind Übungen mit dem eigenen Körpergewicht wie Burpees, Bergsteigen, Seilspringen oder Sprints.

Wählen Sie eine Übung oder eine Übungsfolge, die Ihnen liegt und eine Herausforderung darstellt. Man kann jedes Mal das gleiche HIIT-Training durchführen oder aber abwechseln, also heute Rudern, morgen auf den Crosstrainer. Hauptsache, Sie strengen sich richtig an und haben dabei noch Spaß.

WARM-UP

Vor jedem HIIT-Workout müssen die beteiligten Muskelgruppen gezielt aufgewärmt werden. Wer also Sprints auf dem Laufband vorhat, sollte zuvor einen Powerwalk einlegen oder eine Runde joggen. Beim Aufwärmen werden die Muskeln und Gelenke auf die bevorstehende Belastung vorbereitet. Das ist sehr wichtig, um Verletzungen vorzubeugen und optimal vom Training zu profitieren. Das Warm-up darf keinesfalls übersprungen werden!

WORKOUT

„MACHEN SIE EINE EINHEIT, UND ZWAR ORDENTLICH – DIE WOLLEN SIE DANN AUCH NICHT WIEDERHOLEN!"

Erst wenn der Körper gut aufgewärmt ist, darf das HIIT beginnen. Erfahrungsgemäß hat sich ein Verhältnis von 1:2 zwischen Aktivität und Erholungsphase bewährt – man darf also doppelt so lange ausruhen, wie man sich anstrengt. So kann man den Körper voll auspowern, ohne ihn zu überlasten.

Zum Beispiel:

20 Sekunden Intensivtraining
40 Sekunden Ruhephase

Oder:

30 Sekunden Intensivtraining
45 bis 60 Sekunden Ruhephase

Die Belastung muss zum Workout passen. Wählen Sie also den Rhythmus, der für die gewählte Betätigung am besten passt. In den Ruhephasen kann man entweder gemächlicher weitermachen oder richtig pausieren. Das gesamte Training in dieser Form dauert nur 15 bis 20 Minuten. Das klingt harmlos, ist aber definitiv genug für ein Kaloriendefizit. Wenn man dem Körper anschließend die richtigen Makronährstoffe zuführt, kann man der Verwandlung regelrecht zusehen. Übermäßiges Training ist *nicht* erforderlich. Lassen Sie sich also nicht zu zwei HIIT-Einheiten am Tag hinreißen. Für den Fettverlust wäre das eher kontraproduktiv. Machen Sie eine Einheit, und zwar ordentlich – die wollen Sie dann auch nicht wiederholen!

Die folgenden zwei Workouts eignen sich für zu Hause. Am besten machen Sie beide zwei Mal pro Woche, also insgesamt vier. Wer mag, darf gern noch einen zusätzlichen HIIT einbauen.

WORKOUT 1: CARDIO-HIIT

Dieses Workout umfasst drei Übungen mit dem eigenen Körpergewicht, die garantiert den Puls hochtreiben und das Fett zum Schmelzen bringen. Man braucht dafür kein Gerät und nur wenig Platz – Wohnzimmer oder Garten reichen völlig aus.

1. **Knie hoch**
2. **Bergsteiger**
3. **Burpees**

1. **20 Sekunden Knie hoch**
   40 Sekunden Pause

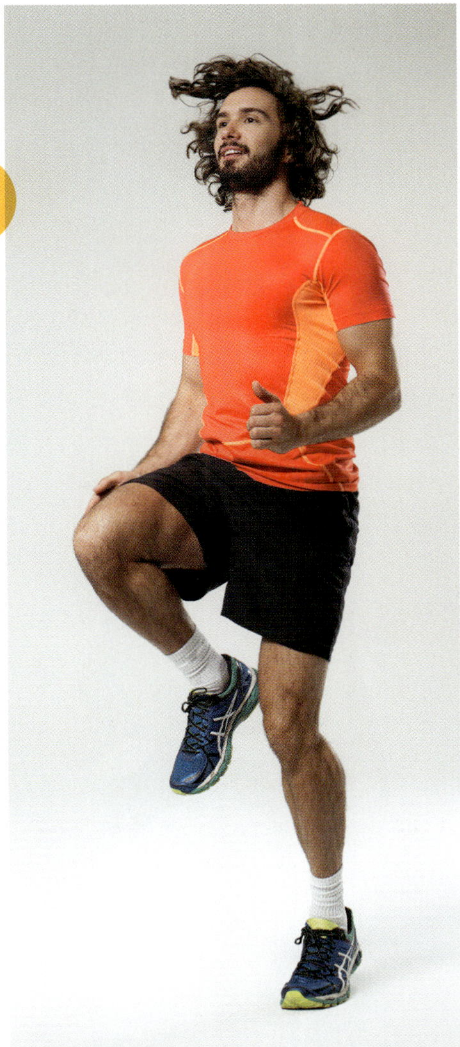

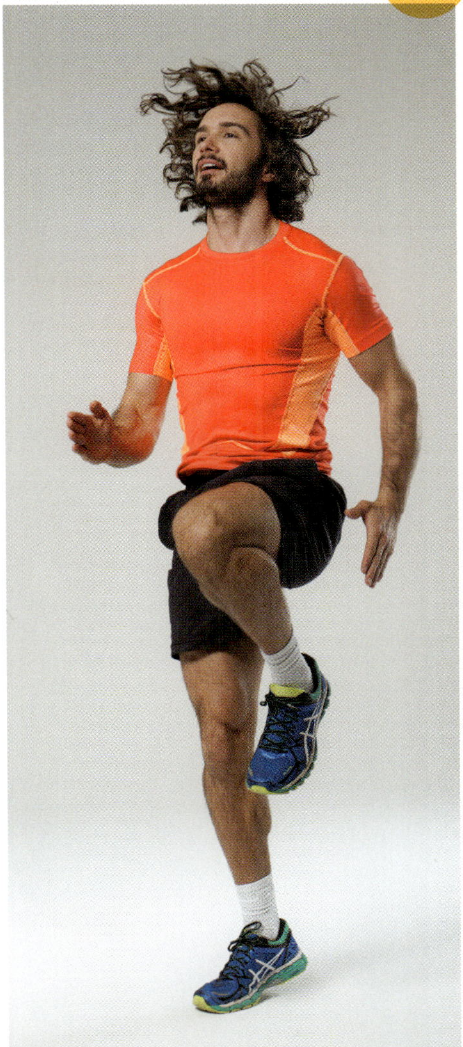

2. 20 Sekunden Bergsteiger
40 Sekunden Pause

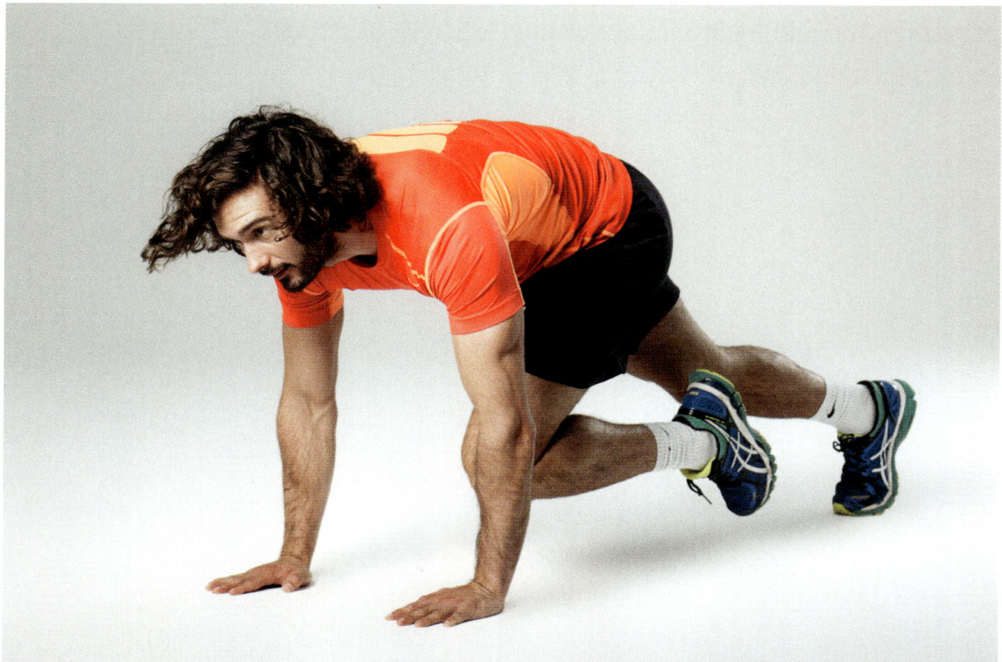

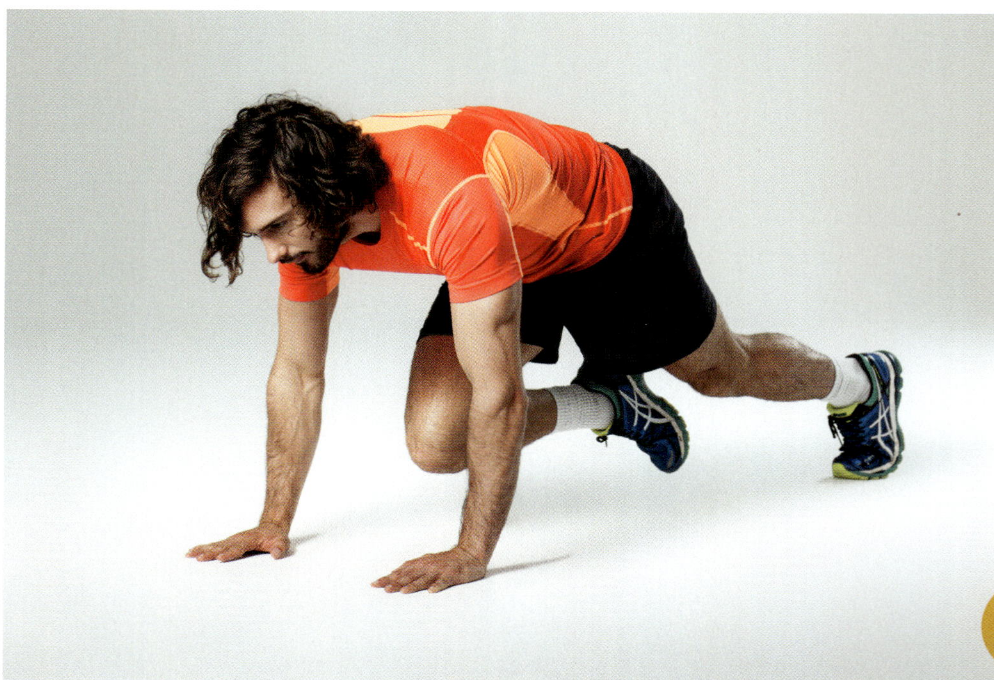

3. 20 Sekunden Burpees
40 Sekunden Pause

Dieses Zirkeltraining fünf Mal hintereinander durchführen, also insgesamt 15 Minuten. Zu einfach? Dann setzen Sie 30 Sekunden Training und 30 Sekunden Pause an.

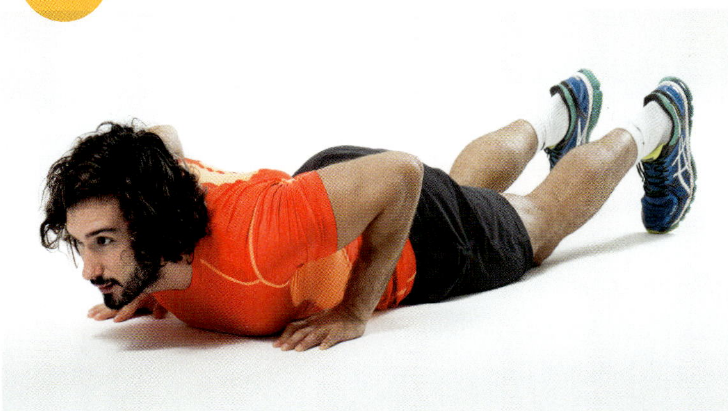

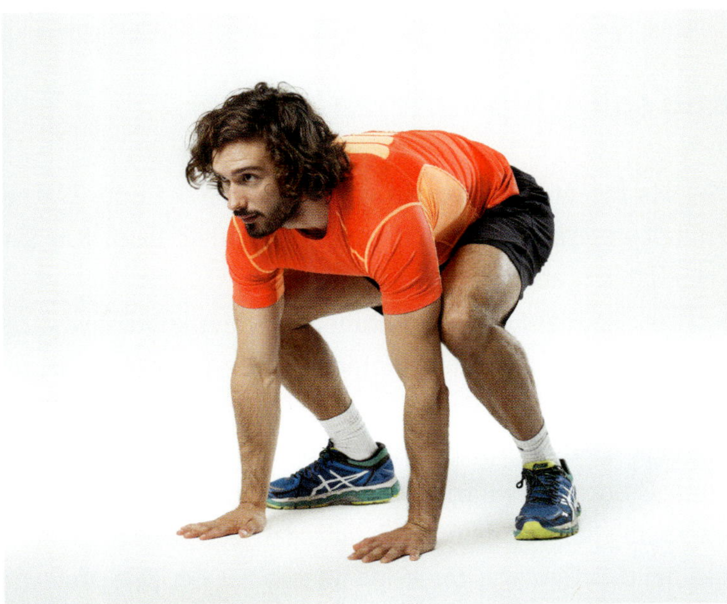

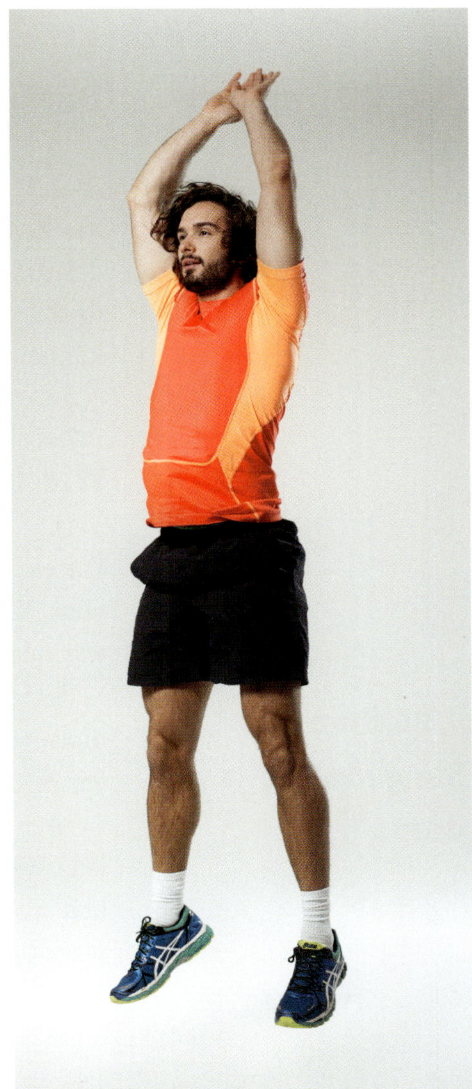

Cool-down

Auch das Abkühlen ist für Muskeln und Gelenke von großer Bedeutung. Gehen Sie ein Stück oder fahren Sie auf dem Ergometer, bis der Puls wieder im Normaltempo schlägt. Statisches Dehnen oder Faszientraining mit einer Hartschaumrolle (Foam Rolling) können dem Muskelkater Einhalt gebieten. Muskelkater nach den ersten paar Trainingseinheiten ist völlig normal und kann 24 bis 72 Stunden anhalten. Das geht vorbei! Der Körper teilt uns damit lediglich mit, dass wir etwas geleistet haben, und belohnt uns später mit mehr Kraft und weniger Fett.

Der beste Zeitpunkt

HIIT-Training ist zu jeder Tageszeit von Nutzen. Ich empfehle daher den Zeitpunkt, an dem Sie am meisten Energie haben, ob morgens vor der Arbeit oder am Abend. Denken Sie bei der Wahl des Zeitpunkts daran, dass Sie sich damit Ihre Post-Workout-Kohlenhydrate verdienen können.

Wie häufig soll ich trainieren?

„Bleiben Sie geduldig dran.“

Für ein optimales Ergebnis sollte man vier bis fünf Mal in der Woche eine HIIT-Einheit ansetzen. Sie schaffen nicht so viel? Dann tun Sie, was immer möglich ist, aber bitte regelmäßig.

Bitte beachten Sie, dass es an den Ruhetagen drei kohlenhydratreduzierte Mahlzeiten gibt. Wer mehr Kohlenhydrate möchte, muss zuvor Zeit für ein schnelles HIIT finden.

Viel Erfolg beim Training! Und behalten Sie im Hinterkopf, dass es jede Woche ein Stückchen vorangehen sollte, zum Beispiel wöchentlich 0,5 km/h schneller auf dem Laufband oder jede Woche ein Kilo mehr Gewicht bei den Hanteln. Die Kraft wächst mit der Zeit, und wir sind auf einen starken, schlanken Körper aus. Bleiben Sie geduldig dran. Rom wurde auch nicht an einem Tag erbaut.

WORKOUT 2: KRAFT-HIIT

Dieses Ganzkörperworkout dauert etwas länger als das Cardio HIIT, denn hier geht es nicht nur um die Ausdauer, sondern auch um vermehrten Muskelaufbau. Eine Erhöhung der mageren Muskelmasse kurbelt den Stoffwechsel an – das heißt, wir verbrennen mehr Fett und dürfen mehr essen, je schlanker wir werden.

Alles, was Sie dafür benötigen, sind zwei Kurzhanteln für eine stärkere Belastung und eine Übungsmatte. Anfänger beginnen mit leichten Gewichten und sollten mit zunehmender Kraft schwerere wählen. Die nachfolgend genannten Übungen werden als Zirkeltraining durchgeführt. Sie machen in 30 Sekunden so viele Wiederholungen wie möglich, dann folgen 45 Sekunden Pause, dann die nächste Übung. Mit zunehmender Fitness kann die Ruhezeit auf 30 Sekunden verkürzt oder die Anzahl der Runden auf fünf komplette Zirkel erhöht werden.

1. **Planke mit Kurzhantelrudern**
2. **Kniebeuge mit Kurzhanteln**
3. **Schulterpresse**
4. **Ausfallschritt mit Kurzhanteln**
5. **Bizepscurls**

1. **30 Sekunden Planke mit Kurzhantelrudern**
(alternativ auf die Knie stützen)
45 Sekunden Pause

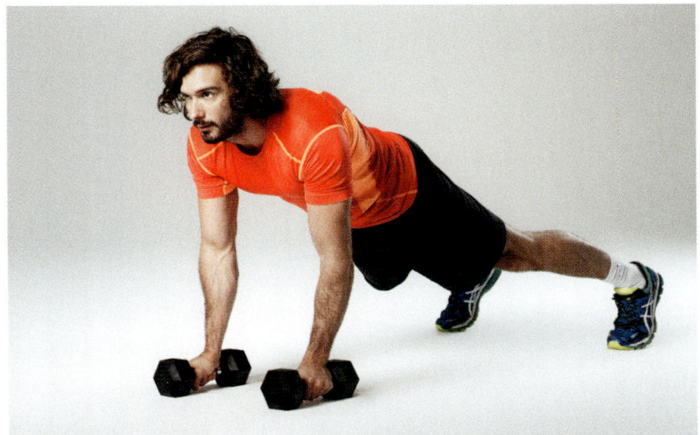

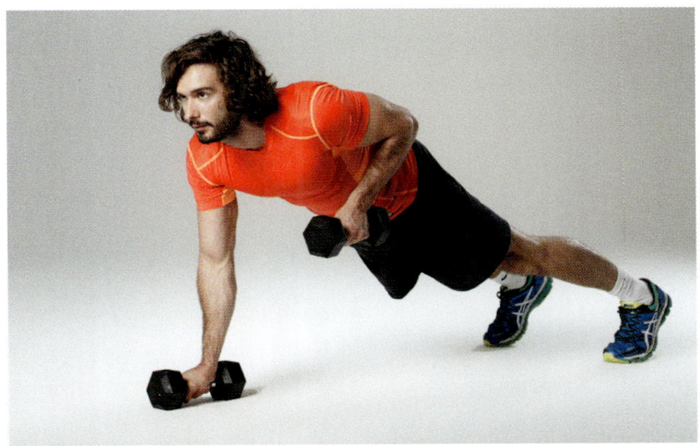

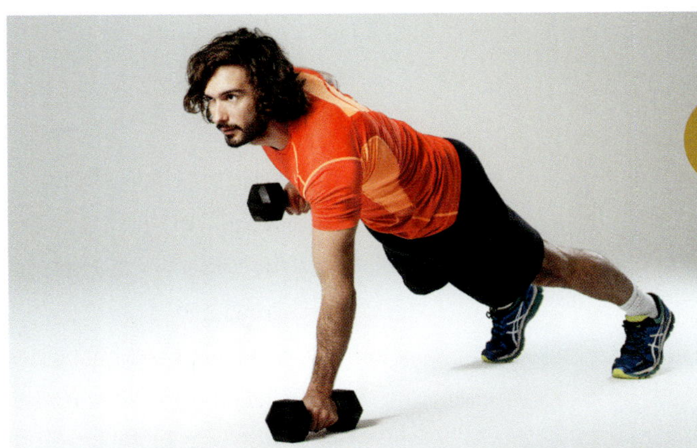

2. **30 Sekunden Kniebeuge mit Kurzhanteln**
45 Sekunden Pause

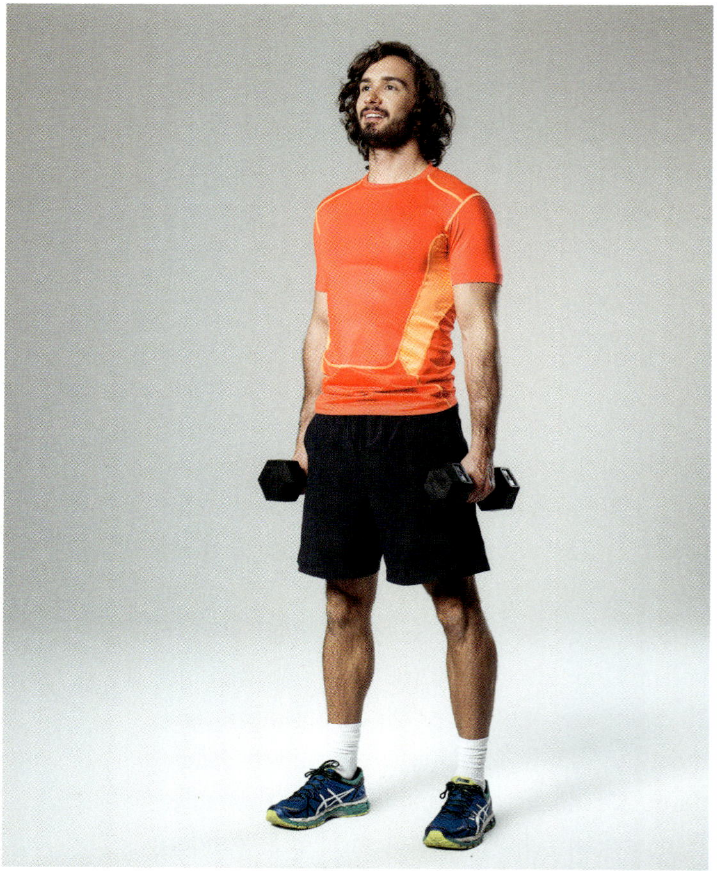

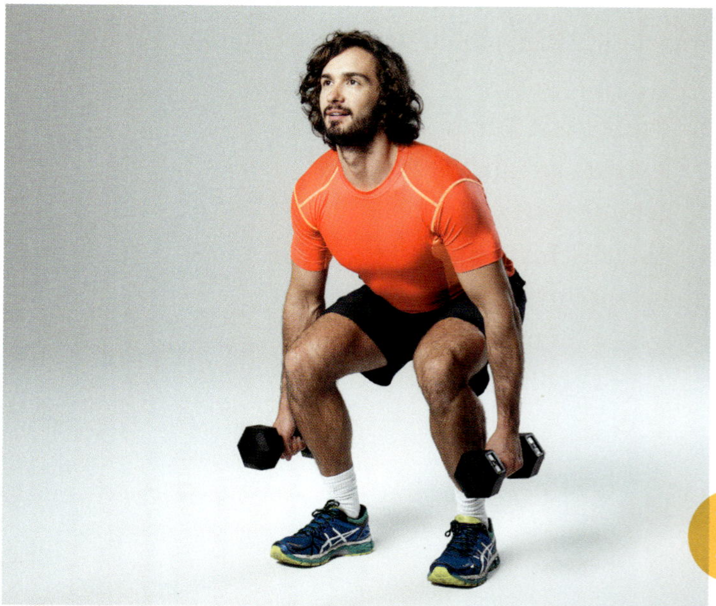

3. **30 Sekunden Schulterpresse**
45 Sekunden Pause

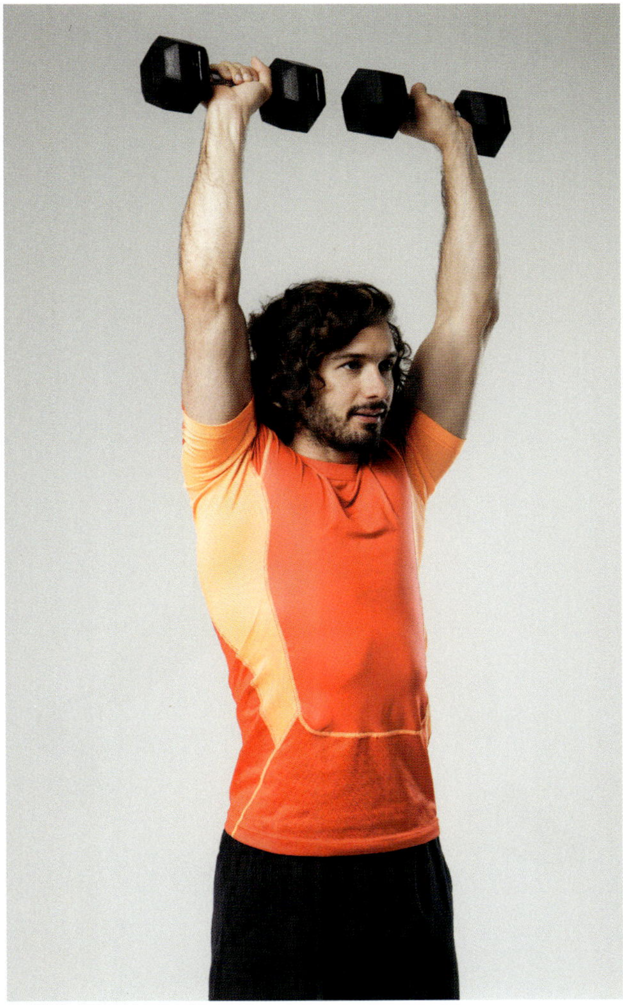

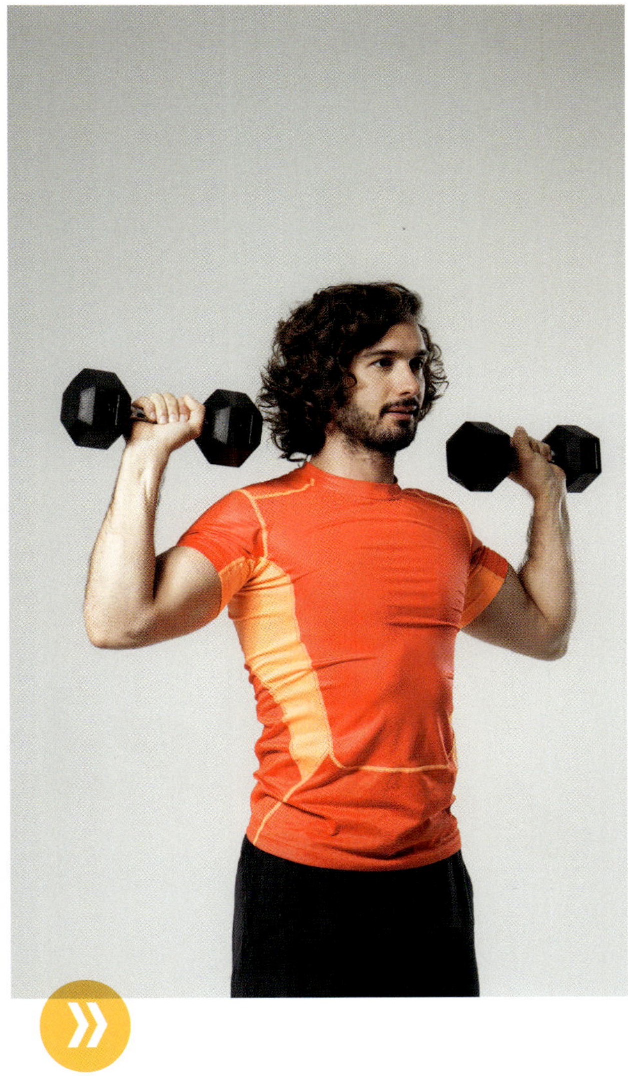

4. **30 Sekunden Ausfallschritt mit Kurzhanteln**

45 Sekunden Pause

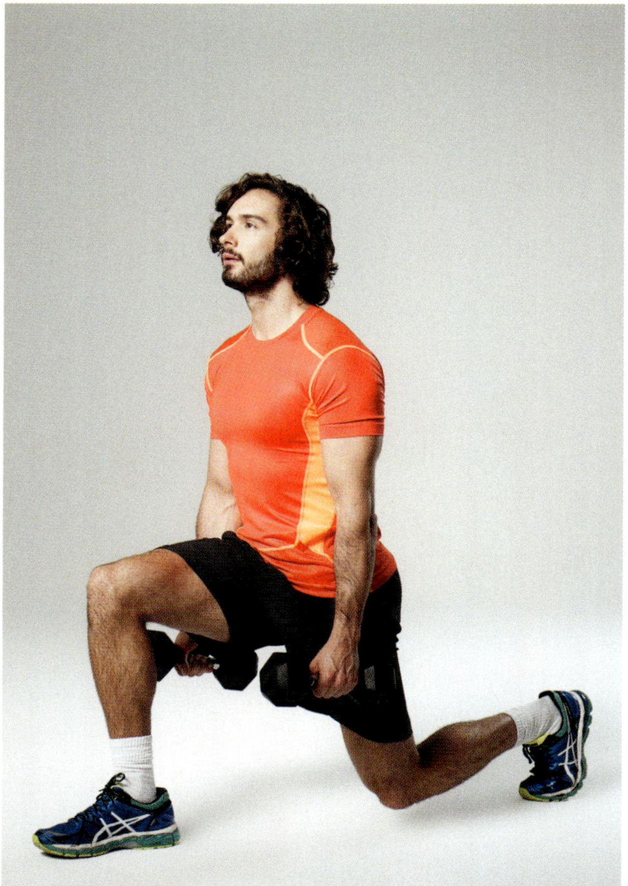

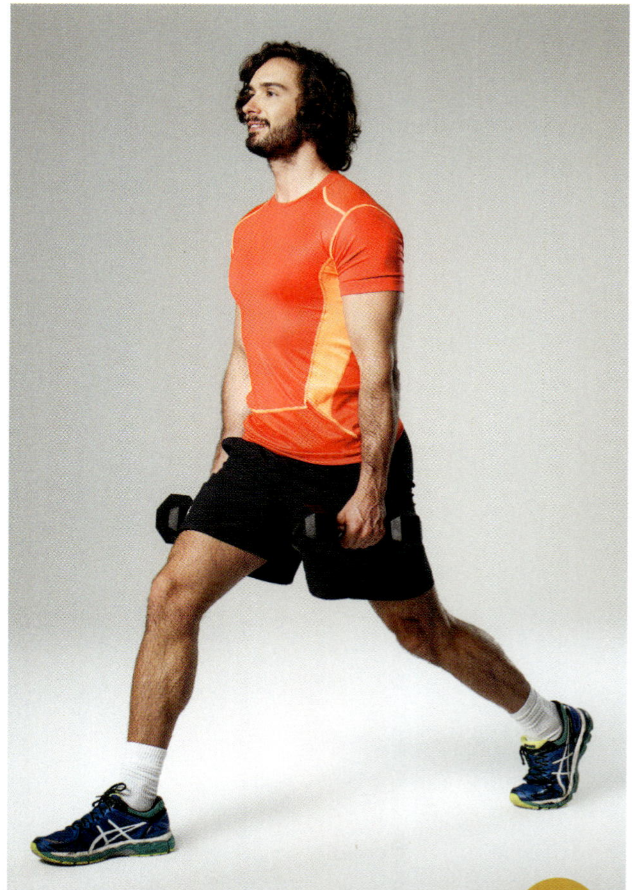

5. **30 Sekunden Bizepscurls**
45 Sekunden Pause

Diesen Zirkel je nach Fitnessstand drei bis fünf Mal wiederholen (etwa 30 Minuten lang)

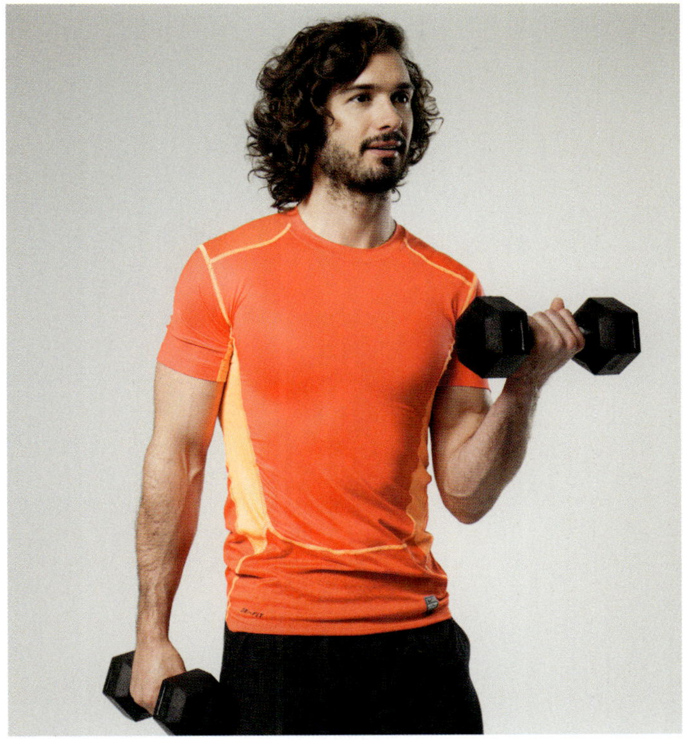

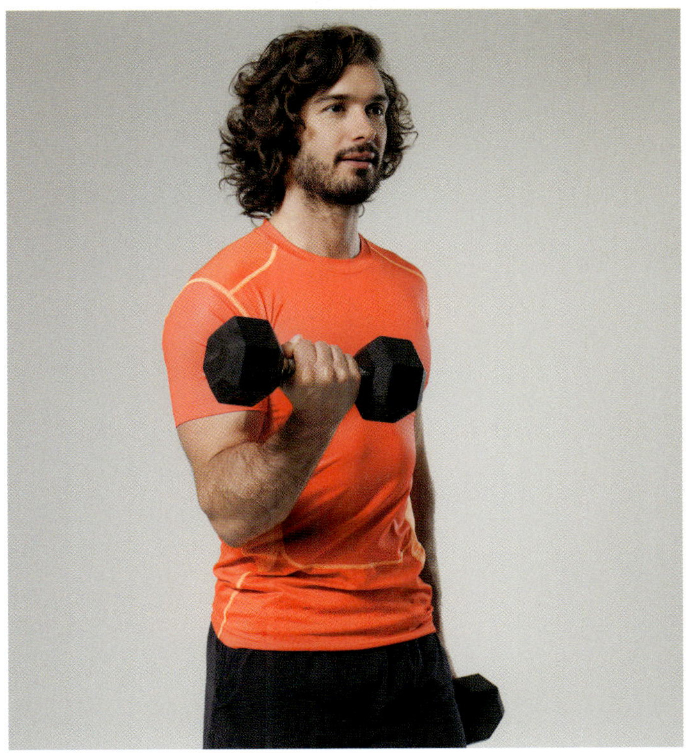

SIEG AUF DER GANZEN LINIE: MEINE CHAMPIONS

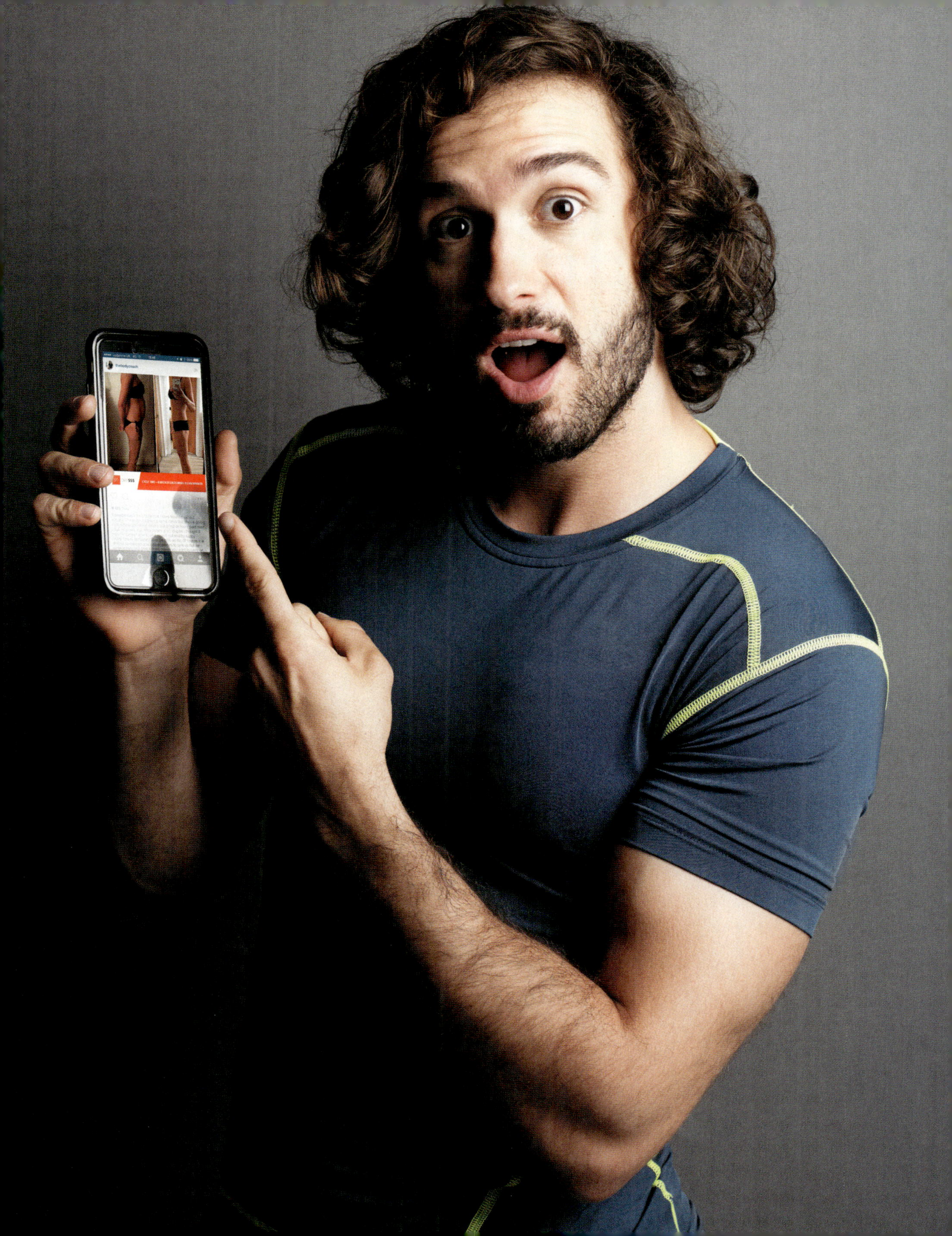

MEINE CHAMPIONS

Zu den schönsten Belohnungen des 90-Tage-Kurses *Shift, Shape and Sustain* zählen für mich die Verwandlungen und Erfolgsgeschichten meiner Kursteilnehmer. Diese Champions werden mir zwar kaum jemals persönlich über den Weg laufen, aber ich bin auf jeden Einzelnen stolz. Nicht jede und jeder möchte die eigene Geschichte online teilen, und die meisten davon bleiben lieber anonym, aber die Bilder ihrer Fortschritte sind für andere eine echte Inspiration. Die täglichen Transformationen, die ich auf Instagram poste, sind einer der Gründe, warum sich so viele Menschen in mein Programm eingeschrieben haben.

Es gibt nichts Befriedigenderes, als zu sehen, wie Menschen jeden Alters und aller Figurtypen und Kleidergrößen ihre Ziele erreichen. Viele davon haben über Jahre mit ihrem Gewicht gekämpft und konnten nun ihren Körper und ihre Beziehung zum Essen innerhalb von 90 Tagen auf Dauer verändern. Das Wissen, dass ich jemandem zu mehr Gesundheit und Selbstvertrauen verhelfen konnte, spornt mich an, noch härter zu arbeiten, damit es noch mehr Menschen besser geht. In meinem Konzept geht es nicht nur um weniger Gewicht. Auch Menschen mit Reizdarmsyndrom, Diabetes, Schilddrüsenunterfunktion, polyzystischen Ovarien und vielen anderen Beschwerden haben dadurch ihr Leben verbessern können.

Die gesammelten Geschichten meiner erfolgreichen Absolventen könnten ein ganzes Buch füllen. Leider kann ich an dieser Stelle nur eine kleine Auswahl präsentieren. Mehr meiner „lean winners" finden Sie auf thebodycoach.co.uk in der Transformations-Galerie. Lassen Sie sich von den Tausenden inspirieren, die ihre eigenen Kämpfe durchgestanden haben und heute fitter und stärker sind.

Einige von ihnen sind nachfolgend mit ihren Ergebnissen nach vier, acht oder zwölf Wochen aufgeführt. Aus Gründen des Persönlichkeitsschutzes werden keine Gesichter gezeigt und auch keine Onlinenamen genannt. Trotzdem bekommt man eine gute Vorstellung davon, was möglich ist.

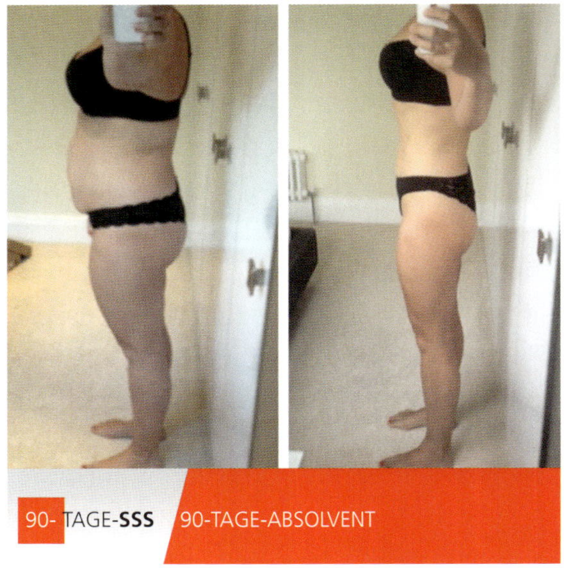

★

„Das 90-Tage-SSS-Programm hat mein Leben verändert. Die Informationen waren unheimlich wertvoll, und ich kann das Programm wärmstens empfehlen! Endlich habe ich meine Ernährung und mein Training im Griff. Ich LIEBE das Training, und ich liebe das Gefühl, von gesundem, nahrhaftem Essen angenehm satt zu sein. Ich bin unglaublich stolz. Heute Abend gönne ich mir einen Leckerbissen, ehe es morgen gleich wieder mit dem Training losgeht!!! Das bin ich heute: Fit, gesund und glücklich!" **Sarah**

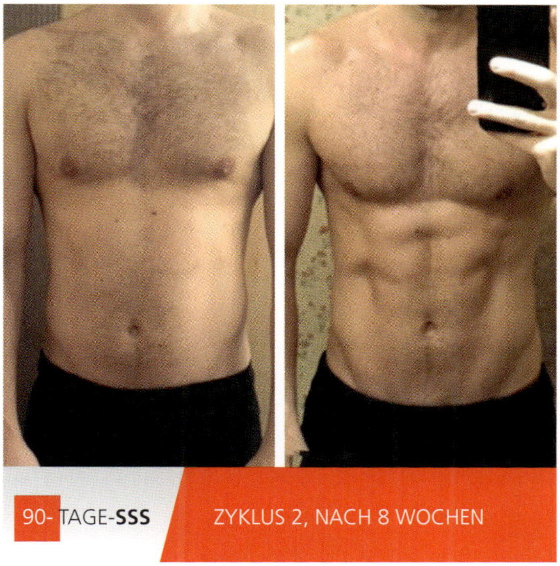

★

„Unglaublich, wie viel es zu essen gab! Ich musste mich erst daran gewöhnen, aber dann war alles so einfach. Meine Körperform verändert sich nach wie vor zum Guten, und darüber bin ich überglücklich. Ich bin deutlich kräftiger als früher und fühle mich bestens!" **Jason**

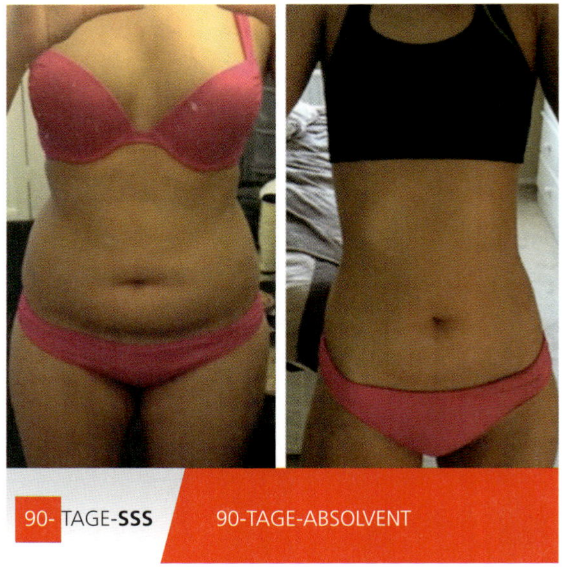

★

„Kaum zu fassen, dass der #90daysssplan schon vorbei ist. Die Zeit verging wie im Flug. Dass ich mit meinen Fortschritten extrem zufrieden bin, wäre eine Untertreibung. Ende letzten Jahres war ich auf einem Tiefpunkt. Ich hasste meinen Körper und mein Aussehen, doch schließlich nahm ich allen Mut zusammen und wollte etwas dagegen tun. In Zyklus 3 hat mir das Leben ein paar Knüppel zwischen die Beine geworfen, so dass ich nicht zu 100 Prozent dabeibleiben konnte, aber ich habe immer versucht, am nächsten Tag mit einer extraharten HIIT-Einheit gegenzusteuern. Alle Workouts habe ich zu Hause durchgezogen. Es gibt also wirklich keine Ausrede. Danke für ein ganz neues Selbstvertrauen!" **Kerry**

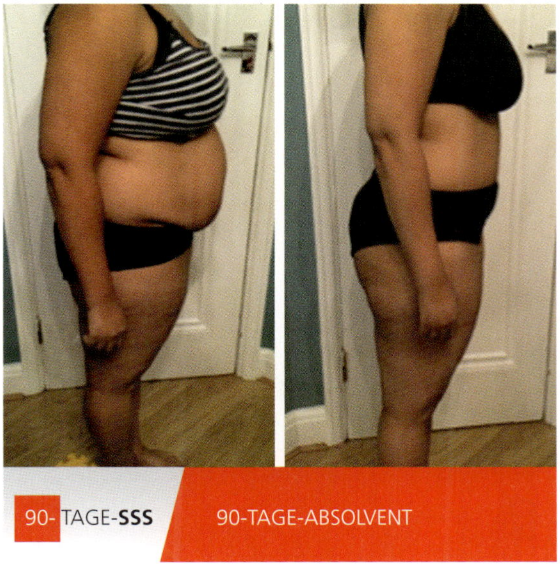

★

„Ich bin überglücklich über meinen Beschluss, mit Joe Kontakt aufzunehmen. Er hat mein Leben wirklich verändert. Nach der Geburt meiner Kinder habe ich nicht mehr daran geglaubt, aber seit ich sein Programm befolge, bin ich viel selbstbewusster und traue mir Dinge zu, vor denen ich früher zurückgeschreckt bin. Weil es mir besser geht, sind auch meine sonstigen Beziehungen erfreulicher, und ich kann ewig mit den Kindern spielen. Joes Hilfe, aber auch die Ermunterung durch andere in den sozialen Medien waren für mich von unschätzbarem Wert. Was er zu gesunden Fetten und Körperbild zu sagen hat, ist unwahrscheinlich wichtig, egal, ob man abnehmen, zunehmen oder einfach nur ein gesundes Leben führen möchte. Sein Programm krempelt das Leben gründlich um, und er strahlt so viel positive Energie aus, dass man ihm gern zuhört. Inzwischen habe ich auch die Waage weggestellt. Vielen Dank, Joe!" **Jihan**

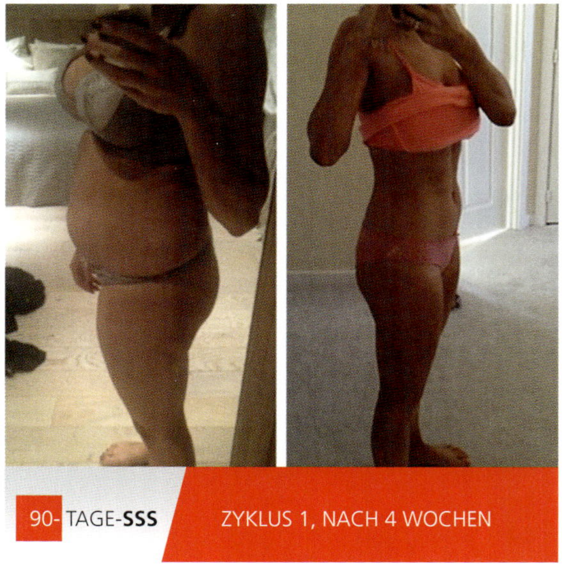

★

„Ich habe mich für den #90daysssplan angemeldet, nachdem ich gesehen hatte, wie erfolgreich eine Freundin war. Ich habe schon jede erdenkliche Diät ausprobiert, aber nie so gute Erfolge erzielt wie mit dem Body Coach. Ich esse einfach sehr, sehr gern und auch viel. Darum hatte ich bei anderen Diäten ständig Hunger – hier aber nicht. Ich fand es unglaublich, dass ich so viel essen durfte und trotzdem abgenommen habe. Schließlich hatte ich immer gedacht, je weniger man isst, desto besser nimmt man ab. Die Workouts sind hart, aber sie dauern nur 25 Minuten. Das ist schnell geschafft. In Zyklus 1 habe ich sie meistens zu Hause gemacht, entweder mit YouTube-Videos oder mit einer App für Zeitintervalle. Dann war ich nach 25 Minuten wirklich fertig und konnte mein leckeres Essen genießen." **Sophie**

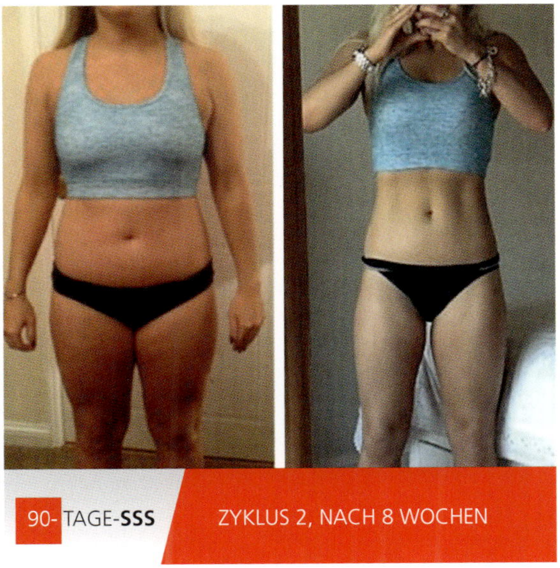

★
„Die Workouts sind genial. Ich habe HIIT am liebsten mit Gewichten kombiniert und wurde damit von Woche zu Woche spürbar stärker. Bei der Diät war ich wegen der Osterferien weniger konsequent – ich war ein paarmal mit Freunden aus und auch fünf Tage im Urlaub. Aber ich habe nicht ein Workout ausgelassen!" **Sarah**

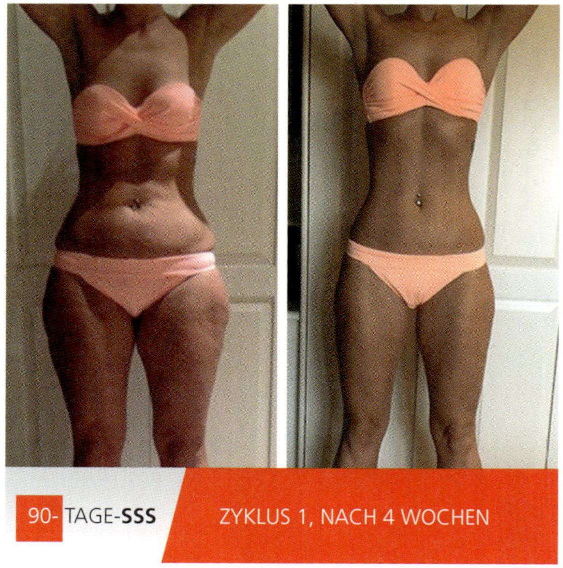

★

„Erst folgte ich Joe auf Instagram. Als ich die erstaunlichen Verwandlungsfotos sah, habe ich mich gleich angemeldet. Ich habe schon so oft versucht, mit Kalorienzählen abzunehmen, und war nie zufrieden mit meinem Körper, am allerwenigsten mit meinen dicken Beinen. Und ich war besessen von der Zahl auf der Waage. Erst als ich mein eigenes Transformation-Foto sah, nahm ich wahr, dass meine ‚Stampfer' tatsächlich dünner wurden. Damit hatte ich nicht gerechnet – ich hatte immer gedacht, meine Beine wären nun einmal so, ganz egal, was ich esse. Nachdem ich früher zwanghaft jeden Tag auf die Waage gestiegen bin, bin ich angesichts meines Fotos sehr verblüfft: Ich wiege genauso viel wie vorher, aber mein Körperumfang ist um volle 25 Zentimeter geschrumpft. Nie wieder werde ich mich auf die ‚Spaßbremse' verlassen! Beim Essen habe ich ein paarmal gemogelt, aber auf meine HIIT-Einheiten habe ich nie verzichtet. Sie haben so viel Spaß gemacht, und ich freue mich schon auf die Arbeit mit Gewichten in Zyklus 2!" **Rhonda**

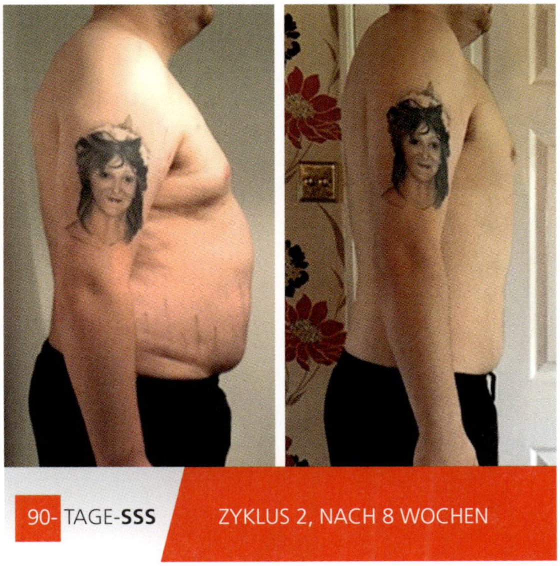

★

„Ich habe Monate oder gar Jahre keinen Gedanken an mein Essen verschwendet. Zusammen mit Bewegungsmangel und zunehmendem Alter hat das meinem Körper nicht gerade gutgetan. Letztes Jahr zu Weihnachten stand ich vor dem Spiegel und sah ein, dass ich etwas tun musste. Joe ist mir nur durch Zufall ausgefallen, weil ein Freund eines seiner Videos geliket hatte. Ich habe mir sein Konzept genauer angesehen, und mir gefiel Joes Kombination aus Humor, Fitness und Ernährung. Angesichts der guten Ergebnisse gab ich mir einen Ruck und meldete mich zum #90daysssplan an. Unfit wie ich war, fielen mir die ersten Wochen mit HIIT richtig schwer, aber das war mir von vornherein klar gewesen. Dank meiner Entschlossenheit und der Unterstützung durch das Body-Coach-Team habe ich trotzdem durchgehalten. Bald darauf stellte ich fest, dass es mir gefiel, abends um sechs wie verrückt zu schwitzen. Hört sich komisch an, ist aber so. Die Gewichte in Zyklus 2 waren für mich etwas ganz Neues, denn ich hatte noch nie mit Hanteln gearbeitet. Planung ist alles! Wenn ich sonntags zwei Stunden in der Küche herumwurstele, bin ich für die Woche gut gerüstet." **Danny**

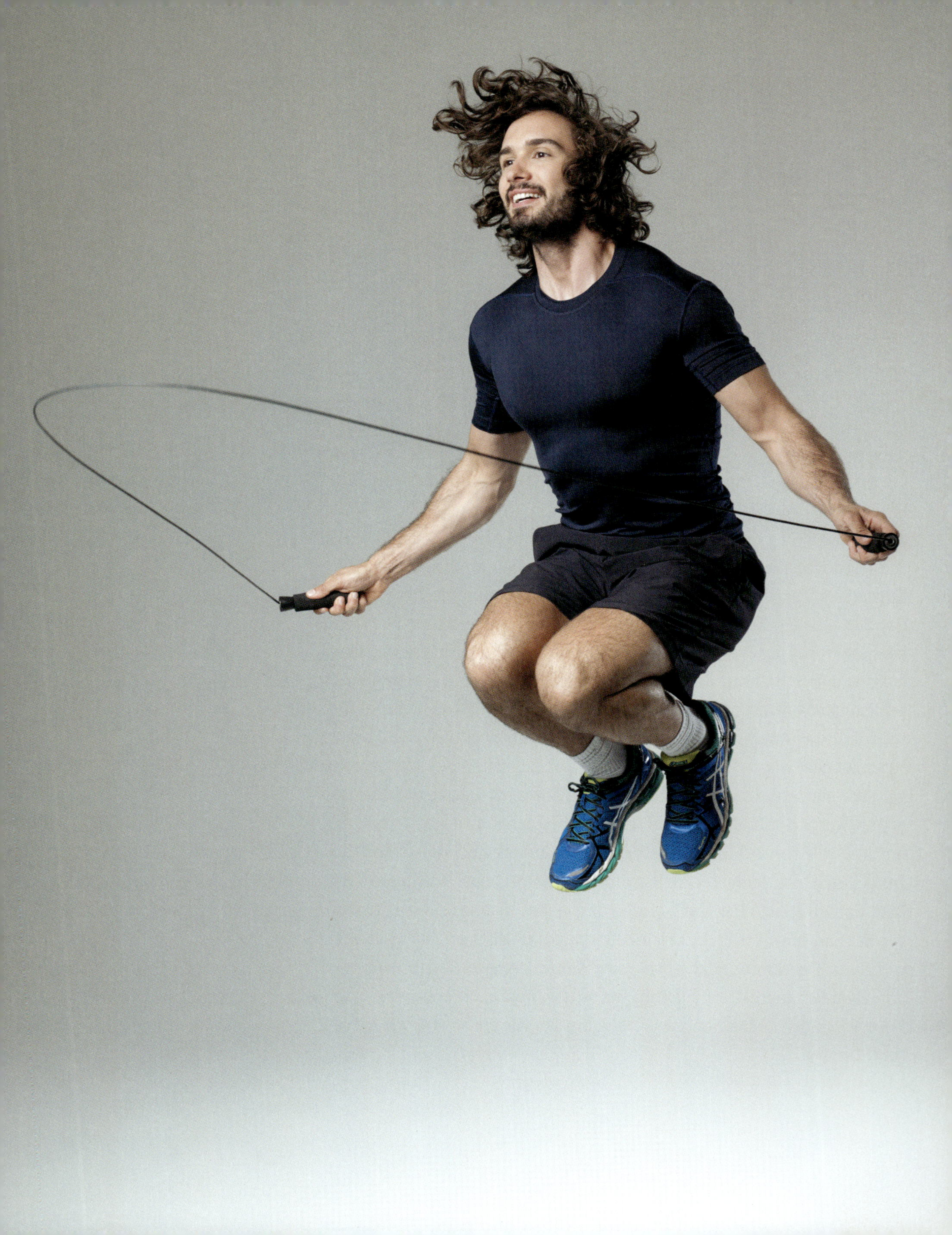

EINE WOCHE MIT JOE

Ich dachte, Sie wollen vielleicht wissen, was ich normalerweise die Woche über esse, damit Ihnen eigene Ideen kommen. Sie werden sehen, dass ich manche Mahlzeiten mehr als einmal zu mir nehme. Das liegt daran, dass ich gern vorkoche, damit auch dann etwas Gutes im Kühlschrank auf mich wartet, wenn ich viel um die Ohren habe. Dadurch bleibe ich leichter bei der Stange und tendiere weniger dazu, mir unterwegs etwas zu holen. Schließlich wartet zu Hause schon das Essen auf mich.

Sie werden ebenfalls feststellen, dass ich gleich nach dem Training immer einen Proteinshake mit Honig zu mir nehme. Die Glukose stabilisiert nach dem Workout den Blutzucker und regt die Insulinausschüttung an. So gelangen die Proteine prompt in die Muskeln und können mit den Reparaturprozessen beginnen. Wenn ich zu anderen Tageszeiten einen Proteinshake zu mir nehme, lasse ich den Honig weg und mische die Proteine nur mit Eiswürfeln und Wasser.

Meine Post-Workout-Mahlzeiten esse ich meist etwa eine Stunde nach dem Training. Sie dürfen natürlich früher oder später essen. Auf jeden Fall gehört zu diesem Zeitpunkt eine kohlenhydratreichere Mahlzeit auf den Tisch, denn dann brauchen die Muskeln neues Glykogen und frische Proteine, um das beanspruchte Muskelgewebe neu aufzubauen.

Dass ich auch mal Burger oder Pfannengerichte zum Frühstück esse, liegt daran, dass ich meinem Körper genau das geben möchte, was er zum Aufbau magerer Muskelmasse benötigt. Frühstücksflocken sind kein Naturgesetz! An eine warme Mahlzeit am Morgen gewöhnt der Körper sich sehr schnell. Ihre Arbeitskollegen mögen es verrückt finden, wenn Sie um neun Uhr früh eine Gemüsepfanne mit Huhn verputzen – sollen sie doch ihr zuckeriges Müsli essen und dick werden, anstatt Körperfett zu verbrennen.

Das Wichtigste ist, dass der persönliche Ernährungsplan die eigene Lebensweise unterstützt. Bleiben Sie also bitte flexibel. Solange Sie im Laufe des Tages Ihre drei Mahlzeiten und zwei Snacks zu sich nehmen, werden Sie Fett verbrennen und magere Muskeln bilden.

JOE'S PROTEIN SHAKE

1 Messlöffel (30 g) Proteinpulver Vanille
15 g Honig
100 g Baby-Spinat
1 Handvoll Eiswürfel

ZUBEREITUNG

Alles mit ausreichend Wasser in den Mixer geben und gleichmäßig pürieren.

Tipps für unterwegs

Ich gehe sehr gern mit der Familie und mit Freunden aus. Dabei halte ich es ganz unkompliziert. Wenn ich weiß, dass das Essen etwas üppiger ausfallen wird, verdiene ich mir die zusätzlichen Kohlenhydrate am liebsten vorab mit einer schnellen 20-Minuten-Einheit HIIT, und schon tut das Essen meinem Körper richtig gut. Wenn ich ausgehe, vorher aber nicht trainiert habe, halte ich mich möglichst an Fett und Protein und lasse die Finger von Kohlenhydraten – das wäre zum Beispiel ein Steak oder ein gegrilltes Stück Fisch mit reichlich Gemüse und einem Schuss Olivenöl. Solche kleinen Entscheidungen machen auf die Dauer viel aus und halten schlank.

Das Kommando übernehmen

Ich hoffe, die Gerichte in diesem Buch sagen Ihnen genauso zu wie mir. Lassen Sie sich davon zum Kochen inspirieren und ernähren Sie Ihren Körper rundum gesund. Fettabbau erfordert Zeit, Willenskraft und Ausdauer. Sie schaffen es! Bleiben Sie dran, treiben Sie Sport und essen Sie nach der 15-Minuten-Methode. Das reicht.

	Montag	Dienstag	Mittwoch	Donnerstag	Freitag	Samstag	Sonntag
Training: morgens	7 Uhr Cardio-HIIT		7 Uhr Kraft-HIIT		7 Uhr Kraft-HIIT	Ruhetag	Ruhetag
Post-Workout	Joe's Protein Shake		Joe's Protein Shake		Joe's Protein Shake		
Mahlzeit 1	Schicht-Bagel	Pochierter Lachs mit Bacon	Proteinpfann-kuchen	Spargel und Brokkoli mit pochiertem Ei	Monster-Burrito	Spargel und Brokkoli mit pochiertem Ei	Kohlenhyd-ratarmer Haferbrei mit Zimt
Snack	30 g Nüsse	Apfel	Avocadodip	75 g Heidel-beeren	Kräuterquark mit Sellerie	Rahmsteak mit Spinat	Proteinshake
Mahlzeit 2	Lammkoftas mit griechischem Salat	Puten-bällchen in Tomaten-sauce	Asiatischer Entensalat	Fischcurry Goa	Salatschiff-chen mit Putenhack	Joe's Chicken Pie	Grünes Thaicurry mit Huhn
Snack	Proteinshake	Zucchini-puffer mit Thunfisch	30 g Nüsse	Proteinshake	30 g Nüsse	Kräuterkäse mit Sellerie	Protein-cupcakes
Training: abends		18 Uhr Cardio-HIIT		18 Uhr Cardio-HIIT		Ruhetag	Ruhetag
Post-Workout		Joe's Protein Shake		Joe's Protein Shake			
Mahlzeit 3	Teriyaki-Lachs mit Zucchini-nudeln	Thaipfanne mit Rindfleisch	Seebarsch auf indische Art	Schnelles Curry mit Reis	Joe's Chicken Pie	Restaurant (siehe Seite 239)	Lammkoftas mit griechischem Salat

	Montag	Dienstag	Mittwoch	Donnerstag	Freitag	Samstag	Sonntag
Training: morgens							
Post-Workout							
Mahlzeit 1							
Snack							
Mahlzeit 2							
Snack							
Training: abends							
Post-Workout							
Mahlzeit 3							

Planen Sie anhand dieser Tabelle die Mahlzeiten und Workouts für die ganze Woche.

LEAN IN 15
MEINE CHAMPIONS

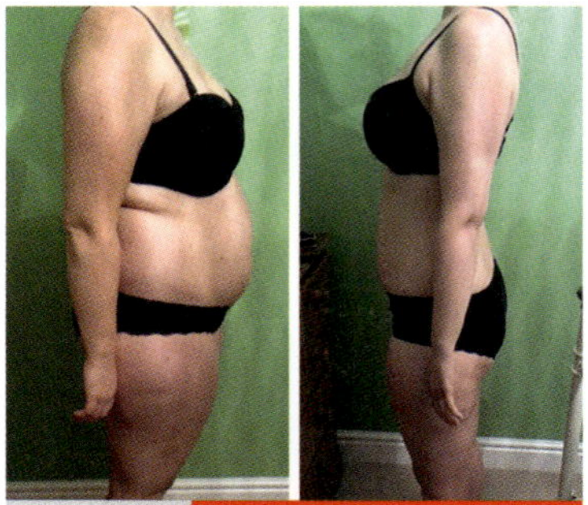
90-TAGE-SSS
90-TAGE-ABSOLVENT

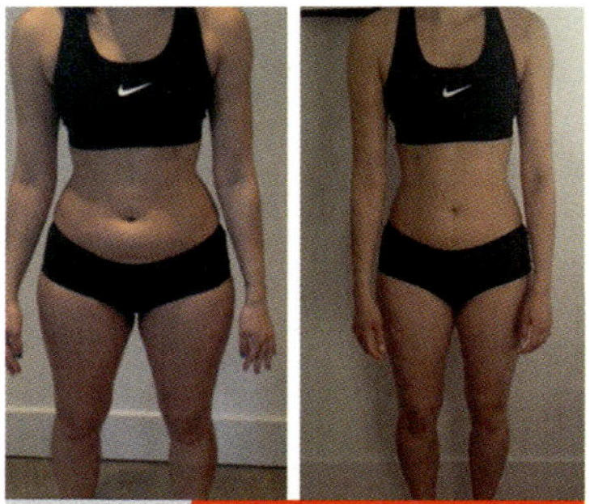
90-TAGE-SSS
90-TAGE-ABSOLVENT

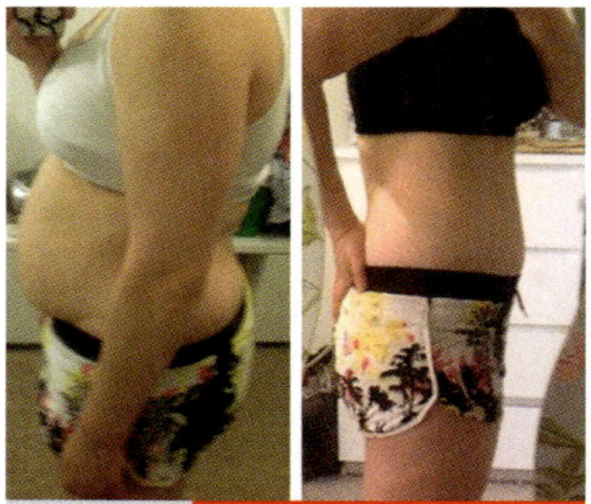
90-TAGE-SSS
ZYKLUS 1, NACH 4 WOCHEN

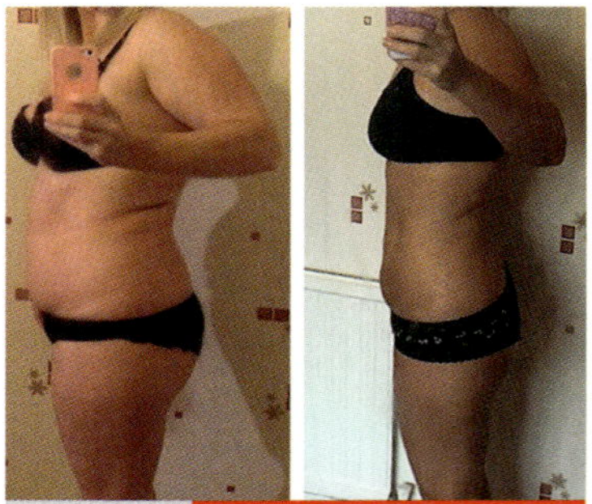
90-TAGE-SSS
ZYKLUS 2, NACH 8 WOCHEN

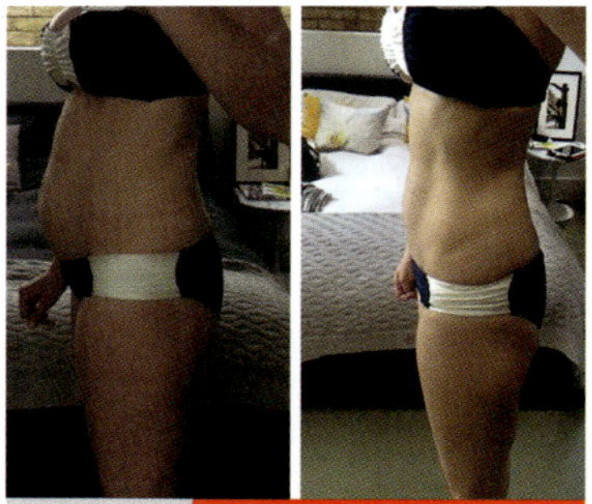
90-TAGE-SSS
ZYKLUS 2, NACH 8 WOCHEN

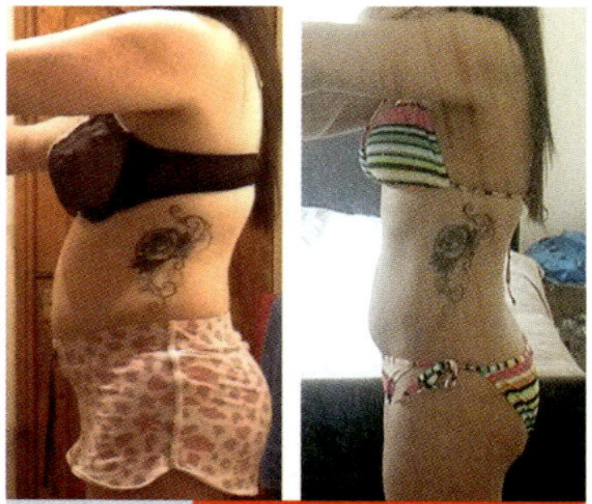
90-TAGE-SSS
ZYKLUS 2, NACH 8 WOCHEN

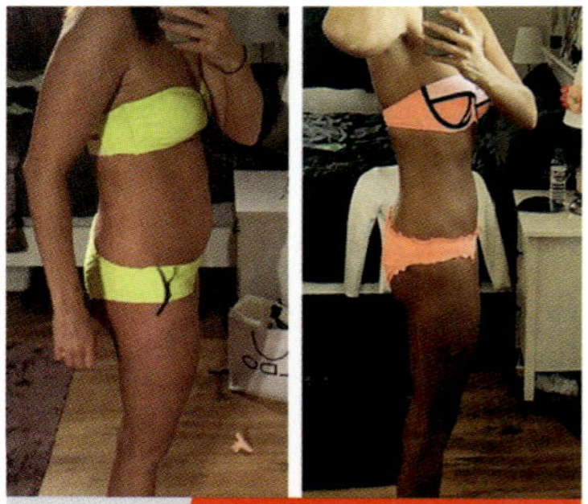
90-TAGE-SSS
ZYKLUS 1, NACH 4 WOCHEN

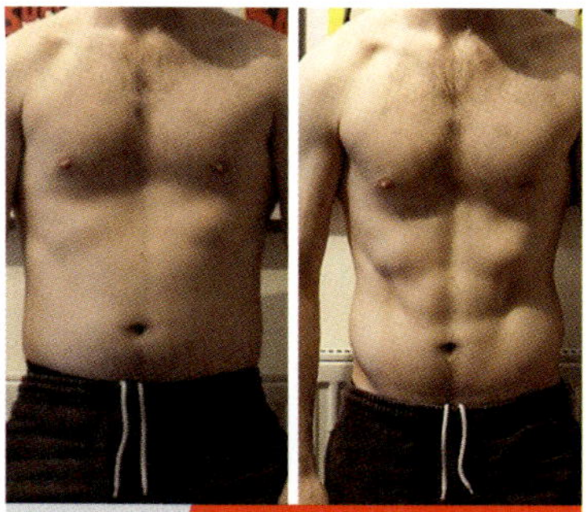
90-TAGE-SSS
ZYKLUS 1, NACH 4 WOCHEN

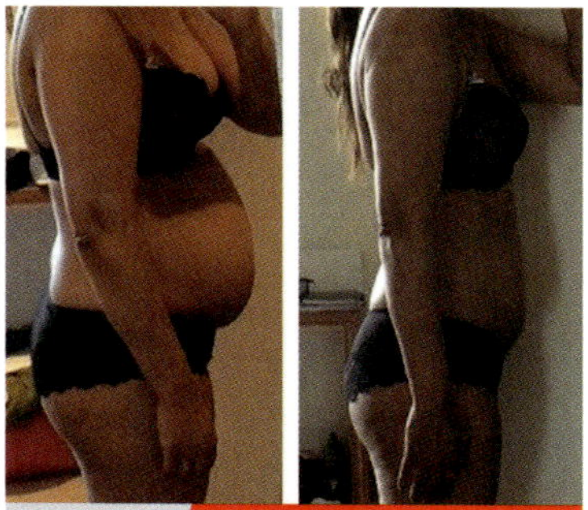
90-TAGE-SSS
ZYKLUS 2, NACH 8 WOCHEN

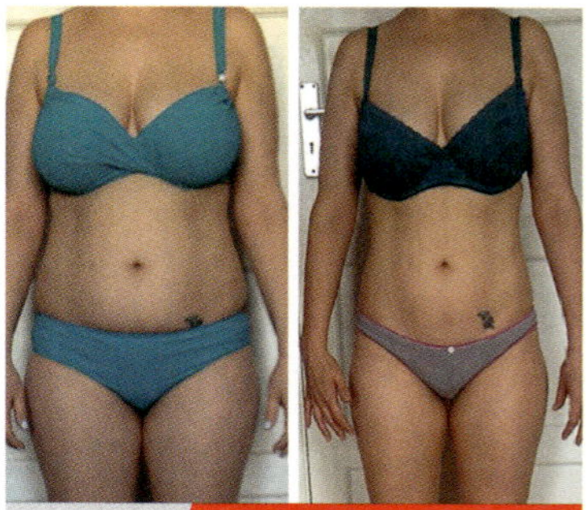
90-TAGE-SSS
90-TAGE-ABSOLVENT

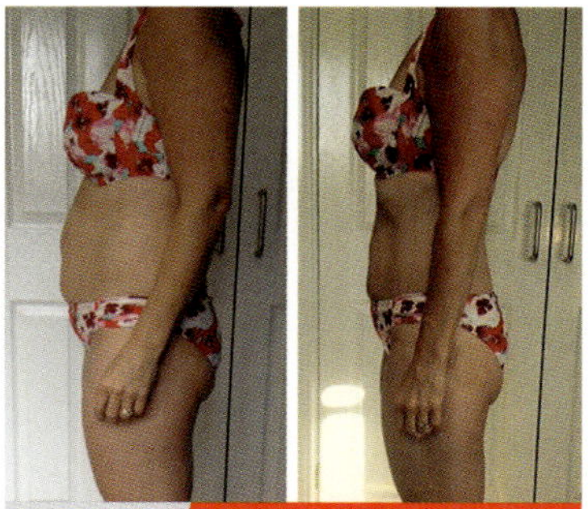
90-TAGE-SSS ZYKLUS 1, NACH 4 WOCHEN

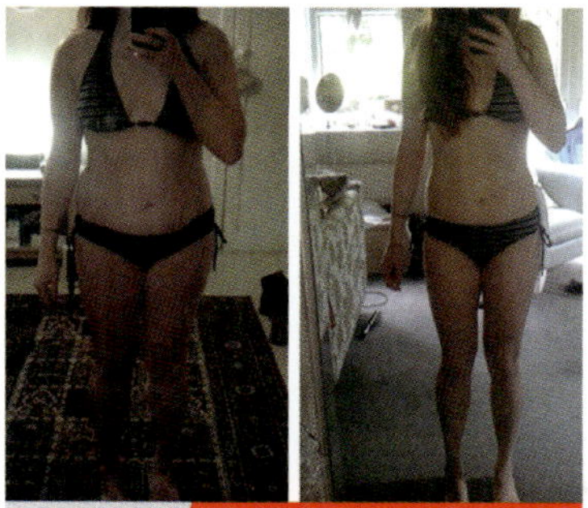
90-TAGE-SSS ZYKLUS 2, NACH 8 WOCHEN

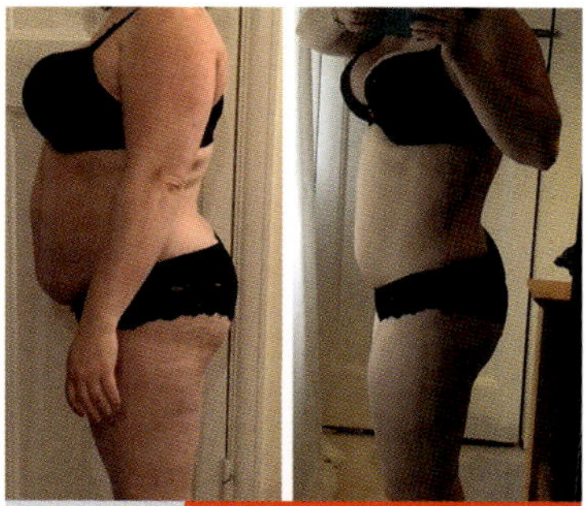
90-TAGE-SSS ZYKLUS 1, NACH 4 WOCHEN

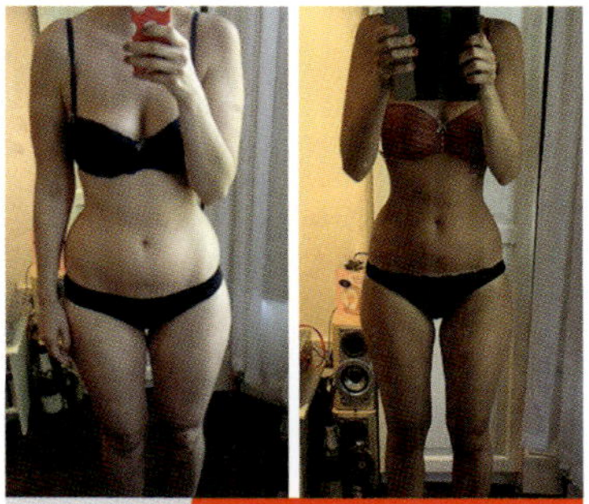
90-TAGE-SSS ZYKLUS 2, NACH 8 WOCHEN

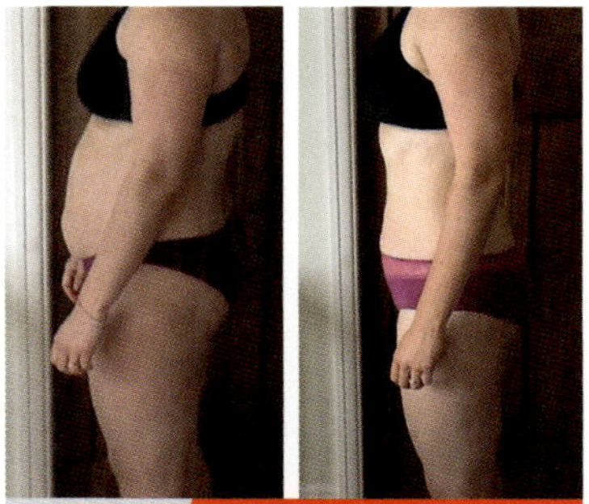
90-TAGE-SSS ZYKLUS 2, NACH 8 WOCHEN

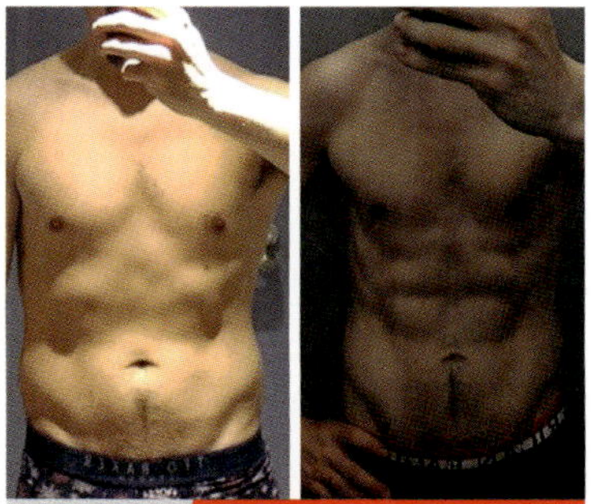
90-TAGE-SSS ZYKLUS 2, NACH 8 WOCHEN

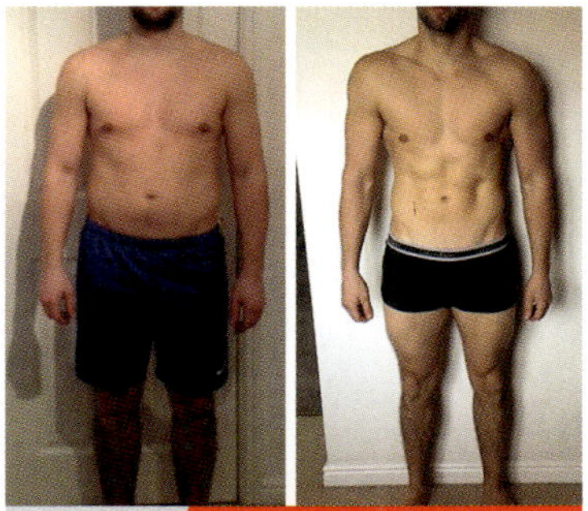
90-TAGE-SSS 90-TAGE-ABSOLVENT

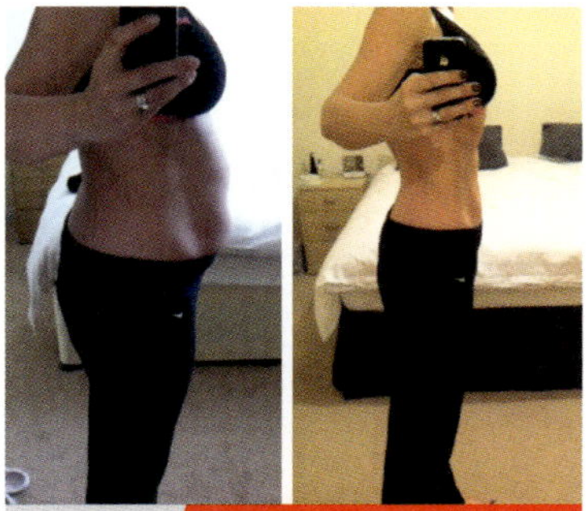
90-TAGE-SSS 90-TAGE-ABSOLVENT

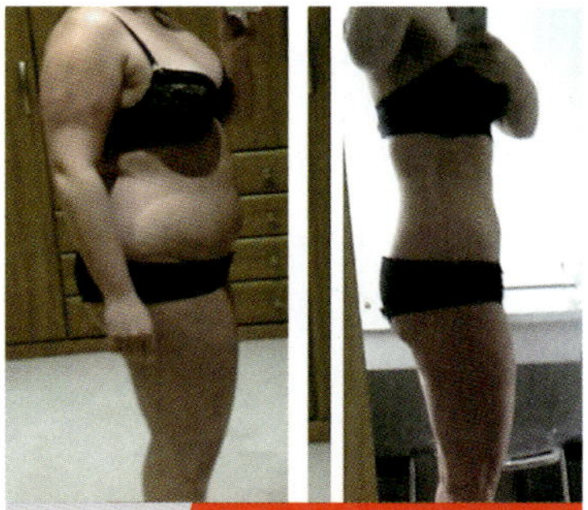
90-TAGE-SSS ZYKLUS 2, NACH 8 WOCHEN

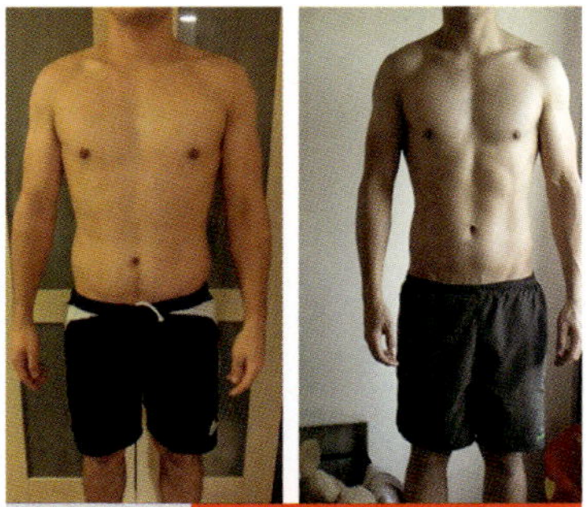
90-TAGE-SSS 90-TAGE-ABSOLVENT

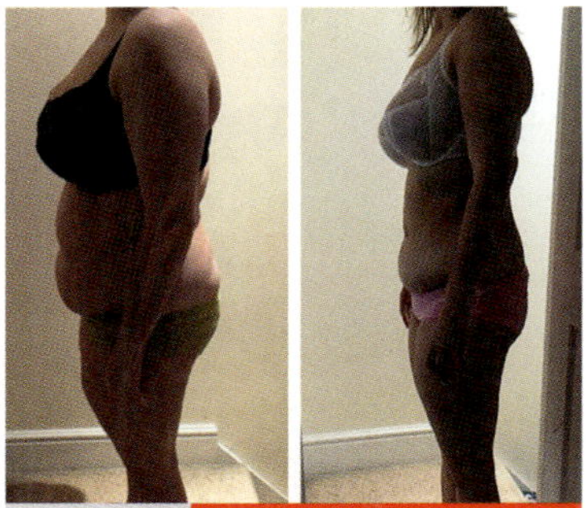
90-TAGE-SSS ZYKLUS 1, NACH 4 WOCHEN

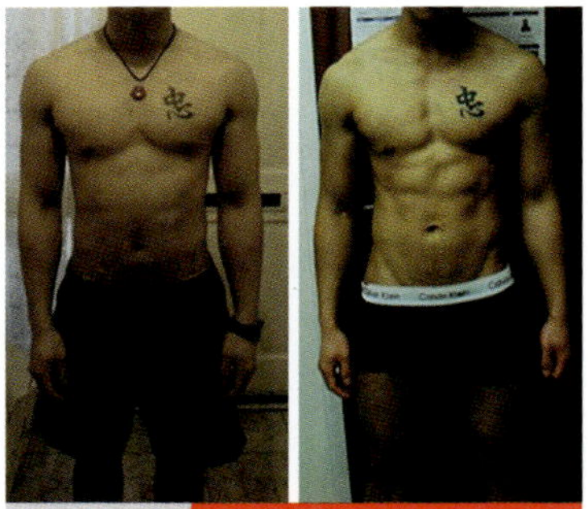
90-TAGE-SSS ZYKLUS 1, NACH 4 WOCHEN

REZEPTREGISTER

SACHREGISTER

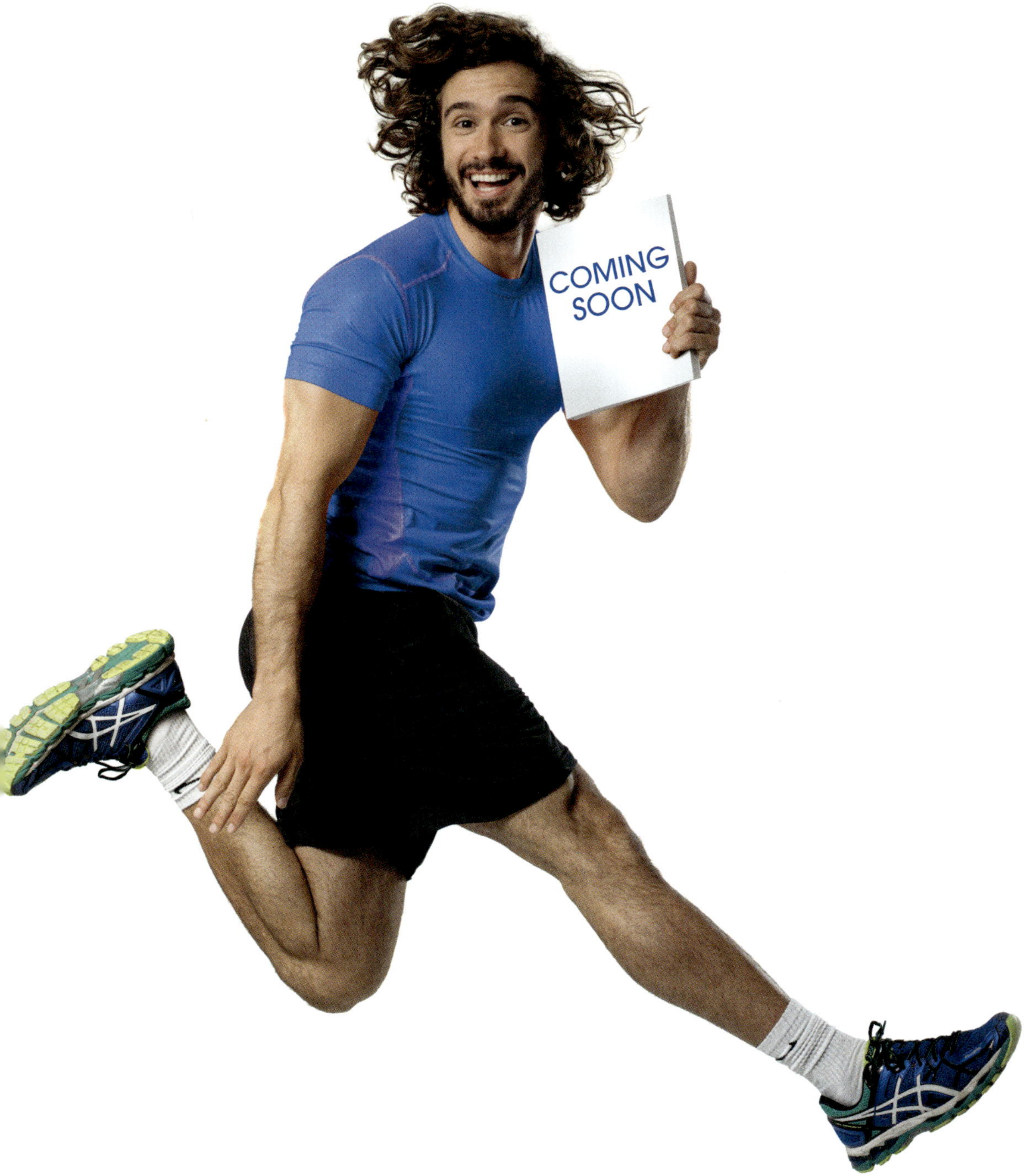
COMING
SOON

DANKSAGUNG

Mein großer Dank gilt all denen, die mein 90-Tage-Programm absolviert haben und mir auf meinen Social-Media-Kanälen folgen. Nur Euretwegen konnte ich eine Community aufbauen, mein Wissen weitergeben und letztlich auch dieses Buch herausbringen. Ohne Euch wäre ich nur ein Spinner in der Küche geblieben, der mit seinem Brokkoli redet. Also danke, dass Ihr mir zugesehen und meine Videos mit anderen geteilt habt!
Danken möchte ich auch allen meinen Freunden und Angehörigen, die mich lieben und mich bei meinen Vorhaben unterstützen.
Bis bald – und freut Euch schon mal auf mein nächstes Buch!

MITWIRKENDE:

Herausgeber: Carole Tonkinson
Lektorat: Olivia Morris
Design: Ami Smithson
Redaktion: Claire Gatzen
Food-Fotos: Maja Smend
Fitness-Fotos: Glen Burrows
Food-Styling: Bianca Nice
Requisiten-Styling: Lydia Brun
Make-up: Jo McKenna

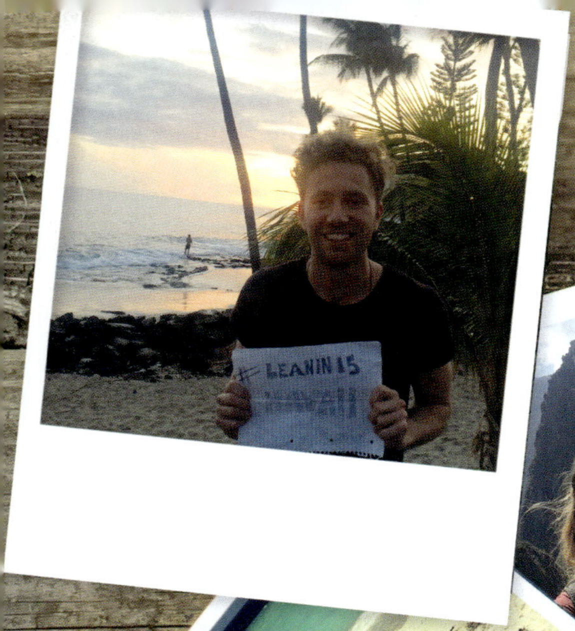

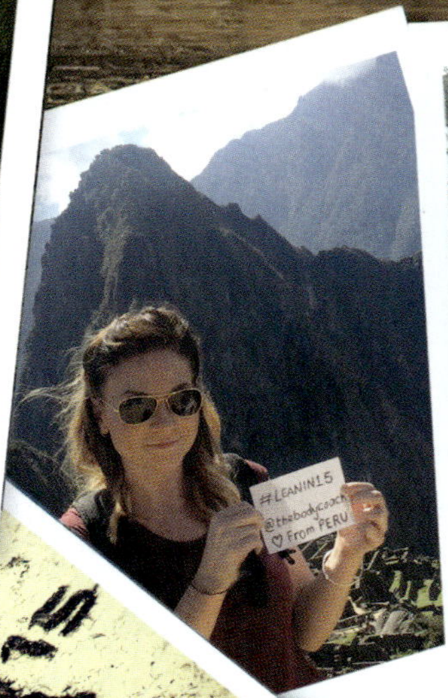

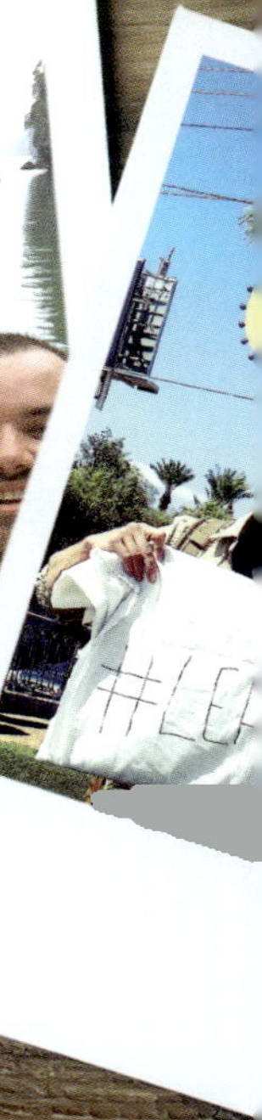

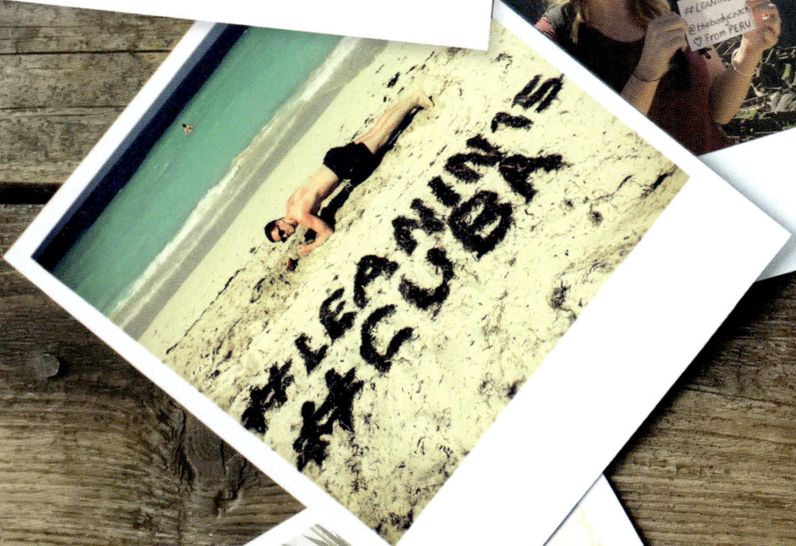

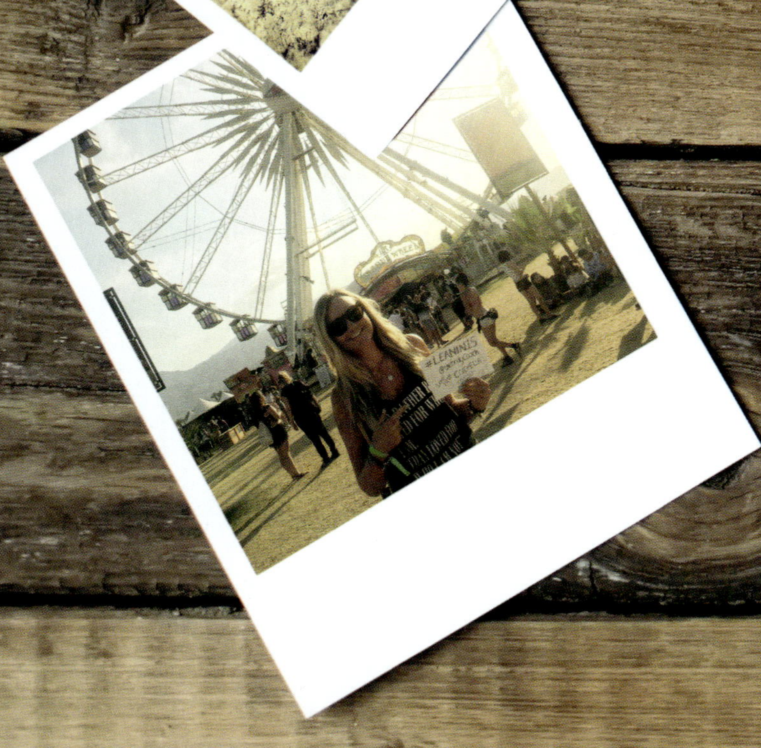

LEAN IN 15 RUND UM DIE WELT

Wir sammeln Bilder aus der ganzen Welt unter dem Hashtag #Leanin15 – immer her damit!

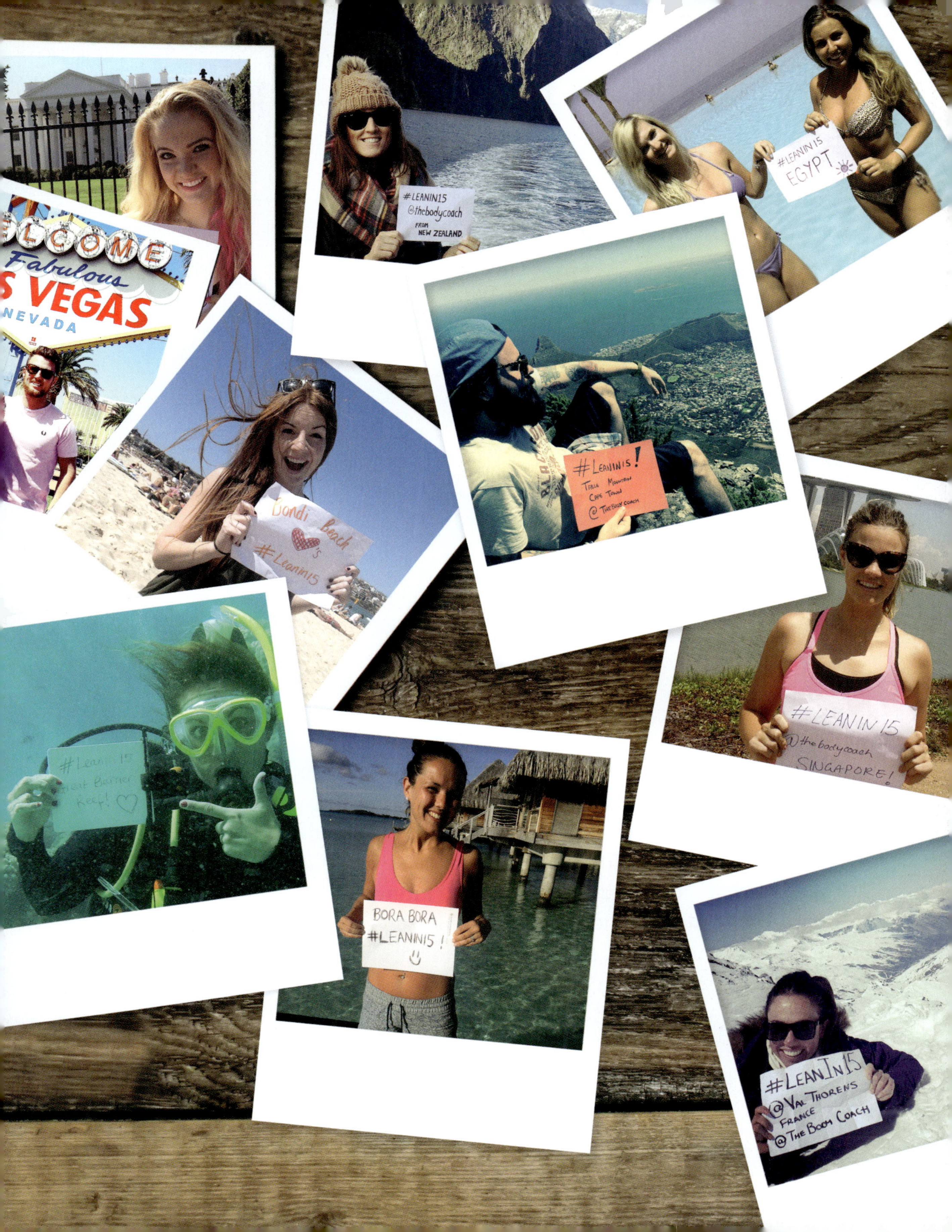

LCOME
Fabulous
S VEGAS
NEVADA
#LEANIN15
@thebodycoach
FROM NEW ZEALAND
#LEANIN15
EGYPT
#LEANIN15!
Bondi Beach
's
#Leanin15
#LEANIN15
@thebodycoach
SINGAPORE!
BORA BORA
#LEANIN15!
#LEANIN15
@VAL THORENS
FRANCE

Unsere Leseempfehlung

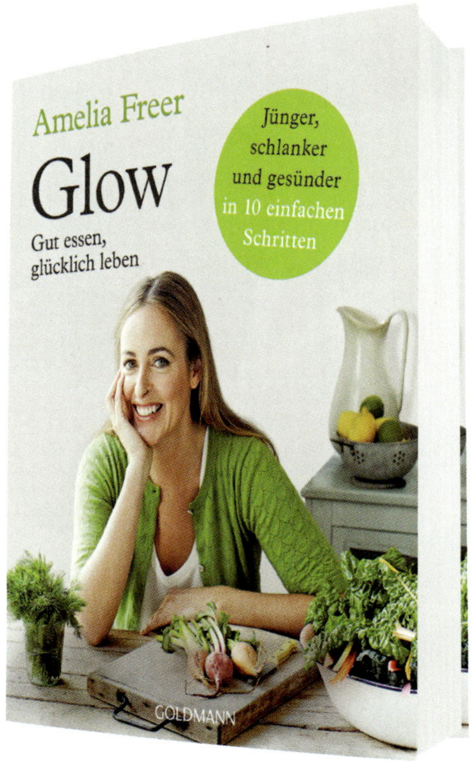

272 Seiten
Auch als E-Book erhältlich

Stars wie Sam Smith oder Boy George schwören auf sie. Nun verrät die Ernährungstherapeutin Amelia Freer ihre wirkungsvolle Foodphilosophie und lüftet das Geheimnis, wie man von innen heraus strahlt. Mithilfe von zehn einfachen Schritten kann jeder Ernährung, Gesundheit und Leben positiv verändern, sodass überflüssige Pfunde, körperliche Beschwerden und Antriebslosigkeit der Vergangenheit angehören. Ihre raffinierten Rezepte zeigen, wie man sich gesund und voller Genuss ernährt. Gut essen war noch nieso einfach, und der Lohn dafür noch nie so groß!

Unsere Leseempfehlung

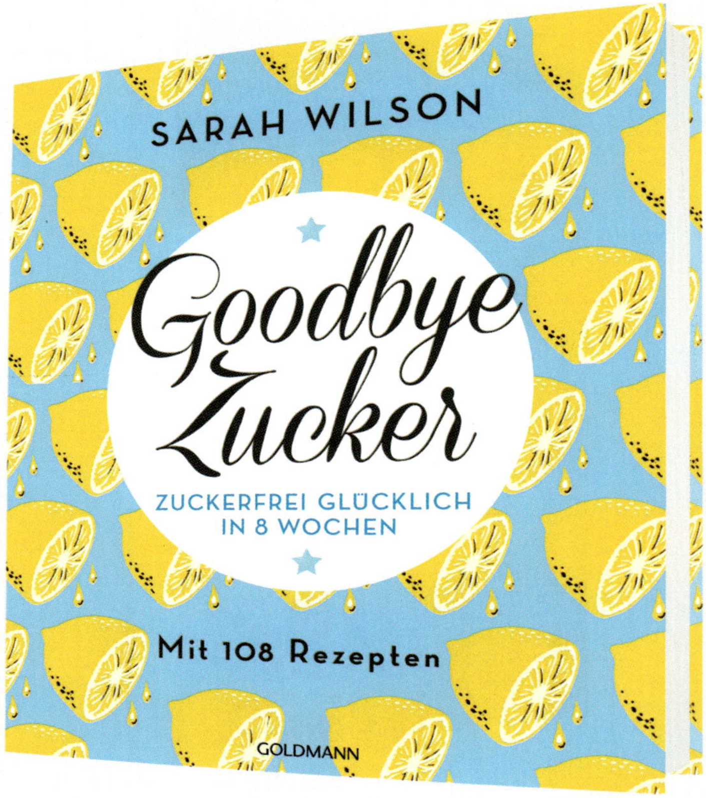

224 Seiten
Auch als E-Book erhältlich

Jeder kennt ihn, diesen Heißhunger auf Süßes: Ruckzuck ist statt einem Stückchen Schokolade gleich die ganze Tafel weg. Wie man sich vom Zucker und seinen Tücken befreien kann, verrät uns die Australierin Sarah Wilson mit ihrem einfachen 8-Wochen-Entzuckerungsprogramm. Auf dieses Buch haben viele gewartet, denn die trendigen Rezeptideen mit vielen süßen Alternativen stehen ganz unter dem Motto: Naschen erlaubt – aber gesund und mit Spaß!